计算机辅助髋膝关节手术

Computer Assisted Orthopaedic Surgery for Hip and Knee

原　著　Nobuhiko Sugano
主　译　田　华　赵旻暐
译　者（按姓氏汉语拼音排序）
蔡　宏　冯　辉
耿　霄　李　锋
李　杨　李子剑
刘延青　王　程
王鑫光　于振国
赵旻暐　赵　然
周　歌

北京大学医学出版社

JISUANJI FUZHU KUANXI GUANJIE SHOUSHU

图书在版编目（CIP）数据

计算机辅助髋膝关节手术 /（日）Nobuhiko Sugano 原著；田华，赵旻暐主译．—北京：北京大学医学出版社，2021.6

书名原文：Computer Assisted Orthopaedic Surgery for Hip and Knee

ISBN 978-7-5659-2399-9

Ⅰ．①计… Ⅱ．① N… ②田… ③赵… Ⅲ．①髋关节 - 外科手术 - 计算机辅助技术②膝关节 - 外科手术 - 计算机辅助技术 Ⅳ．① R687.4-39

中国版本图书馆 CIP 数据核字 (2021) 第 059718 号

北京市版权局著作权合同登记号：图字：01-2021-1811

计算机辅助髋膝关节手术

主　　译：田　华　赵旻暐
出版发行：北京大学医学出版社
地　　址：（100191）北京市海淀区学院路 38 号　北京大学医学部院内
电　　话：发行部 010-82802230；图书邮购 010-82802495
网　　址：http：//www.pumpress.com.cn
E － mail：booksale@bjmu.edu.cn
印　　刷：北京信彩瑞禾印刷厂
经　　销：新华书店
责任编辑：冯智勇　　责任校对：靳新强　　责任印制：李　啸
开　　本：787 mm × 1092 mm　1/16　　印张：10.75　　字数：270 千字
版　　次：2021 年 6 月第 1 版　2021 年 6 月第 1 次印刷
书　　号：ISBN 978-7-5659-2399-9
定　　价：150.00 元

译者前言

计算机辅助技术应用于骨科手术已有近 30 年的历史，目前在关节外科、脊柱外科和创伤骨科等各个领域均有应用。由于关节置换手术规范、重复性高，因此计算机辅助技术在关节外科的应用更加广泛。计算机辅助外科技术包括了计算机导航技术、3D 打印患者个性化导板以及机器人技术等。这些技术不仅能够帮助我们实现完善的术前计划，而且通过术中的辅助操作，可协助我们完成精准的假体植入和良好的软组织平衡，最终能够提高假体的使用寿命和患者的满意度。

近年来随着新技术的快速发展，不仅计算机辅助外科手术的硬件得到显著升级，用户操作界面及软组织平衡等方面的软件也更加友好、实用，从而使得计算机辅助关节外科手术更加安全，手术效果更加明确，手术时间也较以前显著缩短，从而极大地鼓舞了广大关节外科医生应用该类技术的热情。

日本的 Sugano 教授无疑是该领域的先行者和引领者，他所带领的团队在这一领域的扎实工作令人钦佩，同时也为计算机辅助骨科手术技术的国际化推广付出了诸多努力。本书正是在他的倡导下，由该领域多位卓越的专家共同完成。本书聚焦热点话题，数据翔实、图文并茂，使读者可以系统了解当今计算机辅助骨科手术的先进理念和具体技术细节，是难能可贵的学习佳作。

北京大学第三医院骨科是国内最早开展并长期坚持使用计算机辅助进行关节置换术的少数中心之一，尤其是在计算机导航、机器人技术以及 3D 打印导板等方面，多年来积累了丰富的临床经验，并通过招收进修生及举办培训班等形式推动了计算机辅助技术在国内的普及。随着技术的进步，外科手术的发展方向是微创化和精准化，毋庸置疑，计算机辅助技术会帮助我们实现这一目标。因此，我们很愿意将这本优秀的著作翻译并介绍给国内读者，让同行们了解目前计算机导航技术在辅助关节置换方面的现状和趋势，以进一步推动计算机辅助外科手术技术的发展。感谢我们的同事们在繁忙的工作之余完成本书的翻译。感谢北京大学医学出版社的专业编校，本书的顺利出版离不开他们的辛勤付出。

田华　赵旻暐

原著前言

计算机辅助骨科手术（computer-assisted orthopedic surgery, CAOS）的临床应用已有近 30 年的历史。在此期间，CAOS 的用途已经从脊柱手术扩展到髋 / 膝关节置换术、创伤手术、韧带重建术、截骨矫形术和肿瘤手术。CAOS 的主要目标是通过术前计划、导航、定制器械 / 植入物和机器人设备帮助骨科医生提高手术的准确性和精确度。随着计算机硬件和软件的发展，即使是低年资骨科医生也不难掌握 CAOS 技术。3D 数据集的积累和统计学形状建模方法的实用性使得重建关节三维形态和改善术后力线的方法变得更简单。这些技术进步使得定制化假体设计和自动化术前规划变得更加容易，省去了术前 CT 扫描和繁复的手工操作。

2016 年，我主持召开了 CAOS 国际年会。在会上我意识到，现在正是回顾 CAOS 临床现状的好时机，当然也包括基础研究和计算机技术不断发展所带来的进步。我邀请了熟悉 CAOS 应用的临床医生和基础研究人员——他们都是该领域内的专家——来撰写本书各个相应的章节。他们都欣然同意，并倾囊相授他们在治疗骨盆、髋关节和膝关节初次手术及翻修时应用 CAOS 的具体内容，这也是 CAOS 主要的进展领域。

我希望这本大家努力编撰而成的书籍能对致力于本领域的专家有所帮助。我们相信，骨科医生、临床技术专家和计算机科学家可以从 CAOS 的不断发展中获益，并引导这些创新者思考 CAOS 技术未来的研究方向。

Nobuhiko Sugano

目　录

第一篇　计算机辅助膝关节置换术

第二篇　计算机辅助全髋关节置换术 / 髋周截骨术 / 肿瘤切除手术

第三篇　计算机辅助髋膝关节置换术的统计形状建模

第一篇
计算机辅助膝关节置换术

第1章

膝关节置换中导航的力线和平衡

【摘要】 每一例初次全膝关节置换术（total knee replacement, TKR）的基本目标是中立位的机械力线，这也是目前认为的“金标准”。它可以通过多种外科技术实现，如髓外和髓内定位、患者个性化工具以及导航。每一种技术都有它的优点和缺点。在1998—2003年间，我们比较了三种不同的确定力线的技术完成的115例TKR：38例使用Orthopilot导航系统（A组）、40例完全髓内定位（B组）以及37例完全髓外定位（C组）。在术后12个月随访时，A组平均的髋膝踝角（hip-knee-ankle angle，HKA）为179.1°（范围176°～184°），B组178.6°（173°～186°），C组177.8°（172°～186°）。三组间没有统计学差异。假体位置在理想的HKA角（180°）2°以内的例数，A组33例（86.8%），B组33例（82.5%），C组23例（62.1%）。在A组和C组之间存在显著的统计学差异（A＞C）（P=0.02）。因此，使用导航与髓外定位比较，前者能够显著提高假体力线的准确性。导航组（A组），无论在冠状面还是矢状面，没有患者发生假体力线偏离理想状态3°以上的情况。这也证实了导航是一种非常有用的工具，它通过精确的、可重复的截骨和韧带平衡以获得更加准确的术后机械力线。导航可以为TKR提供假体在冠状面、矢状面和旋转对线上更精确地安装和截骨，以及更好地恢复冠状面肢体的力线。

【关键词】 计算机辅助导航 · 全膝关节置换 · 膝关节平衡 · 机械力线

1.1 引言

TKR是一类开展得非常广泛的骨科手术。预计到2030年，美国完成TKR的数量将会增加673%[1]。同时，有20%的患者对于TKR的结果不满意[2, 3]。具体的原因并不清楚，但是我们认为机械力线超过3°的内翻-外翻是引起TKR机械性失败的重要原因，也随之引起患者的不满意。

恢复TKR的机械轴线是获得理想的应力分布和防止应力通过假体偏心传递的关键因素，这可以避免假体松动、不稳定或者早期失败[4, 5]。Insall等[6]在1985年介绍了机械轴的概念：股骨和胫骨截骨的时候都需要垂直于各自的机械轴。目标是新的关节线可以获得一个相等的应力分布。

尽管Parratte等[7]发现术后0°的机械轴线并没有提升术后15年的假体生存率，但多位作者都认为，恢复中立位的力线可以增加TKR的使用寿命[8-10]。现在，中立位的机械力线被认为是“金标准”，是每一例初次TKR的目标。它可以通过不同的外科技术实现，例如髓外和髓内定位、患者个性化工具（patient-specific instrumentation, PSI）以及导航，每一种技术都有它的优点和缺点。髓内定位会增加脂肪栓塞的风险[11]；它的使用受到很大限制，甚至有些时候根本无法使用，比如存在骨骼畸形、创伤后遗症，或者存在骨的内固定装置影响了髓腔。而对于髓外定位，在异常肥胖的患者或者胫骨周围软组织非常厚的时候则很难使用。PSI 被用于在 TKR 手术中改善力线、减少离群值、缩短手术时间以及避免干扰髓腔从而降低脂肪栓塞的风险。但最近的随机对照研究和荟萃分析都表明 PSI 并不能改善力线和假体的生存率[12, 13]。

导航是一种有用的工具，它可以辅助手术医生通过精确、可重复的截骨和韧带平衡以获得更加准确的术后机械轴线[14]。导航可以为 TKR 提供假体在冠状面、矢状面和旋转对线上更精确地安装和截骨，以及更好地恢复冠状面肢体的力线[15-17]。一项综合了 29 个研究的荟萃分析将导航和传统技术进行了比较，Mason 等[18]证实 90.4% 的患者，股骨的内 / 外翻力线偏移在股骨机械轴 2° 以内（而传统组为 65.9%），95.2% 的患者胫骨的内 / 外翻力线偏移在胫骨机械轴 2° 以内（传统组是 79.7%）。因此可以证实导航改善机械力线和假体的生存率，但很难证实其可以改善患者的结果。

1.2　临床经验

在 1998—2003 年间，我们比较了三种不同的确定力线的技术完成的 115 例 TKR：38 例使用 Orthopilot 导航系统（A 组），40 例完全髓内定位（B 组），以及 37 例完全髓外定位（C 组）。通过影像学结果来评价纳入此项回顾性比较研究的患者。入选标准是原发性骨性关节炎，体重指数 ≤ 35 kg/m²，术前冠状位的 HKA 为 165° ～195°，术前的屈曲挛缩畸形不超过 10°（后两者的参数通过术前影像学进行测量）。术后 12 个月，每个患者站立位拍摄前后位和侧位的术侧肢体全长片。在拍摄站立位下肢全长片时，患者必须保持膝关节最大的伸直角度，髌骨向前，片子上要同时显示髋关节和踝关节。各组基本情况如下。

- A 组：38 例使用计算机导航辅助（Orthopilot, version 3.0; Aesculap, Tuttlingen, Germany），使用 search 膝关节假体（Aesculap），保留后交叉韧带（Posterior Crucial Ligament, PCL）。
- B 组：40 例全部采用髓内定位，包括股骨和胫骨侧，使用 Genius Tricc 假体（Astro Medical, Vimercate, Milan, Italy），切除 PCL。
- C 组：37 例全部使用髓外定位，包括股骨和胫骨侧，使用 scan 假体（Mitab, Shenjoborg, Sweden），保留 PCL。

所有患者采用膝前正中切开，髌旁内侧入路。每种器械都力图在冠状位获得最理想的 180° HKA，矢状面胫骨的后倾角根据假体的设计而定（search 是 0°，scan 和 Tricc 是 5°）。

1.3　计算机辅助 TKR（手术技术）

从 1998 年开始，我们科室开始使用各种不依赖 CT 的计算机导航系统，完成超过 2000 例关节置换术（膝和髋）。所有的数据都是在手术室使用这些导航系统操作时获取的。手术的步骤如下。

第一步 根据医生的习惯准备手术区域。总的来说，不管如何，患者需要呈仰卧位，腿处于手术台外，允许膝关节可以自由地屈曲至 90°。在同侧臀部下方垫枕，以保持下肢的位置，即便膝关节在屈曲时也是如此。医生在患者的前方，以便于在手术中持续地检查机械力线。

第二步 在髋关节的中心放置一个金属的标记，以便于术中作为下肢力线的进一步参考标志，可以保持术中轴线的调整和持续参照以及股骨假体的正确安放（金属标记物的位置在髋关节的平片上显示）。

第三步 患者在麻醉状态下，医生对其肢体的畸形进行临床评估，并通过活动膝关节评估其有多少畸形可被手法纠正。

第四步 在膝关节屈曲 90° 时沿中线或略偏内侧切开皮肤，切口长度不超过 12～14 cm。随后切开膝关节，评估各个间室，确定具备（或不具备）手术指征。

第五步 通过皮肤小切口（＜1 cm）钻入固定红外反射二极管（LED）的螺钉。一个安装在股骨侧，一个安装在胫骨侧，都和关节线之间相距 10 cm。现在可以开始用计算机收集下肢的数据。只需要移动肢体和使用数学模型，通过股骨头的旋转中心、膝关节和踝关节的中心，导航就能确定下肢的轴线。使用一个移动的指针，始终根据屏幕上的指示，逐步辨认受损的胫骨平台的最低点、胫骨平台的中心、股骨内外后髁、股骨前皮质和股骨内外侧髁。

第六步 屏幕上的数值可以让医生重新数字化地计算畸形程度，并考虑多大程度上可以被纠正。通过数据处理，系统可以在屏幕上显示整个活动范围内与机械轴相关的冠状位和矢状位的信息（图 1.1）。它可以提示假体大小，根据畸形需要截骨的量以及假体安装的立体对线。

第七步 畸形必须是可以手法纠正的。如果不是的话，医生需要在系统的直接控制下对韧带进行轻度的松解。

第八步 使用一个可移动的二极管放置于胫骨侧与电脑连接，引导胫骨截骨。截骨量基于“最少截骨”的概念——自从 2001 年开始我们就遵循这一简单原则。截骨量取决于假体的厚度与膝关节畸形程度之间的差异。例如，一个患者有 8° 的外翻畸形——估计假体的整体

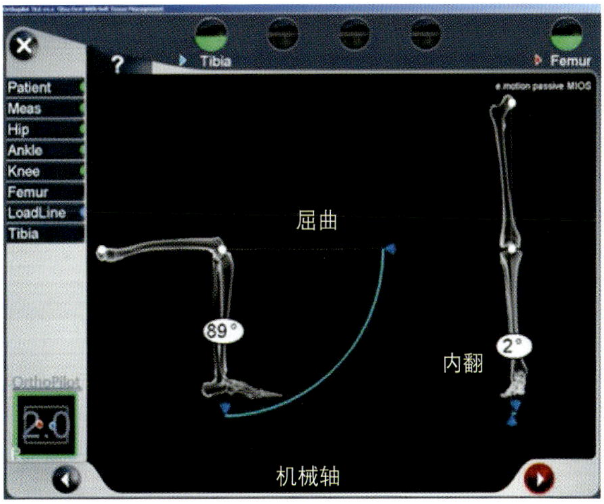

图 1.1 屈曲位和伸直位机械轴

厚度为 19 mm——那么最小的截骨量为 11 mm（19－8=11）（图 1.2）。在屏幕上计划和确认胫骨的截骨方向（内 / 外翻）（图 1.3）。后倾根据假体的后倾决定。固定好截骨模块后，使用锯片做水平截骨。

第九步　使用撑开器，可以根据内外侧屈曲位和伸直位的关节间隙计划股骨侧截骨（图 1.4）。如果间隙不平衡，那么股骨截骨、股骨假体的旋转以及假体大小和聚乙烯垫片的厚度都可以用来平衡间隙（表 1.1）。在畸形＞10° 的复杂病例中，必须松解韧带以获得平衡间隙。对于无法获得平衡的关节，可以使用铰链膝。

第十步　股骨远端截骨并在屏幕上确认。放置相应大小的截骨模块，保证足够的外旋，在屏幕上确认。完成余下的截骨步骤（图 1.5）。

第十一步　安装胫骨、股骨试体及垫片，确认机械轴以及在整个活动范围内韧带平衡的情况，数值和下肢力线的形态都可以在计算机屏幕上读取。

第十二步　分别安装胫骨假体、股骨假体，然后将下肢伸直，通过术者的胸部挤压直到骨水泥完全固化。将最后的数据保存在患者的文件夹中。

第十三步　关闭伤口，拍摄术后的 X 线片。这是不使用计算机辅助手术患者的唯一确认方式。

1.4　结果

根据收集的手术数据，导航组（A 组）平均的手术时间是 109.2 min（范围 89～133 min），使用髓内定位组（B 组）91.2 min（74～112 min），使用髓外定位组（C 组）82.2 min（65～106 min）。A 组在统计学上手术的时间要长于 B 组或者 C 组（$P<0.05$）。B 组的手术时间在统计学上也显著长于 C 组（$P<0.05$）。

术后随访 12 个月，A 组平均的 HKA 为 179.1°（范围 176°～184°），B 组 178.6°（173°～186°），C 组 177.8°（172°～186°），三组之间没有统计学差异。

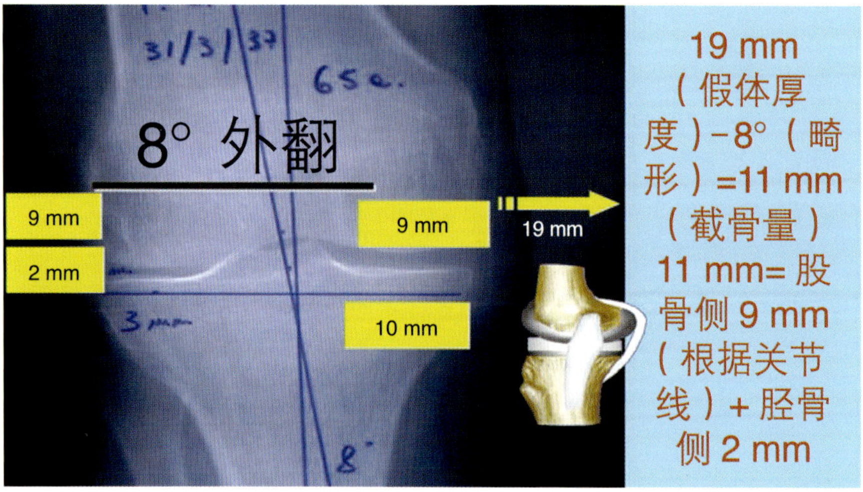

图 1.2　膝外翻 8°。最小截骨量定义为假体厚度和轴线偏移角度之间的差。这里，需要在股骨侧截除 9 mm，这样才不影响关节

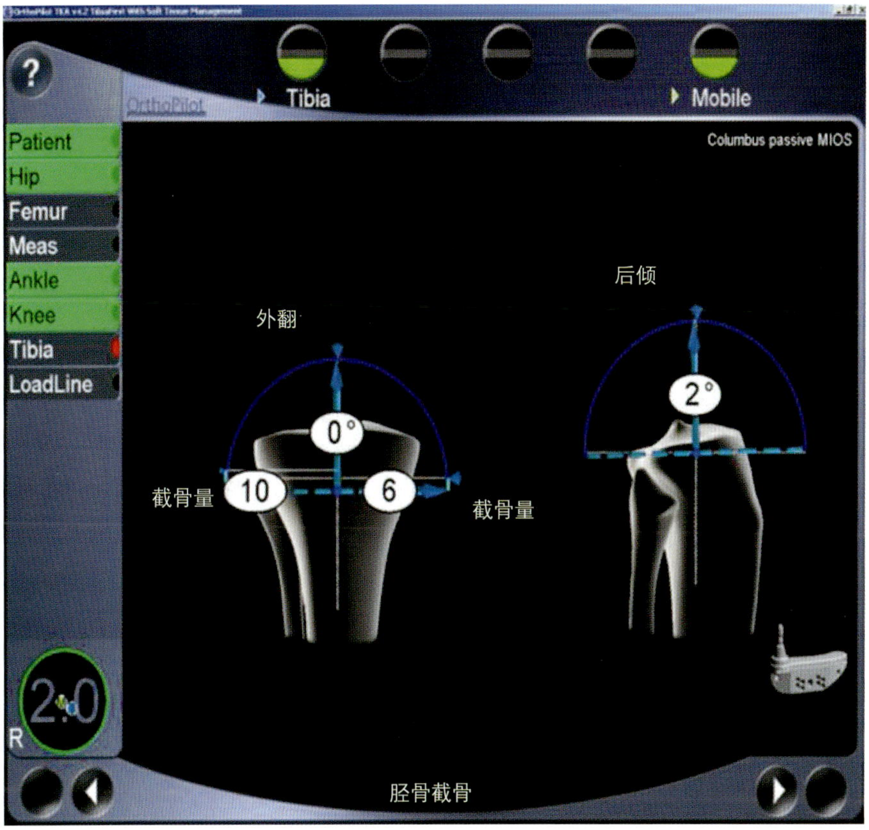

图 1.3　胫骨侧截骨导航

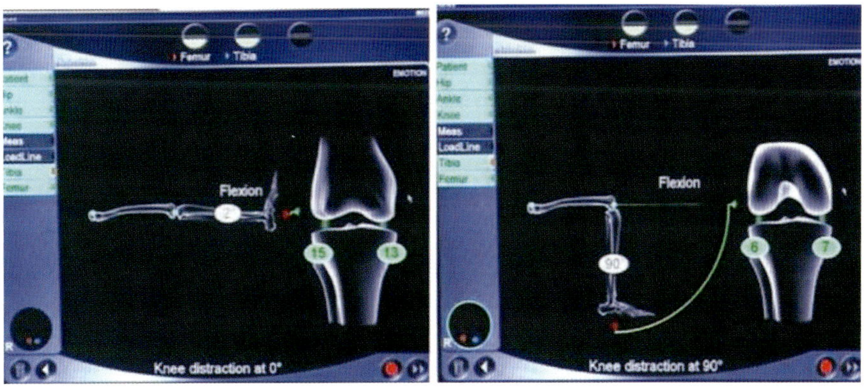

图 1.4　伸直位（0°）和屈曲位（90°）间隙平衡

冠状位股骨假体的角度，A 组 90.5°（87°～94°），B 组 91.05°（85°～95°），C 组 91.19°（85°～96°），三组之间没有统计学差异。

冠状位胫骨假体的角度，A 组 89.9°（83°～97°），B 组 90.6°（87°～95°），C 组 90.8°（86°～95°），三组之间没有统计学差异。矢状位胫骨假体的后倾，A 组 1°

表 1.1　全膝关节置换的平衡流程

TKR	伸直间隙平衡	伸直间隙紧张	伸直间隙松弛
屈曲间隙平衡	完美	后关节囊松解 加截股骨远端，不增加垫片厚度 去除后髁及周围的骨赘	股骨远端垫块 增加胫骨后倾，使用更厚的垫片 减小假体尺寸并使用更厚的垫片
屈曲间隙紧张	减小股骨假体，垫片厚度不变 在 CR 假体中松解 PCL 增加胫骨后倾，垫片厚度不变	垫片厚度不变，加截胫骨	减小股骨假体尺寸并加厚垫片 股骨远端使用垫片并增加胫骨截骨和（或）后倾
屈曲间隙松弛	加截胫骨和减小后倾并加厚垫片 加大股骨假体，垫片厚度不变 加截股骨远端并加厚垫片	加截股骨远端并加厚垫片 加大股骨假体和（或）股骨后髁使用垫块，垫片厚度不变	加厚垫片

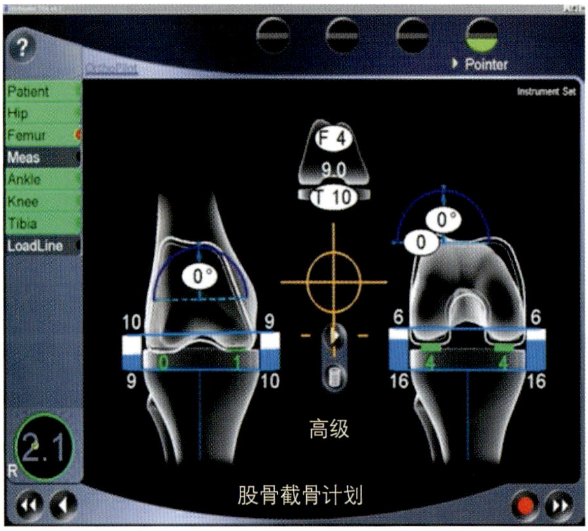

图 1.5　股骨截骨导航计划

（0°～3°），B 组 3.6°（0°～7°），C 组 3.1°（0°～6°）。

股骨假体位置在 90° 偏移 2° 以内的例数，A 组为 33 例（86.8%），B 组 32 例（80%），C 组 23 例（62.1%）。在 A 组和 C 组之间存在统计学差异（A＞C）（P=0.02）。

胫骨假体位置在 90° 偏移 2° 以内的例数，A 组为 34 例（89.4%），B 组 33 例（82.5%），C 组 23 例（62.1%）。三组间没有统计学差异。

假体位置在理想的 HKA 角（180°）2° 以内的例数，A 组为 33 例（86.8%），B 组 33 例（82.5%），C 组 23 例（62.1%）。在 A 组和 C 组之间存在统计学差异（A＞C）（P=0.02）。

如果根据假体位置在理想的 HKA 角（180°）4° 以内分析的话，A 组所有的病例在范围内，B 组 35 例（89.5%），C 组 28 例（75.7%）。还是在 A 组和 C 组之间存在统计学差异（A＞C）（P=0.02）。

1.5　讨论和结论

多个研究表明，如果按照传统的 0° ~3° 的安全区理论来定义力线的话，与对线不良的膝关节比较，中立位机械力线的假体生存率更好，具有统计学差异。例如，Berend 等 [8] 报告胫骨假体内翻＞3.9°，则失败率显著增加。Ritter 等 [9] 发现，股骨假体在解剖角度上外翻＞8° 以及相对于胫骨轴线胫骨假体内翻的膝关节失败率增加。Collier 等 [10] 报道，如果下肢力线内翻＞5°，内侧间室的聚乙烯厚度磨损明显增加。

与之相反，有些作者发现，相较于中立位力线，对线良好和对线不良的膝关节之间在生存率上没有统计学差异。其中比较有影响力的一个研究是来自 Parratte 等 [7]，他们回顾性地研究了 398 例 TKR 的临床和影像学数据。他们发现术后 0° 的机械力线没有提升术后 15 年的生存率，认为将力线作为一个二分变量（对线良好和对线不良），对于假体的生存率价值不大。尽管如此，他们总结到："对于个体患者而言，在有其他数据更准确地确定理想的术后下肢力线之前，中立位的机械力线仍然是一个合理的目标，应该被当做标准进行比较。"和 Parratte 等 [7] 的发现一样，其他一些学者也发现冠状位的力线和生存率之间的关系不大 [19-21]。

一些研究报道，采用传统的技术，膝关节出现对线不良率为 20%~30%[22-26]。这也表明使用髓内定位系统只有 70%~80% 的患者可以获得假体理想的位置 [27]。我们的髓内和髓外定位组的结果也和其他研究中报道的一致。Oseald 等 [28] 使用髓外定位系统，报告在他们的病例中矢状位对线不良＞4° 的仅有 8%。最近，Reed 等做了一个随机对照前瞻性的研究，比较冠状位胫骨侧髓外和髓内定位差异。他们报告在髓内定位组 15% 的胫骨假体不在 90° 的 2° 以内，而髓外定位组则有 35% 位于 90° 的 2° 以外，和我们的研究结果类似 [29]。

TKR 中使用导航的目的是改善肢体轴线的偏移和假体安装的位置。2003 年，Sparmann 等在一项随机研究中发现，计算机辅助组无论在冠状面还是矢状面的对线上都要显著优于不使用导航组，因此强调在 TKR 中使用计算机辅助技术是可以获得即刻的益处的 [30]。

导航也有助于更准确地截骨；在冠状面、矢状面和旋转轴线上更加准确地安放假体；以及更好地恢复冠状面下肢的力线和降低间隙的不对称 [31-35]。我们的结果也证实，在假体的力线准确性方面，导航系统相较于髓外定位具有显著性提升。尽管术后的 HKA 在三组中基本一致（没有统计学差异），但在导航组，没有一个假体的位置偏离范围大于 4°。

最近的三个荟萃分析也明确表明，导航可以提升机械力线和假体的生存率，但是没有临床证据表明可以提升功能结果 [36-38]。因此，问题是：导航能提升 TKR 的临床结果么？迄今为止，我们仍然不知道。然而，无论如何，我们仍然坚信导航可以在冠状面和矢状面的对线上改善假体的位置，而这对于最终的结果具有决定性的作用，因此导航适用于 TKR 手术。

（Norberto Confalonieri, Alessio Biazzo, Alfonso Manzotti 著　蔡　宏 译）

参考文献

1. Kurtz S, Ong K, Lau E, Mowat F, Halpern M. Projections of primary and revision hip and knee arthroplasty in the United States from 2005 to 2030. J Bone Joint Surg Am. 2007;89-A: 780–5.
2. Bourne RB, Chesworth BM, Davis AM, Mahomed NN, Charron KD. Patient satisfaction after total knee arthroplasty: who is satisfied and who is not? Clin Orthop Relat Res. 2010;468:57–63.
3. Dossett HG, Swartz GJ, Estrada NA, LeFevre GW, Kwasman BG. Kinematically versus mechanically aligned total knee arthroplasty. Orthopedics. 2012;35:e160–9.
4. Blakeney WG, Khan RJ, Wall SJ. Computer-assisted techniques versus conventional guides for component alignment in total knee arthroplasty: a randomized controlled trial. J Bone Joint Surg Am. 2011;93:1377–84.
5. Tingart M, Lüring C, Bäthis H, et al. Computer-assisted total knee arthroplasty versus the conventional technique: how precise is navigation in clinical routine? Knee Surg Sports Traumatol Arthrosc. 2008;16:44–50.
6. Insall JN, Binazzi R, Soudry M, Mestriner LA. Total knee arthroplasty. Clin Orthop Relat Res. 1985;192:13–22.
7. Parratte S, Pagnano MW, Trousdale RT, Berry DJ. Effect of postoperative mechanical axis alignment on the fifteen-year survival of modern, cemented total knee replacements. J Bone Joint Surg Am. 2010;92:2143–9.
8. Berend ME, Ritter MA, Meding JB, et al. Tibial component failure mechanisms in total knee arthroplasty. Clin Orthop Relat Res. 2004;428:26–34.
9. Ritter MA, Davis KE, Meding JB, et al. The effect of alignment and BMI on failure of total knee replacement. J Bone Joint Surg Am. 2011;7(93):1588–96.
10. Collier MB, Engh CA Jr, McAuley JP, Engh GA. Factors associated with the loss of thickness of polyethylene tibial bearings after knee arthroplasty. J Bone Joint Surg Am. 2007;89:1306–14.
11. Fahmy NR, Chandler HP, Danylchuk K, et al. Blood-gas and circulatory changes during total knee replacement. Role of the intramedullary alignment rod. J Bone Joint Surg Am. 1990;72:19–26.
12. Huijbregts HJ, Khan RJ, Sorensen E, et al. Patient-specific instrumentation does not improve radiographic alignment or clinical outcomes after total knee arthroplasty. Acta Orthop. 2016;1:1–9.
13. Nunley RM, Ellison BS, Zhu J, et al. Do patient-specific guides improve coronal alignment in total knee arthroplasty? Clin Orthop Relat Res. 2012;470:895–902.
14. Pitto RP, Graydon AJ, Bradley L, et al. Accuracy of a computer-assisted navigation system for total knee replacement. J Bone Joint Surg Br. 2004;88:601–5.
15. Rosenberger RE, Hoser C, Quirbach S, et al. Improved accuracy of component alignment with the implementation of image-free navigation in total knee arthroplasty. Knee Surg Sports Traumatol Arthrosc. 2007;16:249–57.
16. Scuderi GR, Fallaha M, Masse V, et al. Total knee arthroplasty with a novel navigation system within the surgical field. Orthop Clin North Am. 2014;45:167–73.
17. Stöckl B, Nogler M, Rosiek R, et al. Navigation improves accuracy of rotational alignment in total knee arthroplasty. Clin Orthop Relat Res. 2004;426:180–6.
18. Mason JB, Fehring TK, Estok R, et al. Meta-analysis of alignment outcomes in computer-assisted total knee arthroplasty surgery. J Arthroplast. 2007;22:1097–106.
19. Bonner TJ, Eardley WG, Patterson P, Gregg PJ. The effect of post-operative mechanical axis alignment on the survival of primary total knee replacements after a follow-up of 15 years. J Bone Joint Surg Br. 2011;93:1217–22.
20. Choong PF, Dowsey MM, Stoney JD. Does accurate anatomical alignment result in better function and quality of life? Comparing conventional and computer-assisted total knee arthroplasty. J Arthroplast. 2009;24:560–9.
21. Magnussen RA, Weppe F, Demey G, et al. Residual varus alignment does not compromise results of TKAs in patients with preoperative varus. Clin Orthop Relat Res. 2011;469: 3443–50.

22. Bäthis H, Perlick L, Tingart M, et al. Alignment in total knee arthroplasty. A comparison of computer-assisted surgery with the conventional technique. J Bone Joint Surg Br. 2004;86:682–7.
23. Manjunath KS, Gopalakrishna KG, Vineeth G. Evaluation of alignment in total knee arthroplasty: a prospective study. Eur J Orthop Surg Traumatol. 2015;25:895–903.
24. Matziolis G, Krocker D, Weiss U, et al. A prospective, randomized study of computer-assisted and conventional total knee arthroplasty. Three-dimensional evaluation of implant alignment and rotation. J Bone Joint Surg Am. 2007;89:236–43.
25. Mielke RK, Clemens U, Jens JH, Kershally S. Navigation in knee endoprosthesis implantation—preliminary experiences and prospective comparative study with conventional implantation technique. Z Orthop Ihre Grenzgeb. 2011;139:109–16.
26. Petersen TL, Engh GA. Radiographic assessment of knee alignment after total knee arthroplasty. J Arthroplast. 1988;3:67–72.
27. Mahaluxmivala J, Bankes MJ, Nicolai P, et al. The effect of surgeon experience on component positioning in 673 Press Fit Condylar posterior cruciate-sacrificing total knee arthroplasties. J Arthroplast. 2001;16:635–40.
28. Oswald MH, Jakob RP, Schneider E, Hoogewoud HM. Radiological analysis of normal axial alignment of femur and tibia in view of total knee arthroplasty. J Arthroplast. 1993;8: 419–26.
29. Reed MR, Bliss W, Sher JL, et al. Extramedullary or intramedullary tibial alignment guides: a randomised, prospective trial of radiological alignment. J Bone Joint Surg Br. 2002;84: 858–60.
30. Sparmann M, Wolke B, Czupalla H, et al. Positioning of total knee arthroplasty with and without navigation support. A prospective, randomised study. J Bone Joint Surg Br. 2003;85: 830–5.
31. Decking R, Markmann Y, Fuchs J, et al. Leg axis after computer-navigated total knee arthroplasty: a prospective randomized trial comparing computer-navigated and manual implantation. J Arthroplast. 2005;20:282–8.
32. Fehring TK, Mason JB, Moskal J, et al. When computer-assisted knee replacement is the best alternative. Clin Orthop Relat Res. 2006;452:132–6.
33. Jenny JY, Clemens U, Kohler S, et al. Consistency of implantation of a total knee arthroplasty with a non-image-based navigation system: a case-control study of 235 cases compared with 235 conventionally implanted prostheses. J Arthroplast. 2005;20:832–9.
34. Kim YH, Park JW, Kim JS. Computer-navigated versus conventional total knee arthroplasty: a prospective randomized trial. J Bone Joint Surg Am. 2012;94:2017–24.
35. Weng YJ, Hsu RW, Hsu WH. Comparison of computer-assisted navigation and conventional instrumentation for bilateral total knee arthroplasty. J Arthroplast. 2009;24:668–73.
36. Fu Y, Wang M, Liu Y, Fu Q. Alignment outcomes in navigated total knee arthroplasty: a meta-analysis. Knee Surg Sports Traumatol Arthrosc. 2012;20:1075–82.
37. Hetaimish BM, Khan MM, Simunovic N, et al. Meta-analysis of navigation vs conventional total knee arthroplasty. J Arthroplast. 2012;27:1177–82.
38. Rebal BA, Babatunde OM, Lee JH, et al. Imageless computer navigation in total knee arthroplasty provides superior short term functional outcomes: a meta-analysis. J Arthroplast. 2014;29:938–44.

第 2 章

基于 CT 的全膝关节置换手术导航系统

【摘要】 非影像依赖型的计算机辅助手术系统已经被广泛地应用于全膝关节置换术（ total knee arthroplasty, TKA ）中。本文我们将展示一种基于 CT 的、可以提供术前影像的导航系统。尽管这种基于术前 CT 的导航会有额外的花费，但它却能为术者提供有价值的运动学数据，以供术前计划和术中参考。除了旋转对线、内外翻稳定性以及前后位移这些数据之外，最新的基于 CT 的导航系统还可以提供在任意活动角度下交叉韧带长度变化的信息。我们的初步研究结果表明，在术中膝关节的运动状态就可以预测术后其在体内的运动学情况。而对于膝关节运动学的重建，也是提高 TKA 术后患者满意度的关键因素之一。同时，基于 CT 的导航系统也可以在术中为软组织平衡提供帮助，达到满意的临床结果。

【关键词】 导航 · 全膝关节置换术 · 计算机辅助手术 · 基于 CT 的 · 3D 模板

2.1 引言

全膝关节置换术（ TKA ）的主要目标，就是让患者的假体可以长久耐用，并且能让患者拥有良好的临床功能以维持日常生活活动，甚至有时能参加一些体育运动。然而，为了达到这些目标，需要在术中做到准确的假体安放，理想的下肢机械轴重建，以及在所有活动度内都合适的软组织平衡 [1]。在过去的 10 年里，有报道显示，患者 TKA 术后的满意度要显著低于全髋关节置换术（ total hip arthroplasty, THA ）[2]。而改善膝关节在术后的运动学情况，就将有可能是一项提高患者 TKA 术后满意度的举措 [3]。

在 20 世纪 90 年代，计算机辅助手术（ computer-assisted surgery, CAS ）系统被引入 TKA 领域。许多研究的结果显示，相较于传统技术（无论是髓内还是髓外定位系统），使用 CAS 系统可以显著地改善假体安放的位置和下肢机械轴的对线。已有研究发现，CAS 系统在实现优异的膝关节对线（内翻或外翻角度＜3° ～4° ）以及减少力线偏移方面可以发挥重要的作用 [4]。

目前在 TKA 领域应用的主要有两种 CAS 系统：影像依赖型和非影像依赖型。其中非影像依赖型的 CAS 系统被广泛接受并被使用于 TKA 手术中。它的优势在于术前不需要进行 CT 扫描，也不需要为了术前计划而花费额外的时间。至于后一项，即使以 CT 影像作为基础的 CAS 系统，在 TKA 术中也仍然需要测量无数的解剖标志来完成对目标骨的注册。对于非影像依赖的 CAS 系统，在术中如果出现对解剖标志点信息采集的失误，那将导致整个注册的失败 [5, 6]。

非影像依赖型的 CAS 系统对于 TKA 手术来说是一个极好的工具，它可以协助完成正确的假体位置安放以及合适的下肢机械轴力线重建，从而提高患者的满意度，为重建后的膝关节提供更好的功能。然而，基于 CT 的导航系统对于 TKA 来说可能更具优势。

对于 TKA 手术，基于 CT 的导航系统所发挥的主要作用，就是根据术前的 CT 影像制订出三维截骨计划，并在术中按照这一计划指导股骨和胫骨侧截骨平面的高度及角度。在术中，导航系统会计算出截骨模块与股骨或胫骨的相对位置，也能在虚拟空间里测量出它与术前计划的相对位置，并可视化地展现出来。于是，术者就可以根据术前计划进行精准的截骨（图 2.1）。

本章节将介绍这种基于 CT 的 TKA 导航系统（Teijin Nakashima 医学有限公司，冈山，日本，与大阪大学合作研发）（图 2.2），帮助读者理解其在 TKA 手术中的优势。

2.2 术前计划

在术前，我们要获取上至髋关节、下至踝关节最远端的下肢 CT。为了确保导航的精准度能在 1 mm 和 1° 以内[7]，在进行 CT 扫描时，髋、膝、踝三个关节的最小扫描层厚应该不超过 1.25 mm。在 CT 扫描过程中应该采用自动曝光的控制方法，尽量减少股骨和胫骨干的辐射暴露。然后将所获的 CT 影像存储为医学数字成像和通信（digital imaging and communication in medicine, DICOM）格式，并传送到计算机上进行术前计划。随着新的分割系统的研发，现在可以使用骨表面自动重建模型来对骨表面进行精准注册，这也是基于 CT 的 TKA 导航系统在最近的一项重大改进（图 2.3a）。有了这种技术上的进步，就可以有效地减少 3D 重建骨模型和真实骨骼之间的注册误差（图 2.3b）。

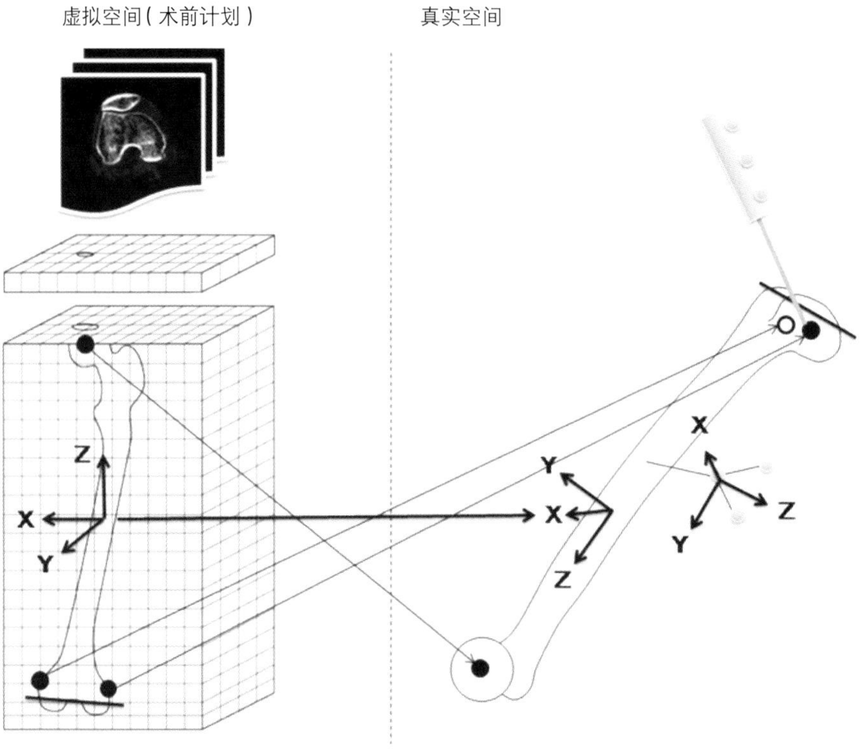

图 2.1 在基于 CT 的导航系统中进行注册的基本原理

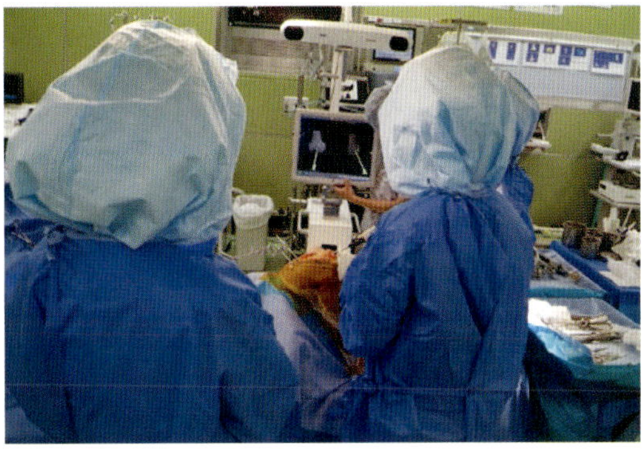

图 2.2　由 Teijin Nakashima 有限公司及大阪大学共同研发的基于 CT 的 TKA 导航系统

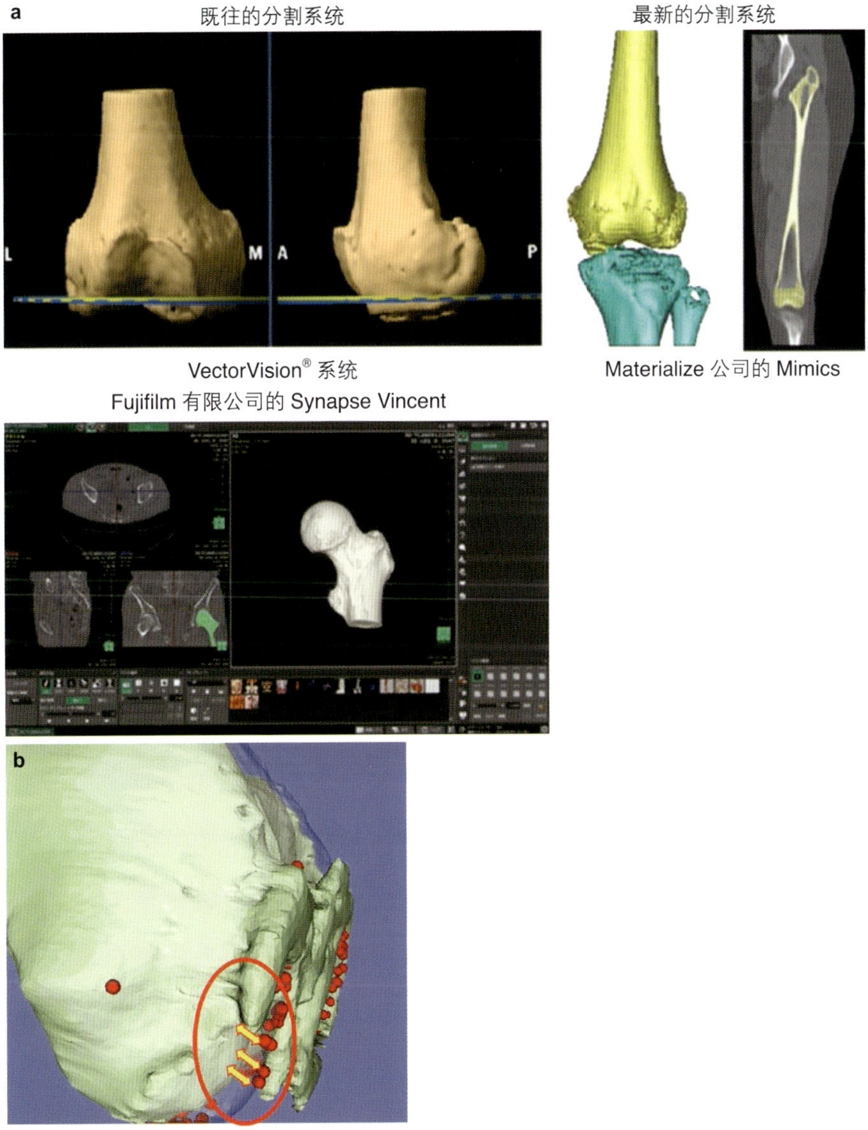

图 2.3　根据 CT 数据进行目标骨的重建。(a) 利用在过去 10 年中研发出的各种分割工具可以对骨关节表面进行精准的重建；(b) 使用既往的分割系统重建出的三维骨骼模型并不准确，从而导致术中出现了较大的注册误差

股骨的轴线定义为通过股骨头中心以及股骨内外上髁中点的连线。胫骨的轴线定义为通过胫骨结节中点、后交叉韧带（PCL）止点以及内外侧踝中点的连线。然后根据这些确定的轴线，对股骨和胫骨截骨平面的高度以及角度进行计划。当然，这些解剖标志只是系统默认的，术者可以根据患者骨骼形态、手术技术以及假体的设计来改变注册的解剖标志。同时，通过将计算机内的假体设计模型与膝关节 3D 数字模型相叠加，就可以预测假体的大小。图 2.4 展示了使用 FINE TKA 系统（Teijin Nakashima 医学有限公司，冈山，日本）进行的术前计划。

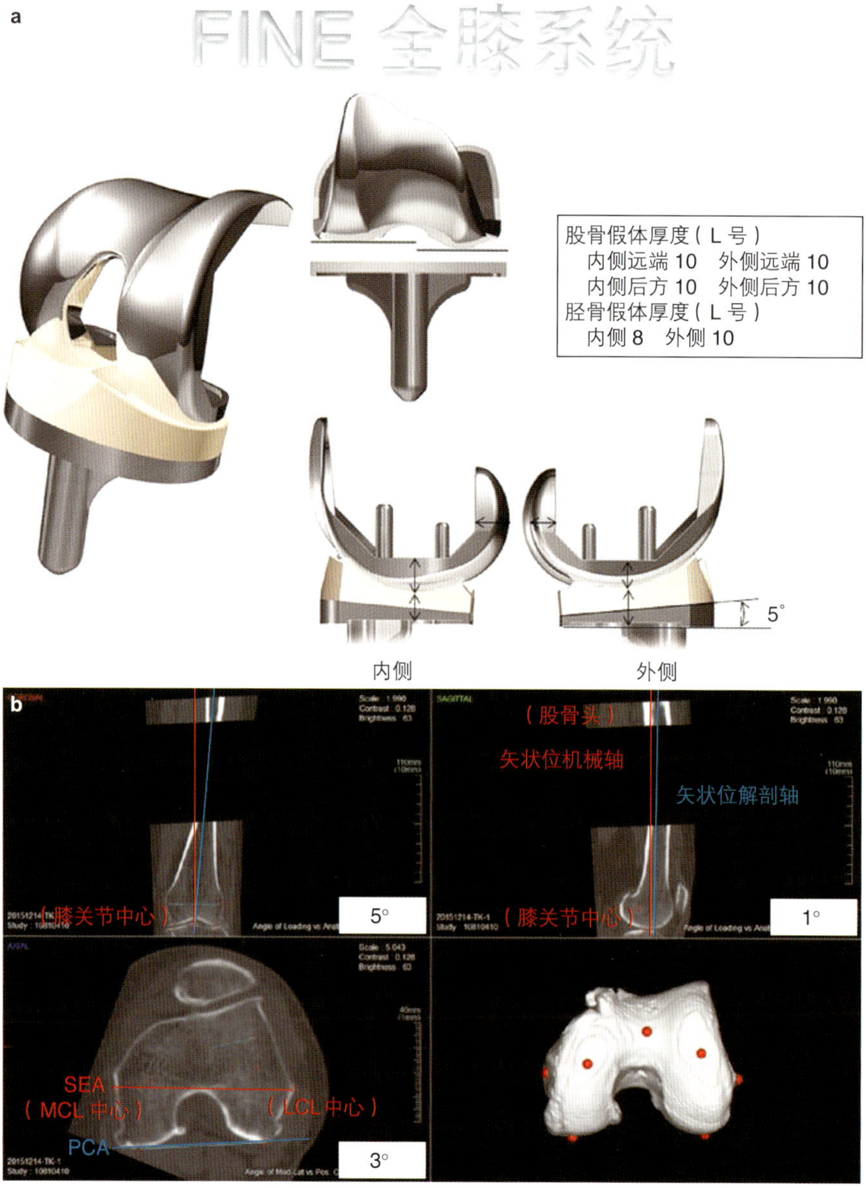

图 2.4　使用 FINE TKA 系统进行术前计划。（a）FINE TKA 系统的外形特点；（b）股骨侧截骨默认的参考轴线和解剖标志

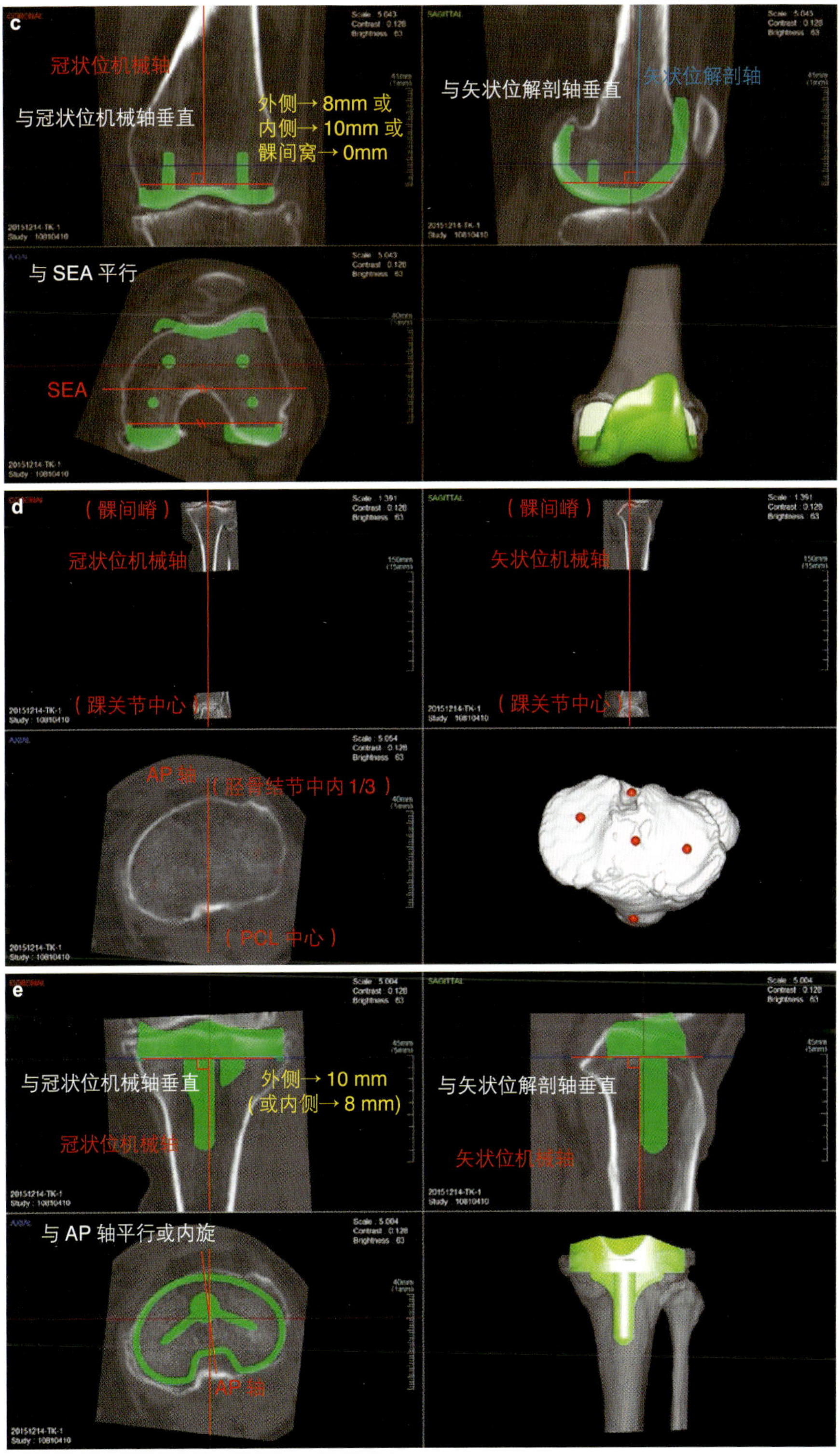

图 2.4（续）（c）股骨侧 3D 模板；（d）胫骨侧截骨默认的参考轴线和解剖标志；（e）胫骨侧 3D 模板

2.3　注册和精准度的确认

在注册之前，应该核对患者的信息，以检查所用的数据是否正确。手术开始后，要先在股骨远端和胫骨近端分别牢固地固定三个非共线分布的、可以进行光反射的标志物，用于在术中进行动态参考以追踪骨骼的位置。有了这样的动态参考，无论膝关节处在什么位置，都可以被使用电荷耦合设备的摄像系统所识别到。然后开始进行注册，要将患者的解剖结构（真实空间）与计算机中的模型（虚拟空间）进行一一匹配。最先进行注册的匹配点有股骨头的中心（股骨运动时的旋转中心）、股骨内外上髁、胫骨结节以及胫骨远端的内外踝尖（图 2.5）。紧接着就对暴露出的股骨和胫骨的内侧面进行数字化的表面注册，这种注册方法是为了可以适应微创的全膝或者单髁关节置换术（图 2.6）。

在注册完成后，计算机会计算出注册的均方根误差，这是一个判断注册准确性的可靠参数，其数值应该≤1 mm。除此以外，也要使用指针工具，通过触碰内外侧间室的多个骨表面来再次验证注册的准确性。如果指针的尖端刚好碰到没有关节软骨覆盖的骨表面，或者是与有关节软骨覆盖的骨表面相差 1 ~ 2 mm，那么就认为注册的准确性是可以接受的。

2.4　术中测量：骨的准备

在进行软组织松解和截骨之前，会评估和记录膝关节在所有运动范围内的内 / 外翻力线、软组织平衡以及运动学情况。对于保留后交叉韧带或是保留双交叉韧带的 TKA 手术，还会确认韧带的起点和止点，以便在假体安放前后的所有运动范围内，测量前交叉韧带或后交叉韧带的长度变化。

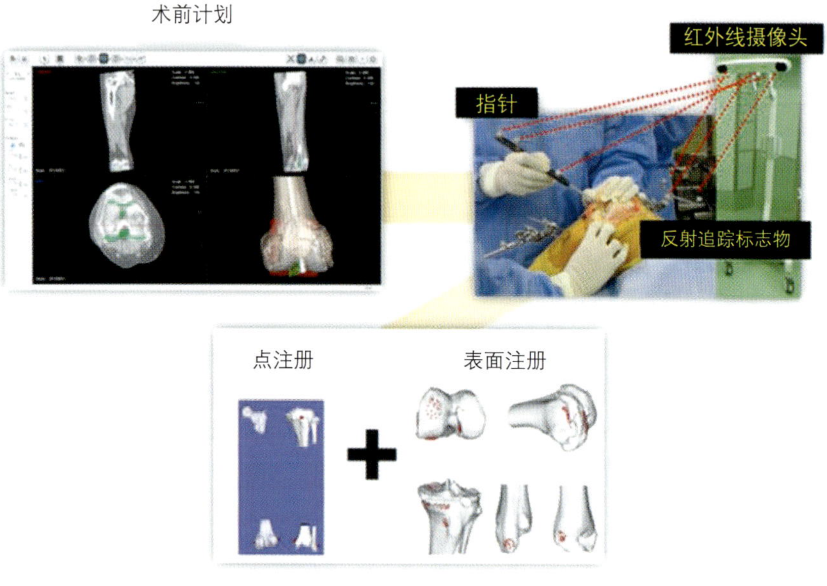

图 2.5　注册的步骤。在解剖标志点配对注册之后，进行表面注册

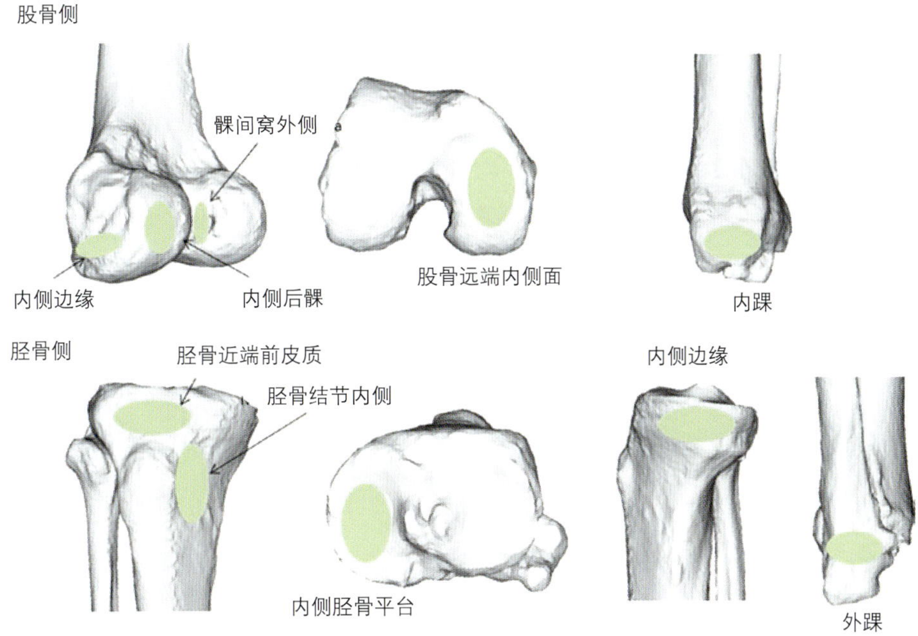

图 2.6　注册的区域。在我们的系统中，只需要对内侧进行注册，以便于微创 TKA 和单髁关节置换术的使用

软组织平衡可以通过去除骨赘或是对软组织的松解来进行调节。然后，在导航系统的实时可视化的引导下，放置股骨远端和胫骨近端的截骨导板。在进行股骨远端截骨之后，放置股骨前后髁的截骨导板，并根据股骨后髁连线或是通髁线调节它的旋转角度。

在完成截骨并调节好软组织平衡后安放试体，在全活动度内确认膝关节的平衡、力线（图 2.7）、运动学情况（图 2.8）以及交叉韧带长度的变化（保留交叉韧带的病例）（图 2.9）。此时，术者可以根据需要决定垫片的厚度。

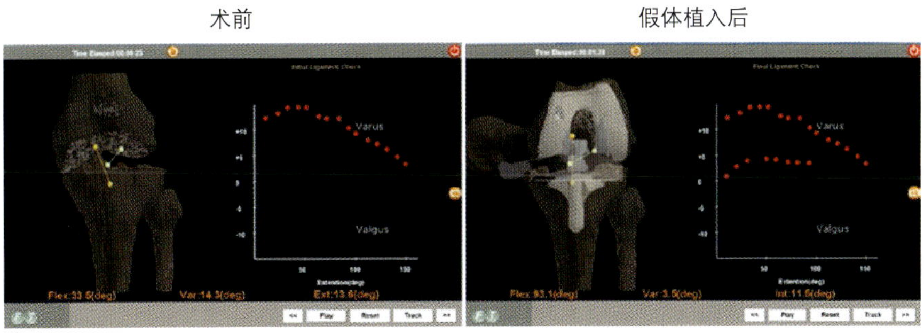

图 2.7　在假体植入前后的全膝关节活动度内，对内翻 / 外翻畸形进行评估

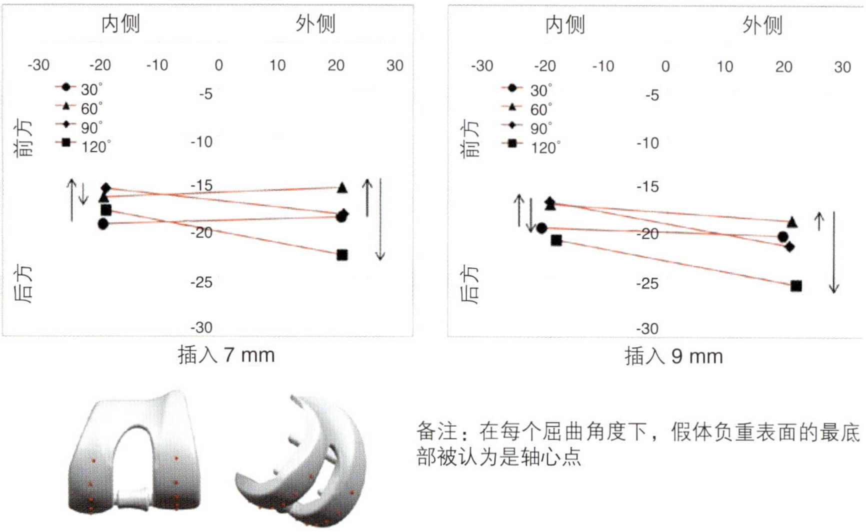

图 2.8 在全活动度内进行运动学情况分析。通过使用此系统，可以得到假体的厚度对于膝关节运动学影响的实用信息

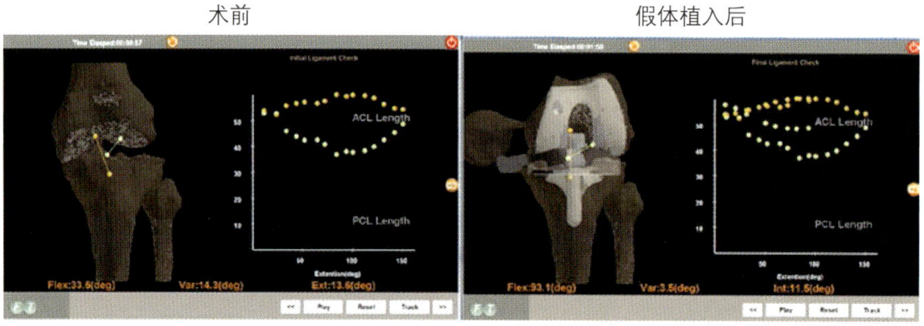

图 2.9 在进行 ACL 和 PCL 保留型 TKA 手术时，在全膝关节活动度内，分析 ACL 和 PCL 长度的改变

2.5 对导航 TKA 术后运动学情况的评估

无论是基于 CT 的还是非影像学依赖型的导航系统，都可以减少 TKA 手术中所产生的力线偏移，从而提高下肢轴线恢复的准确性，这一点是被广泛接受的，虽然在术后功能评分上，导航和传统的 TKA 没有明显的区别。然而，为何患者在 TKA 术后的满意度会低于 THA 术后，这一直是个问题，我们相信，在 TKA 术后膝关节内侧获得合适的运动学状态是解决这一问题的关键。基于 CT 的导航相较于无影像导航系统的优势之一，便是它有更强的能力在 TKA 术中评估膝关节的运动学情况。使用本章所示的这套基于 CT 的导航系统，我们可以在安放假体之后，测量股骨和胫骨假体之间在内外侧的最短距离。利用同一套坐标系统，还可以从旋转、内外翻稳定性以及股骨和胫骨之间的前后位移来评估重建后膝关节的运

动学情况。我们初步比较了 TKA 术中和术后的运动学情况，研究术中的膝关节运动学情况是否可以对术后进行预测[8]。我们发现，在膝关节所有被动活动范围内，旋转角度和后方最低点的前后位移都显示术中和术后膝关节运动学情况并没有明显差异（图 2.10 和图 2.11）。且和术中情况相比，术后也没有出现明显的内翻或外翻不稳定。这些结果提示，通过基于 CT 的导航系统所评估的术中膝关节运动学情况，可以对 TKA 术后进行预测。

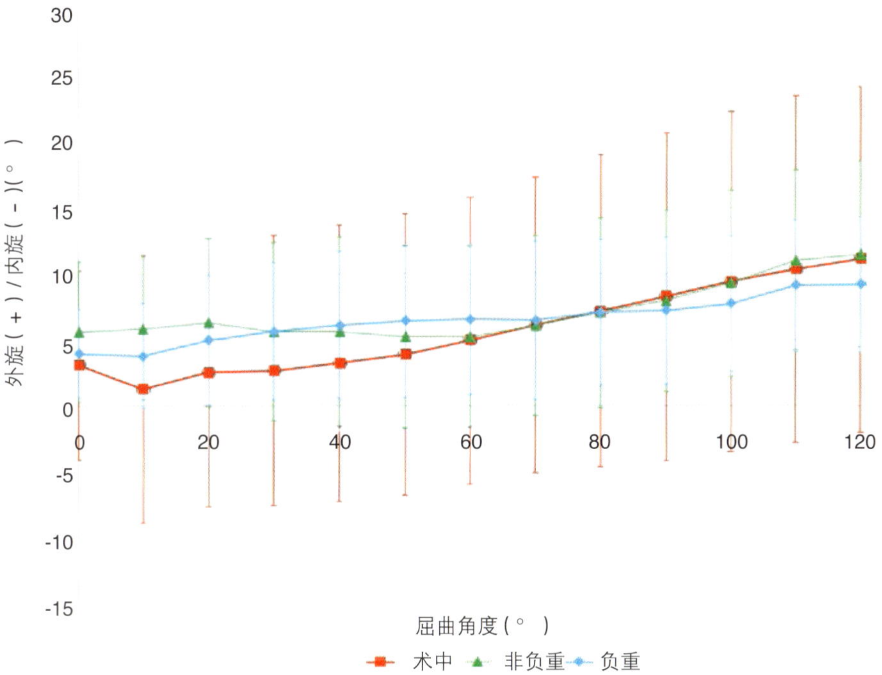

图 2.10　股骨假体相对于胫骨假体外旋的比较。膝关节过度屈曲时，术中和术后非负重情况之间没有明显的区别

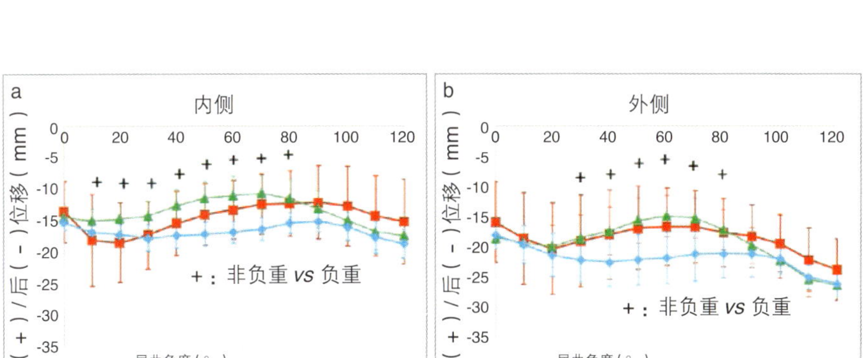

图 2.11　在膝关节过度屈曲过程中比较内侧（a）和外侧（b）的前后位移程度。膝关节过度屈曲时，术中和术后非负重情况之间没有明显的区别。唯一的明显区别发生在术后非负重和负重情况之间

2.6 总结

基于 CT 的导航系统可以在 TKA 术中的每一步都对膝关节的运动学情况进行测量，这是提高患者术后满意度的关键。为了评估和比较术前、术中和术后的膝关节运动学情况，股骨和胫骨的坐标系必须得到匹配。而只有基于 CT 的导航系统，可以提供这些坐标系。这一导航系统的一个缺点，是在术前计划时需要花费额外的时间，但目前已经对软件进行了改进，使其可以自动准确地进行分割，从而也减少了所需的时间。尽管 TKA 对于骨科医生来讲已经成为了一项标准化的手术操作，但仍然需要注意术前计划的各个方面，包括患者骨骼的形态、精准的截骨和软组织平衡。目前，患者们对于术后膝关节功能的预期是相当高的，他们希望在 TKA 术后可以恢复体育运动，可以跪和下蹲。基于 CT 的 TKA 导航系统可以在手术过程的优化中发挥作用，以满足这些高要求的患者。

（Tetsuya Tomita, Toshitaka Fujito, Dai Kiyotomo, Kazuma Futai, Kazuomi Sugamoto 著
李 杨 译）

参考文献

1. Sharkey PF, Hozack WJ, Rothman RH, Shastri S, Jacoby SM. Insall Award paper. Why are total knee arthroplasties failing today? Clin Orthop Relat Res. 2002;(404):7–13.
2. Bourne RB, Chesworth B, Davis A, Mahomed N, Charron K. Comparing patient outcomes after THA and TKA: is there a difference? Clin Orthop Relat Res. 2010;468(2):542–6.
3. Scott CE, Howie CR, MacDonald D, Biant LC. Predicting dissatisfaction following total knee replacement: a prospective study of 1217 patients. J Bone Joint Surg Br. 2010;92(9):1253–8.
4. Bae DK, Song SJ. Computer assisted navigation in knee arthroplasty. Clin Orthop Surg. 2011;3(4):259–67.
5. Jenny JY, Boeri C. Low reproducibility of the intra-operative measurement of the transepicondylar axis during total knee replacement. Acta Orthop Scand. 2004;75(1):74–7.
6. Matziolis G, Krocker D, Weiss U, Tohtz S, Perka C. A prospective, randomized study of computer-assisted and conventional total knee arthroplasty. Three-dimensional evaluation of implant alignment and rotation. J Bone Joint Surg Am. 2007;89(2):236–43.
7. Yokoyama Y, Abe N, Fujiwara K, Suzuki M, Nakajima Y, Sugita N, Mitsuishi M, Nakashima Y, Ozaki T. A new navigation system for minimally invasive total knee arthroplasty. Acta Med Okayama. 2013;67(6):351–8.
8. Fujito T, Tomita T, Futai K, Yamazaki T, Kono K, Yoshikawa H, Sugamoto K. In vivo kinematic analysis of total knee arthroplasty: comparison between intra- and post-operative measurements. Orthop Proc. 2017;29:2393–6.

第3章

机器人全膝关节置换术

【摘要】各种各样机器人系统的发展，改善了假体选择方案，提高了假体植入、力线和截骨准确性。这些系统目前已被广泛应用于全膝关节置换术中。大量研究已证实，机器人系统能够准确、可靠地改善术后下肢力线，恢复关节线，精确软组织平衡和假体植入位置。这些可重复的精准性比传统的全膝关节置换术更为稳定。然而到目前为止，很少有研究评估机器人辅助手术的假体生存率和术后功能结果，我们发现没有足够有力的结果来比较机器人辅助和传统膝关节置换术之间的优劣。尽管结论需要更大规模的生存研究以阐明，但机器人技术必将成为降低翻修率和改善术后功能的极有价值的辅助工具。

【关键词】全膝关节置换术 · 机器人辅助 · 植入位置 · 机械轴 · 结果

3.1 引言

全膝关节置换术（TKA）是改善晚期关节炎膝关节疼痛和恢复关节功能的有效治疗方法，为 90% 以上的患者提供了满意的治疗效果 [1-3]。机械轴力线、假体位置和软组织平衡是影响术后疗效和假体生存期的重要因素 [4-6]。然而，尽管改进了手术技巧和器械工具，但很多研究发现了传统手术术后存在的明显轴向或旋转对位不良，以及不满意的假体植入位置 [7, 8]。目前，通过假体设计、器械或外科技术方面的改进都无法完全解决这些问题。

越来越多的专家选择机器人辅助来解决以上这些问题。机器人辅助手术的结果已经证明，可减少放置和操作传统手术工具时所产生的人为误差。机器人系统是一种“主动”导航系统，可协助术前成像、规划、注册和截骨。骨科医生完成第一例机器人（ROBODOC）辅助全髋关节置换术（THA）是在 1992 年 [9]，并在 2000 年 [10] 采用计算机辅助规划和卡斯帕（CASPAR）机器人系统完成了第一台机器人辅助 TKA（图 3.1b）。因此，机器人辅助骨科手术已经在临床上应用了 20 余年。该技术提升了外科医生的治疗能力，重建下肢力线，恢复正常的运动学，从而改善了全膝关节置换术后的临床结果 [11]。

机器人系统是一个离线的、计算机辅助工具，其可在术前规划手术方案 [12]。机器人辅助平台的引入，旨在提高全膝关节置换术中假体植入的精确度。良好的术后力线可提高假体存活期，降低翻修率。

3.2 现代机器人系统

曾研发出许多机器人辅助手术系统，但只有少数能够成功地应用于临床。新近较为常用

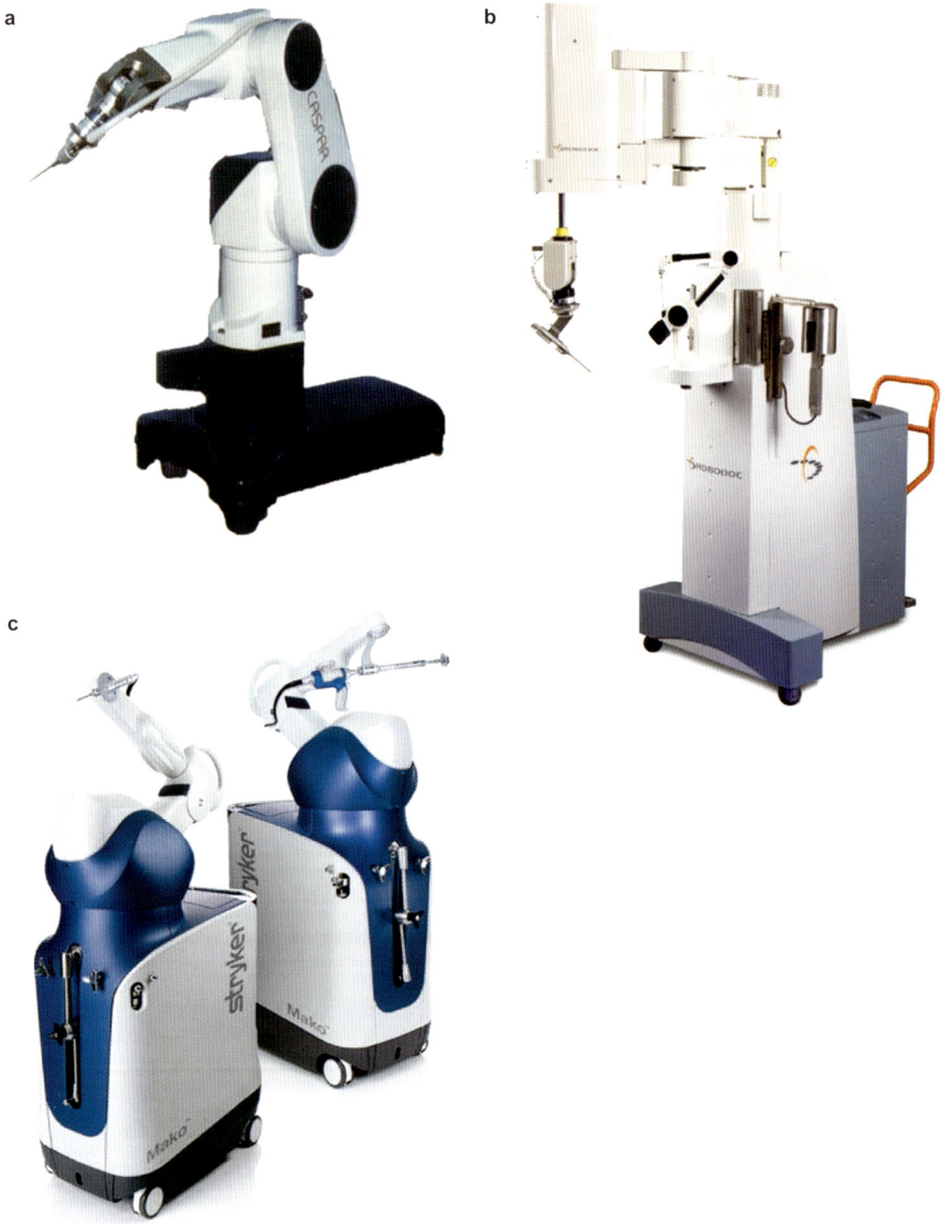

图 3.1 机器人辅助关节置换系统。(a) ROBODOC ;(b) CASPAR 系统 ;(c) MAKO

的系统包括：ROBODOC/TSolution One 手术系统 (Curexo Technology, Fremont, CA)、Navio PFS (Blue Belt Technologies, Plymouth, MN)、iBlock 机械臂截骨系统 (OMNIlife Science, East Taunton, MA) 和 RIO 机械臂人机交互系统 (Mako Surgical Corporation, Fort Lauderdale (表 3.1)。

表 3.1　同时期机器人手术平台

名称	公司	FDA 批准	辅助手术	控制状态	截骨方式	术前计划
ROBODOC	Curexo Technology, Fremont, CA	2008	全膝置换，全髋置换（股骨侧）	自动式	磨锉	CT 扫描
MAKO	Stryker, Fort Lauderdale, FL	2006	单髁置换，全髋置换，全膝置换	半自动，触觉引导	磨钻，磨锉，摆锯	CT 扫描
Navio PFS	Blue Belt Technology, Plymouth, MN	2012	单髁置换	半自动	磨钻	无需
iBlock	OMNIlife Science, East Taunton, MA	2010	全膝置换（股骨侧）	自动	手动摆锯	无需

3.2.1　ROBODOC/TSolution One 手术系统

ROBODOC/TSolution One 手术系统起初被称为 ROBODOC 系统（Curexo Technology, Fremont, CA），是最早用于辅助关节置换术的系统之一（图 3.1b）。ROBODOC 是一种基于影像学的主动机器人磨锉系统 [11]。一旦系统放置固定在患者身上，就不需要动态参考标记（例如，导航中的示踪器）来跟踪运动轨迹。基于术前 CT 图像的术前规划，机器人手臂在一个注册后的刚性框架内控制磨锉装置。一个骨运动传感器放置在目标骨骼上，以监测各种意外移动。最初的临床试验于 1994 年在全髋关节置换术中开展，并于 2008 年获得美国食品和药品管理局（FDA）的批准 [13, 14]。

术前，外科医生根据 CT 图像在 ORTHODOC 工作站（ROBODOC 系统的一部分）上计划手术。手术规划包括勾画股骨和胫骨区域，定义股骨和胫骨坐标以评估假体植入后的力线，以及在术中操作机器人之前确定假体的型号和位置。一系列临床试验结果证实了其准确性和实用性。使用 ROBODOC 系统的优点是可实时定位磨锉装置的位置，以及改善术后力线和假体植入位置。术后放射学结果同术前规划有良好的一致性。该系统的缺点是规划、注册和磨锉所需的时间比其他现代机器人系统要长 [11]。

3.2.2　Navio PFS

Navio PFS 是一种手持、非影像学依赖、开放平台的机器人系统，可为单髁和髌股关节置换术提供手持磨锉辅助，2012 年被 FDA 批准用于临床 [15]。这种轻量化的机器人系统结合了非影像学依赖的术中注册、规划和手术导航。Navio 系统有一定的好处。由于不依赖放射学图像，因此降低了辐射暴露的风险和术前成像的成本。然而，由于其灵敏度和磨钻回缩速度的限制，操作安全性有一定局限。因此，如果磨钻移动过快，在钻头回缩之前，可能会意外地磨锉规划外的骨组织。

3.2.3　iBlock

iBlock 机器人系统之前被称为“Praxiteles”，并在 2010 年获得 FDA 批准 [16]。这是一个机动化的、术中骨骼定位的截骨引导系统，根据骨科医生的术前计划定位摆锯以完成所有股骨截骨操作，允许外科医生用标准的摆动锯完成切除。在术中，所有解剖参数以数字化形式存储。该系统可以规划植入假体的型号和位置。允许可视化的截骨操作。然而，iBlock 系统确实存在一些局限。它不提供触觉反馈，作为一个封闭的平台仅适用于 TKA 手术，并且只允许在假体植入后进行有限的运动评估。

3.2.4 MAKO

RIO 机械臂人机互动骨科手术系统是一种触觉反馈系统，可用于单髁膝关节置换术（UKA）、全髋关节置换术（THA）和 TKA 等（图 3.1c）。该系统利用术前 CT 图像来确定植入假体的型号、位置和所需的截骨量。在手术前，根据患者的实际运动学情况，确定术中具体手术方案。在手术过程中，机器人系统提供触觉反馈，以防止过度截骨[17]。目前，RIO 系统通常用于机器人辅助的 UKA 和 THA。最近，FDA 批准了对 TKA 的治疗。

3.3 手术技术

机器人辅助 TKA 包括四个步骤：CT 扫描、术前计划、术中注册和手术实施。本文将围绕 ROBODOC 系统进行叙述。

3.3.1 术前计划

术前 CT 扫描包括股骨头、股骨远端、胫骨近端和踝关节，并传输到 ORTHODOC 工作站。ORTHODOC 工作站结合 CT 数据，在高分辨率屏幕上显示骨骼的三维横截面图像。首先是确定髋关节、膝关节和踝关节的中心，以确定股骨和胫骨的机械轴。虚拟植入是通过将计算机辅助设计的假体图像拟合到骨结构上来实现的。然后，对植入假体的型号、位置和力线进行微调，以做到个性化规划（图 3.2a）。在虚拟手术中验证假体正确的位置后，创建机械臂磨锉路径的数据并上传到手术机器人的控制单元。

3.3.2 注册

手术采用标准切口，沿髌骨内侧缘切开关节囊，髌骨翻向外侧。术侧肢体取屈曲位（放置在腿托中），两个 Steinmann 螺钉经皮固定于胫骨近端和股骨远端，从而与机器人紧密连接（图 3.2b）。这两个螺钉连接到一个金属框架，这个框架继而连接到机器人。然后，用球头探针数字化注册预定手术区域的骨表面，进行股骨和胫骨的表面定位，通过探针尖接触多个骨表面的注册点，并与由 CT 数据重建的骨模型进行比较，来验证配准的准确性（图 3.2c，d）。

3.3.3 截骨、软组织平衡和假体植入

注册成功后，ROBODOC 系统按照术前计划进行截骨以精确植入假体。这一步是由铣刀

样工具完成的，持续地生理盐水冲洗冷却和清除碎骨（图 3.2e）。截骨完成后，ROBODOC 系统将被断开（图 3.2f）。

软组织平衡是有序进行的，只需进行适当的松解。内侧软组织的松解顺序为内侧副韧带深层、后内侧关节囊和内侧副韧带浅层。股骨和胫骨假体借由骨水泥手工植入（图 3.2g）。

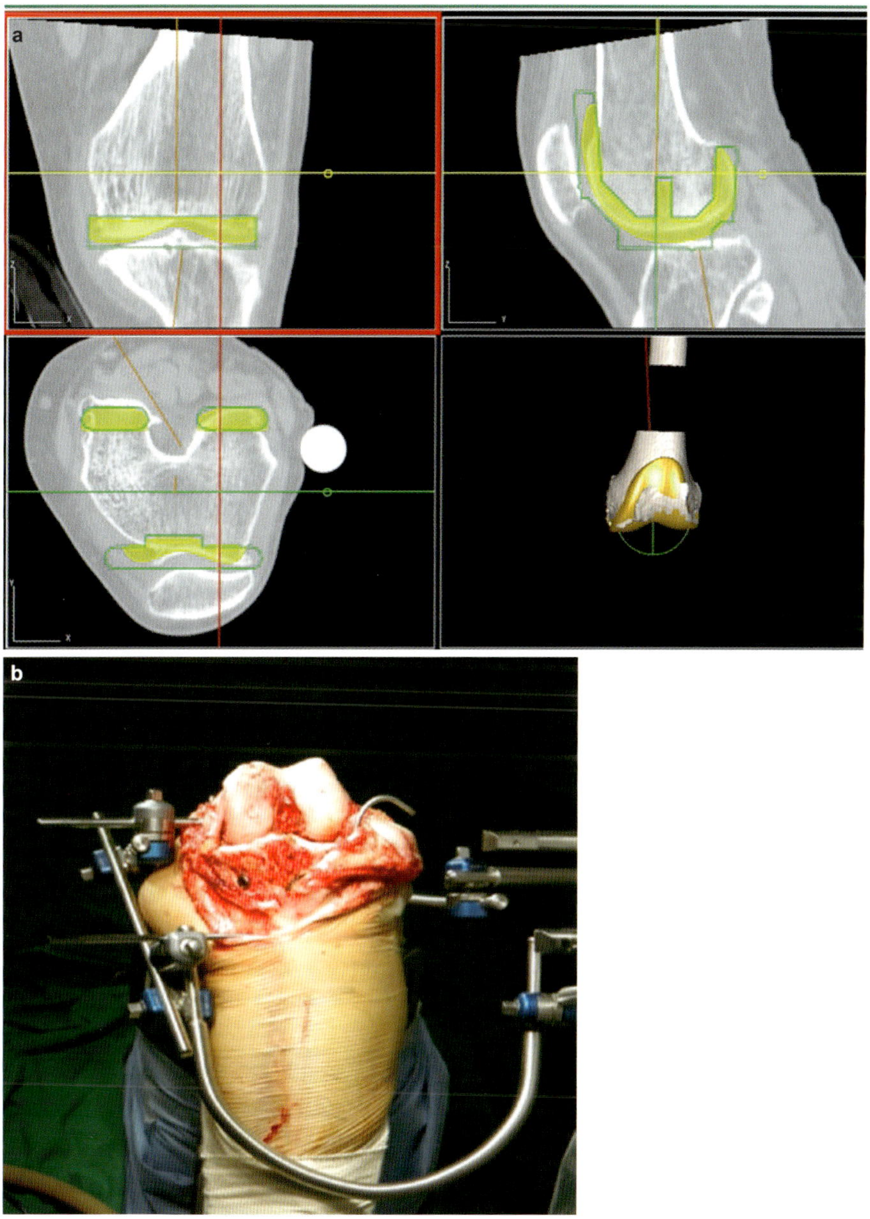

图 3.2　ROBODOC 系统的手术步骤。（a）术前计划；（b）手术显露及装置固定

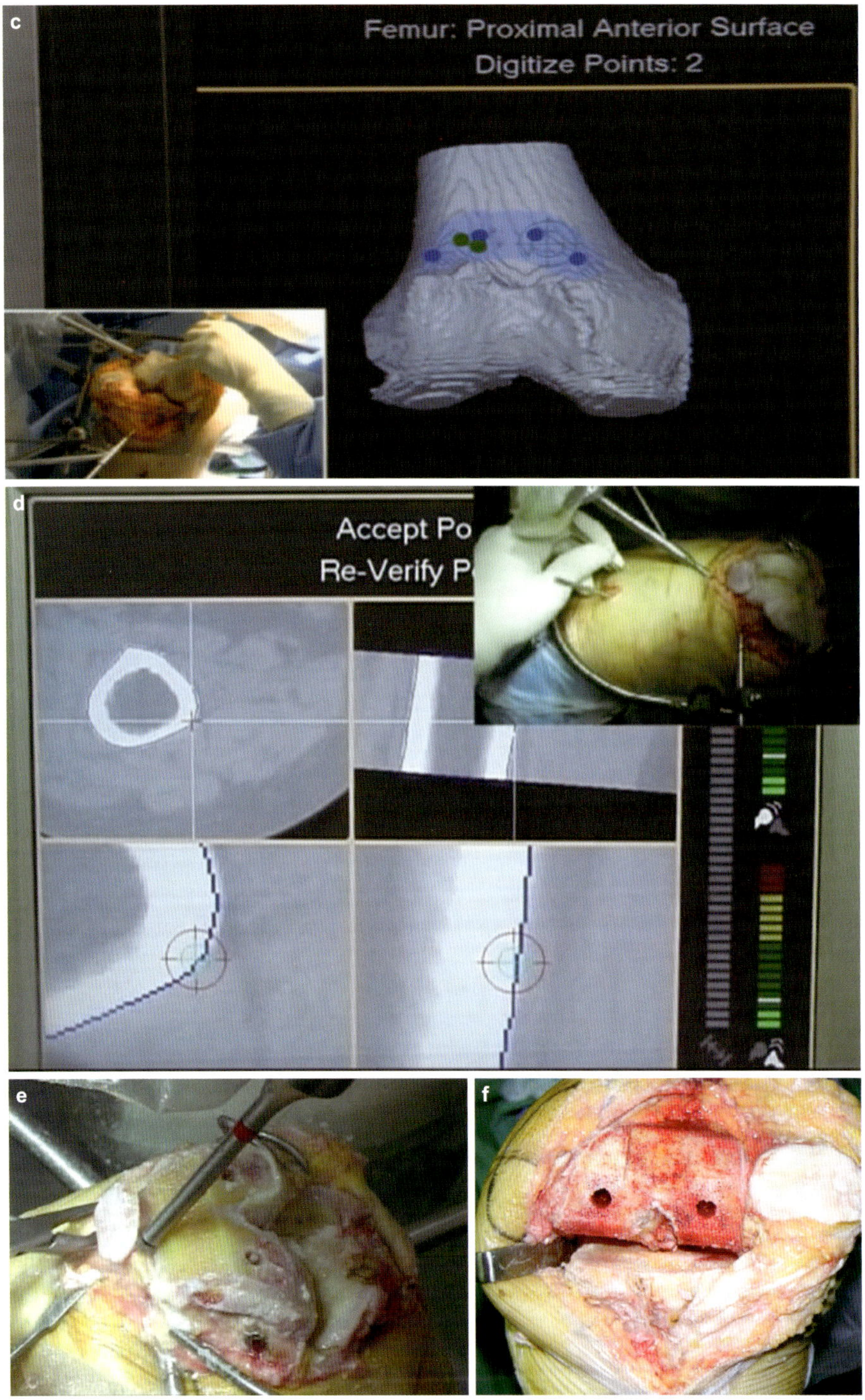

图 3.2（续）（c）注册；（d）确认；（e）磨锉；（f）截骨表面

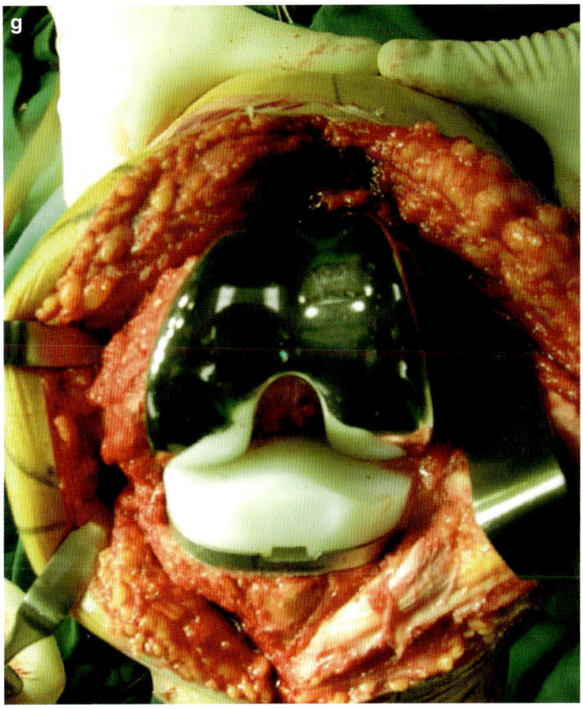

图 3.2（续） （g）植入假体

3.4 临床结果

3.4.1 影像学结果

虽然机器人辅助 TKA 的准确性毋庸置疑，但仍有必要将其与金标准——传统 TKA 进行比较。表 3.2 总结了已发表的有关机器人辅助 TKA 系统的临床研究。

Siebert 等 [10] 对卡斯帕（CASPAR）系统与传统方法进行比较，以评估机器人辅助 TKA 术后的力线精准度。结果显示机器人辅助 TKA 术前和术后机械轴力线矫正的差异为 0.8°，而传统组为 2.6°。此外，他们还发现，机器人辅助组中仅有 1 名患者（1.4%）存在大于 3° 的力线不良，而常规组中这样的患者有 18 名（35.0%）。

Liow 等 [18] 进行了一项前瞻性随机研究，显示在机器人辅助组中没有大于 3° 的力线不良病例，而传统组中有 19.4% 的患者存在力线不良。他们还评估了两组患者的关节线异常值，发现机器人辅助组有 3.2% 的患者的关节线异常值大于 5 mm，而常规组则达到了 20.6%。Kim 等 [19] 发现，与传统手术相比，ROBODOC 辅助手术的假体植入精度更高。他们的研究证实了这一观点。

最后，Song 等 [12, 20] 开展了两项随机对照临床试验，比较了机械轴力线、假体位置、软组织平衡和使用 ROBODOC 机器人辅助系统与传统手术间的患者偏好。在第一项研究 [12] 中，他们对同一患者的一侧关节实施了机器人辅助手术，而对侧实施传统手术。结果显示，机器人辅助手术减少了力线不良和假体位置异常。同时，机器人辅助 TKA 手术的患者中有 92%

表 3.2　机器人辅助 TKA 和传统手术在临床和影像学结果差异的相关研究

作者	杂志（年份）	平均随访时间（年）	患者数量		临床结果	机械轴[a]（°）		
			机器人	传统		机器人	传统	P
Liow et al.[18]	JOA (2014)	0.5	31	29	没有显著差异	1.3 ± 0.9	1.8 ± 0.2	0.095
Song et al.[12]	KSSTA (2011)	2.0	30	30		0.2 ± 1.6	1.2 ± 2.1	0.035
Kim et al.[19]	Orthopedics (2012)	3.9	32	30		0.2 ± 1.1	-0.5 ± 2.8	0.611
Song et al.[20]	CORR (2013)	5.5	50	50		0.5 ± 1.4	1.2 ± 2.9	0.06
Siebert et al.[10]	Knee (2002)	1	70	52		0.8 ± 1.0	2.6 ± 2.2	0.01

[a] ±，"+" 内翻，"-" 外翻

达到了屈伸间隙平衡，而这一比例在传统手术组只有 77%。在另一项研究中[20]，作者发现，与接受常规手术的患者相比，机器人辅助手术组有更多的患者具有 ＜2 mm 的屈伸间隙不平衡，以及更满意的后交叉韧带张力（图 3.3）。

3.4.2　临床结果和生存率

尽管影像学结果较好，但机器人辅助技术与传统技术在术后临床功能结果上没有显著差异。然而需要注意到，得出这样结论的研究往往由于样本量较小而显得证据不足[12]。此外，目前尚未有关于机器人辅助 TKA 手术与传统手术在假体生存期方面的比较研究。鉴于一些研究显示，机器人辅助 TKA 手术比传统手术具有更低的机械性并发症发生率和翻修率。因此，（有理由相信）良好的术后力线将带来更好的随访结果和假体的长期生存。

3.5　机器人辅助手术的局限性

机器人手术确实有一些局限性。第一，与传统手术相比，手术时间可能被延长，尤其是未度过学习曲线的期间。第二，除了手术室机器人设备的相关花费外，还需要对外科医生和工作人员进行大量教育培训，以优化手术的安全性和有效性。第三，机器人系统根据术前计划、而非术中解剖结构进行截骨，存在安全隐患。因此，外科医生务必注意保护手术区域内的软组织（如髌腱、关节囊），以避免医源性损伤。

3.6　机器人辅助手术的未来

机器人辅助膝关节置换术安全有效，并提高了植入假体的准确性，减少了术后力线不良，同时可避免严重不良事件的产生。未来的创新将持续改进机器人辅助关节置换术的术前规划、术中注册和截骨方法。这些提升将有助于简化操作流程，并缩短学习曲线。术前计划将用于创建术中所需的解剖和运动学框架。早期的假体设计受到传统设备 / 仪器制备能力和可视化规划的限制，但如今发展已大为不同。将机器人技术与导航系统相结合，动态软组织平衡监测，从而实现膝关节置换的精确截骨和间隙平衡。

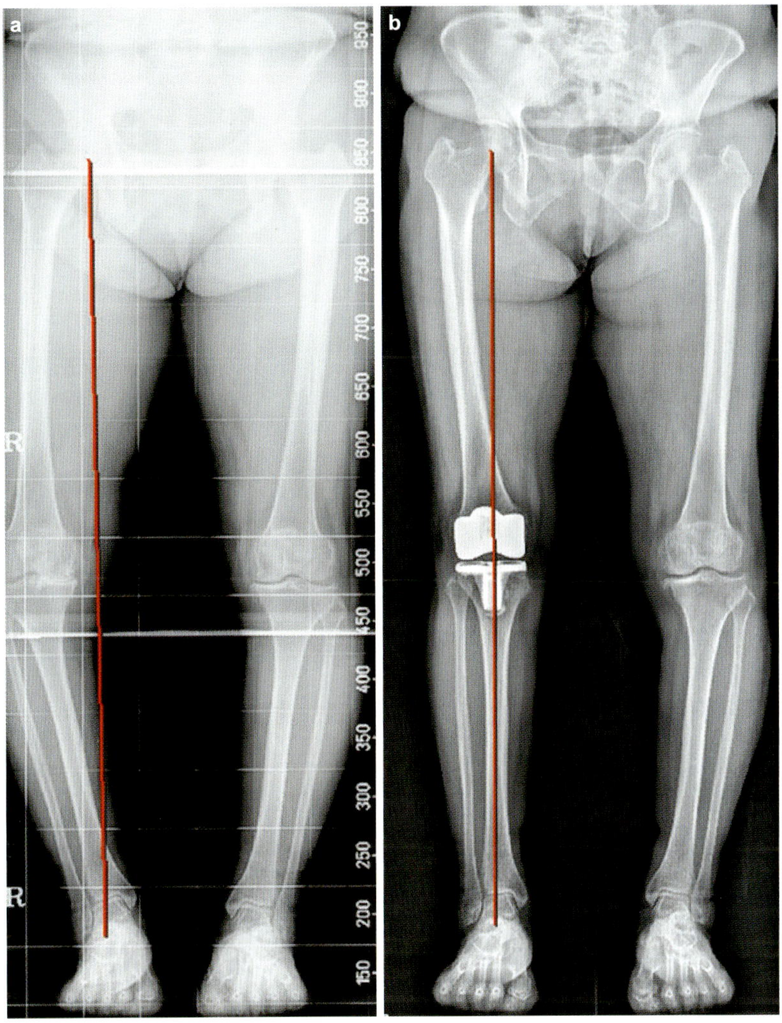

图 3.3　72 岁女性患者的双下肢 X 线片，（a）术前；（b）术后 3 年。全膝关节置换术由 ROBODOC 系统辅助完成，显示术后力线良好

3.7　结论

机器人辅助 TKA 手术可以明显提高假体植入位置和力线的准确性。这些优势可能会减少无菌性松动和不稳定等并发症的发生，从而改善假体生存率和术后临床功能。尽管尚无研究证实机器人辅助膝关节置换术比传统方法有更长期的生存率或更好的临床功能，但未来规范设计的长期对照研究将有望证明这一结论。简化过程和缩短学习曲线的创新性工作将推动机器人辅助系统成为外科医生的得力助手。这项技术的发展将为我们带来更好的临床疗效。

（Eun-Kyoo Song, Jong-Keun Seon 著　赵旻暐 译）

参考文献

1. Laskin RS. The Genesis total knee prosthesis: a 10-year followup study. Clin Orthop Relat Res. 2001;388:95–102.
2. Rodriguez JA, Bhende H, Ranawat CS. Total condylar knee replacement: a 20-year followup study. Clin Orthop Relat Res. 2001;388:10–7.
3. Scott WN, Rubinstein M, Scuderi G. Results after knee replacement with a posterior cruciate-substituting prosthesis. J Bone Joint Surg Am. 1988;70:1163–73.
4. Griffin FM, Insall JN, Scuderi GR. Accuracy of soft tissue balancing in total knee arthroplasty. J Arthroplast. 2000;15:970–3.
5. Ritter MA, Faris PM, Keating EM, et al. Postoperative alignment of total knee replacement. Its effect on survival. Clin Orthop Relat Res. 1994;299:153–6.
6. Takahashi T, Wada Y, Yamamoto H. Soft-tissue balancing with pressure distribution during total knee arthroplasty. J Bone Joint Surg Br. 1997;79B:235–9.
7. Aglietti P, Buzzi R, Gaudenzi A. Patellofemoral functional results and complications with the posterior stabilized total condylar knee prosthesis. J Arthroplast. 1988;3:17.
8. Jeffery RS, Morris RW, Denham RA. Coronal alignment after total knee replacement. J Bone Joint Surg Br. 1991;73:709.
9. Börner M, Bauer A, Lahmer A. Rechnerunterstützter Robotereinsatz in der Hüftendoprothetik. Orthopade. 1997;26:251.
10. Siebert W, Mai S, Kober R, et al. Technique and first clinical results of robot-assisted total knee replacement. Knee. 2002;9(3):173–80.
11. Jacofsky D, Allen M. Robotics in arthroplasty: a comprehensive review. J Arthroplast. 2016;31:2353–63.
12. Song EK, Seon JK, Park SJ, et al. Simultaneous bilateral total knee arthroplasty with robotic and conventional technique: a prospective, randomized study. Knee Surg Sports Traumatol Arthrosc. 2011;19:1069–76.
13. Bargar WL. Robots in orthopedic surgery. Clin Orthop Relat Res. 2007;463:31.
14. Chun YS, Kim KI, Cho YJ, et al. Causes and patterns of aborting a robot-assisted arthroplasty. J Arthroplast. 2011;26:621.
15. NavioPFS FDA. http://www.accessdata.fda.gov/cdrh_docs/pdf12/K121936.pdf. 2006. Accessed 05 Jan 2006.
16. Plaskos C, Cinquin P, Lavallee S, et al. Praxiteles: a miniature bone-mounted robot for minimal access total knee arthroplasty. Int J Med Robot. 2005;1(4):67.
17. Lang JE, Mannava S, Floyd AJ, et al. Robotic systems in orthopaedic surgery. J Bone Joint Surg Br. 2011;93:1296.
18. Liow MH, Xia Z, Wong MK, et al. Robot-assisted total knee arthroplasty accurately restores the joint line and mechanical axis. A prospective randomized study. J Arthroplast. 2014;29(12):2373–7.
19. Kim SM, Park YS, Ha CW, et al. Robot-assisted implantation improves the precision of component position in minimally invasive TKA. Orthopedics. 2012;35(9):e1334–9.
20. Song EK, Seon JK, Yim JH, et al. Robotic-assisted TKA reduces postoperative alignment outliers and improves gap balance compared to conventional TKA. Clin Orthop Relat Res. 2013;471(1):118–26.

第 4 章

全膝关节置换术中患者个性化手术导板

【摘要】 计算机辅助技术的进步，如患者个性化导板（patient-specific templates, PST），彻底改变了对全膝关节置换术（total knee arthroplasty, TKA）的认识。PST 的临床应用已超过 10 年，其 TKA 成功率与传统的膝关节置换术和导航术相当。PST 可以达到精确的、非创伤性的截骨、最佳的机械轴和肢体力线与精准的术前规划有关。手术可以择期进行，或者由外科医生选择时机。此外，手术本身也可以事先模拟以确定导板的最佳拟合度，以明确后续截骨量和截骨形态。随着 3D 打印机和打印材料的应用，制造导板变得更容易了。本章概述了这一发展的历史，以及用于 TKA 中的 PST 临床和技术方法。

【关键词】 全膝关节置换术 · 个性化导板 · 以医院为基础的系统 · 一期双侧 TKA

4.1 引言

在老龄化人群中，膝关节骨性关节炎的发病率继续增加，这就要求继续发展外科技术，利用尖端技术改良全膝关节置换术（TKA）。对患者来说，TKA 手术的目标是通过置换畸形膝关节以恢复到原来的健康状态 [1]。由于手术难度大、成本高、索赔要求高，TKA 的应用受到限制，更适用于畸形不严重的患者，而严重的关节内或关节外畸形手术难度较高 [2]。TKA 的另一个技术限制是目前可用的假体是基于白种人的膝关节解剖形态设计的。最近的研究发现，在亚洲 / 阿拉伯人种和白种人之间人体测量的差异可能导致假体不匹配和手术失败 [3]。

患者个性化导板（PST）已经被引入骨科作为一种微创手术工具以达到精确术前计划、提高术后功能和生存期、缩短手术时间、缩短住院和康复时间，以及降低并发症发生率及其带来的费用。因此，PST 被认为是除传统 TKA 手术、机器人技术和导航外的另一选择 [4]。它的目标是克服机器人技术和导航技术的局限性，同时消除传统技术的缺点。PST 是一种定制的、基于术前影像的手术工具，允许使用计算机软件进行术前计划和模拟，然后根据患者个体骨骼结构的解剖，进行导板下截骨。

与无图像导航和机器人系统相比，它具有以下优点：术前计划，使外科医生在术前熟悉给定的骨骼结构 [5]。PST 对比导航和机器人技术更为简单、容易接受。它不需要术中装置或大型手术室。因为一些通常在术中进行的步骤现在是在术前完成，手术时间更短。它的学习曲线很短，而且很容易作为一种简单的计算机辅助骨科手术方式被外科医生、护士和患者接受 [6]。它的缺点是缺乏导航，且不能像传统手术技术一样可以让术者在术中验证失误，并立即纠正 [7]。

4.2 技术设置

PST 制备需要一台快速成型设置，如 3D 打印机，通过添加剂生产导板。3D 打印机通过将液体、粉末、纸张进行熔炼，以形成具有预先设计的尺寸和结构的复杂导板。打印机还用于利用计算机断层（CT）图像创建骨折或畸形的骨骼导板，在术前用于教育目的或术前操作演练[8]。3D 打印在骨科的应用并不局限于 TKA。它还可用于椎弓根螺钉置入、其他关节置换和截骨术。

目前，股骨和胫骨的截骨导板是用选择性激光烧结（selective laser sintering, SLS）3D 打印机，使用尼龙作为截骨导板的材料。生产过程发生在医院外（外包给其他机构），以避免购买昂贵机器的成本。这一过程包括将患者的姓名首字母和代码、右膝还是左膝手术、外科医生的名字写在手术指南上[9]。尼龙作为生产截骨导板的材料是基于其可高压灭菌、足够坚硬、能够承受摆锯作用力而不会在手术过程中断裂、用于精细操作过程时可复制等优点。手术人员在术前即可得到有关膝关节假体大小和类型的信息以及要使用的器械。这一过程中既不需要传统器械也不需要髓内杆[10]。

PST 的概念首先被工业公司用来生产钉道定位器。PST 计划基于 CT 或磁共振成像（MRI）。使用磁共振成像的缺点是有时导板并不精准，尤其在肥胖、幽闭恐惧症或带起搏器的患者。CT 唯一已知的缺点是其相关的辐射暴露[8]。除了 MRI 或 CT，前后位和侧位下肢全长 X 线片（髋关节到踝关节）是必需的。这一技术也可以用来测量术前和术后下肢长度的变化[11]。

本文第一作者使用了“开放截骨槽”技术，PST 可以用于任何类型或大小的膝关节假体，不同于商用截骨模块。从获得磁共振扫描到生产 PST 并将其送到医院，平均等待时间为 6 周。在这段长时间的间隔期间，由于日常活动或载重异常，可能导致模板匹配不佳以及手术失败。截骨不准确也会导致手术失败，这在使用 MRI 制作导板时较 CT 更容易发生[4]。

TKA 最关键的步骤是术中导板的定位。位置不正确可能导致截骨错误，从而导致下肢力线不佳。先前的一项实验室研究测试了尸体和塑料材质膝关节 PST 的准确性和可靠性。术后 CT 分析扫描显示力线和截骨的平均误差在 1.7° 和 0.8 mm 以内[12]，高于传统手术以及导航（3.0°）。另一项研究包括 5 名独立观察者，检查在塑料膝模型制品上进行个性化 TKA 导板手术的术后结果（截骨，假体对位）[4]。观察者通过 PST 测量截骨位置，甚至毫无基础的使用者也能够在可接受的假体型号误差（0.32 ~ 1.0 mm）和对线误差（0.67° ~ 2.5°）下完成截骨导板安放。也就是说，PST 定位作用是可靠的。观察者通过纵向及横向比较，股骨和胫骨的截骨平面无显著性差异。这些研究有助于评价 PST 在 TKA 中的可靠性。但在临床上并非如此，因为运动对线比机械对线更重要[13]。

4.3 临床设置

在 TKA 中，膝髌内侧入路暴露切口。寻找最佳的股骨导板定位部位，也就是说，通过将定位钉将导板固定在股骨表面，导板与股骨远端中心及内外侧接触，该位置应为导板可以用定位钉固定在股骨远端独特的标志点，并可验证远端及前端截骨量[14]。然后用已知厚度的锯片截骨，插入股骨远端截骨槽截骨，然后进行前面、后面和斜面截骨。胫骨导板放置在胫骨近端的前、内表面和胫骨平台上，尽可能靠近髌腱止点，这需要周围软组织分离良好。这个位置可以通过胫骨表面匹配（即唯一的匹配位置）来验证，该匹配位置足够安全，以避免在截骨过程中移位[4]。导板由铆钉在前面和上面进行固定，并用镰刀片确认截骨量。通过截骨槽截下的骨从内侧和外侧移除。导板可以通过添加钉孔进行修正[15]。通过相应的胫骨截骨导板顶部的孔 / 截骨槽，用于确定胫骨假体的旋转角度[16]。

移除导板后，可放置假体试模，以初步验证截骨的准确性，并调整内外侧和屈伸间隙的软组织平衡。这种试模是塑料的（聚酰胺），其制造方式类似于生产 PST 的方法[17]。此技术可用于简单、常规、初次 TKA 术，也可用于复杂的、用传统技术难以处理的病例，以及那些因关节外畸形或保留金属物（如内固定钉、接骨板等）而有手术禁忌证的病例[6]。PST 也适用于出血倾向（例如血友病患者）、麻醉风险高、严重骨关节炎合并骨 / 软骨关节解剖结构复杂的患者，以及感染风险增加的患者。这些患者的共同特点是，由于使用髓内定位钉，传统的 TKA 工具有增加出血、感染和延长手术时间的危险[18]。

本文第一作者在PST方面的经验是基于CT技术，尽管CT扫描是使用定制的协议进行的。这个系统的缺点是它仅限于以前接受过对侧膝关节 TKA 患者，扫描时必须弯曲以避免干扰。然而，基于CT的软件很容易使用，因为组织分割是自动完成的，并且可以手动调整[3]。同时，它允许外科医生参与制订术前计划，并设计导板（相反，基于 MRI 的软件需要经验丰富的技术人员对组织进行手工分割）。最初的临床试验包括关节外畸形、高出血倾向、双侧深静脉血栓和（或）肺栓塞的患者。同时也包括寻求双下肢快速恢复的患者的双侧手术，以及患有心肺疾病的患者。这些患者被麻醉师或外科医生禁止进行常规 TKA 术。

在每一个患者中，PST 都是根据术前计划成功应用的，而不需要借助常规的器械、髓内导向器或定位杆。根据术前计划的准确预测，对所有病例均采用止血带（术后不放置引流管）。术后，实现了完全伸直和＞100° 屈曲[13]。

择期手术的术前正侧位片可用于与假体比大小。由屏幕截图或者在手术中放置导板和假体时提供的其他视觉帮助引导外科医生。导板最终设计方案已被打印出来并送到手术室后，在整个手术过程中需要进行验证。它详细介绍了如何在骨骼上定位和固定截骨模板，以确保准确实施，并可进行双重检验，以避免 PST 定位不准确而导致的截骨不准确、假体位置欠佳和力线不良。将每个导板以令人满意的匹配方式放置在骨表面上平均需要 5 分钟[4]。对于严重屈曲畸形（＞30° ）的患者，这一过程需要更长时间，还需额外设计两个型号股骨截骨导板以用于额外的远端截骨以及调整术中最佳的截骨方案[13]。

目前，几乎所有的假体公司都使用 PST 作为标准技术。PST 被 FDA 批准为 2 级器械。目前 PST 的主要用途是作为传统的导针定位仪器。然而，一套传统的磨钻器械成本很高，因为它包含的 150 ~ 200 个器械需要特殊的消毒设置，可能会增加手术过程中工作人员的使用难度。这个问题长期以来一直是争论的话题。许多作者相信 PST 的临床适用性已经得到证实，其主要目标是取代传统的 TKA 器械[18]。其他研究则批评这项技术，发现它提供了并不太良好的临床结果。例如，Klatt 等使用无图像导航评估 PST 骨截骨和术后对线，发现与机械轴角度的偏差大于 3°[19]。这一误差的原因是术前磁共振成像软件有误。另一份报告比较了自定义导板匹配截骨和传统 TKA，发现 14% 的 PST 手术时间较短，其与机械轴的平均偏差为 1.2° 内翻[20]。Howell 等记录了连续 48 例应用 PST 进行的 TKA 手术，所有受术者均术后预后良好（快速康复，运动功能良好，良好的膝关节稳定性，术后机械轴线良好，患者满意度高）。无一例患者需要从侧副韧带或支持韧带软组织松解。只有 3 个胫骨和 3 个股骨导板由于在术前计划中使用 MRI 软件定位不准确而安放不恰当 [15]。

在当前的设置中，3D 打印机由于具有特定的功能、能生产复杂的结构，适用于建筑、外科手术和口腔科等领域。这些调整涉及多种材料，每种材料有不同的物理和热性能，以用于不同的用途。这使得生产各种材料（塑料）的 PST 成为可能，每种材料具有特定的生物相容性、热稳定性、灭菌方法（高压灭菌或 γ 射线灭菌）、耐用性和价格。3D 打印机的其他改进包括增加挤压机或增加打印床的表面积，以允许打印较大或较长的物体 [8]。这些 3D 打印机的制造商能够生产与纸打印机尺寸相同的小型紧凑型打印机，称为“桌面 3D 打印机”，它们携带方便，可以放在房间或办公室，而且体积更小，且比工业 3D 打印机便宜。这些桌面 3D 打印机可以由医院购买，存放在实验室、影像科，甚至门诊部。因此，影像学、术前计划和 PST 的产生可以在一个工作场所完成，从而节省时间和资源。另外，3D CT 扫描工具已成为骨科手术中一种可行的辅助工具 [21]。

4.4 PST 的新功能

PST 在临床应用的发展允许年轻医师从中获益。可以利用患者的 CT 扫描结果在 3D 打印的塑料膝关节上进行手术来度过学习曲线，从而允许外科医生在对实际患者进行手术之前预测手术结果。培训包括骨表面 PST 精确定位，并使用常规仪器或导航引导截骨的平面 / 斜面以及评估切口部位。因此，外科医生通过观察如何简单地应用器械（例如三角翼）截骨来建立手术自信、目测手术部位，确认手术的适当性。平均 5 ~ 10 个病例后，外科医生就可以准备好参与到临床工作中 [9, 10]。

PST 对需要保留骨量的活动性年轻患者很有效。它的优点在于截骨量在术前就被确定。尤其在应用于翻修 TKA、UKA、双间室置换、保留前后交叉韧带、髌股关节置换术和胫骨高位截骨术时（图 4.1）[22]。PST 也可作为髋关节表面置换和全髋关节置换的一款强大而廉价的培训工具。

目前使用的软件为外科医生提供了一个很好的机会来参与和修改 TKA 的术前计划，并学习如何说明运动学数据，如大小、对线、旋转和虚拟截骨。它还允许对手术进行模拟，使外科医生能够实时识别和分析 3D 平面中的任何错误 [9]。此外，由于它是基于重复练习并同时纠正犯下的错误，所以这种培训可提高术者认知和运动技能。在关节置换练习场所可以利用可重复使用的 3D 打印塑料骨骼和 PST 进行练习。人们注意到，PST 技术培训 TKA 比传统技术容易，因为它涉及较少的仪器和操作步骤。

医务人员和法律人员认为 PST 的使用是一个复杂的过程，并且如果失败，外科医生将承担责任，因为 PST 制造商在未获得外科医生的认可前无法继续开发该导板 [23]。对于目前基于公司的 PST 系统，术前规划被认为有一个严重的限制，即这一过程是由技术人员而不是外科医生完成的，整个过程是由公司控制的，外科医生只能审查治疗计划。例如，PST 的不正确匹配可能导致膝关节假体过度覆盖，反过来引起周围软组织的痉挛。或者，假体覆盖不足可能导致下沉和不稳定 [3]。

PST 具有提供试验（模拟）手术的优点，因此可以预见手术结果，外科医生可以验证截骨的准确性、截骨平面及倾斜角度。PST 技术仍处于初级阶段，而且还需要更多的工作来

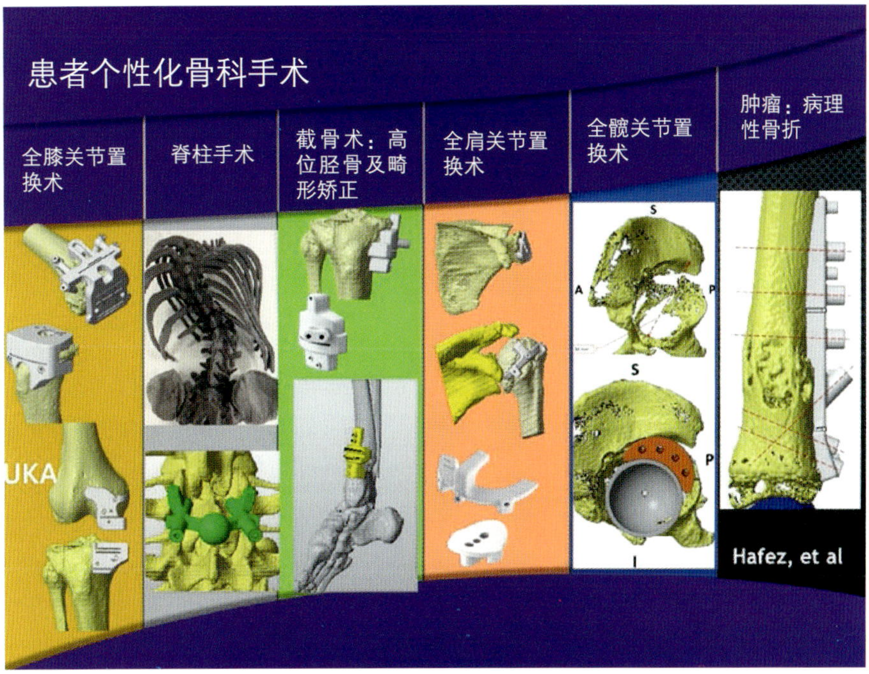

图 4.1　患者个性化骨科手术

研究如何在骨表面准确放置导板[8]。这种精确的放置需要适当的软组织处理。当 MRI 用于术前计划时，软骨厚度可能导致不准确的规划和随后放置 PST 的不准确。尤其是胫骨导板，它通常不牢固，需要在最终置入和截骨前进行良好的评估。不准确的术前影像分割或规划会导致 PST 的错位和三维截骨错误[24]。

手术中关于导航和机器人技术的信息量是巨大的。对于假体安放和截骨平面，与导航平均偏差 1° 被认为是精确的。然后用很多方法进行验证，以便在最终截骨之前做出修正。然而，PST 系统缺乏验证工具且与截骨槽对应平面存在轻微不一致不能被人眼发现。PST 的这种缺点已经得到了充分的证明[25]。因此，在训练中的外科医生必须通过导航或髓外定位进行至少 10 例手术。这一保障措施有助于初级外科医生理解 PST 的概念，缩短学习时间曲线。验证步骤可以帮助这些学习者明确他们关于各种关节成形技术、假体的设计以及外科手术入路的偏好。训练的初步结果通常显示股骨截骨的准确性提高，在这期间必须特别注意胫骨截骨位置。初级外科医生在选择合适的 PST 系统时不应依赖医疗代表，因为每个医疗代表通常都保证他们的系统是最精确的[24]。

目前可用的 PST 大多由植入公司生产，并且专用于他们自己公司的假体。相反，开源式平台技术的使用允许 PST 与任何手术器械的协调。这种整合或联合，可以通过各种方法连接客户定制的导航系统与工厂生产的任何假体。同样的概念可用于其他关节置换手术，如髋、肩、肘、踝等关节（图 4.1）[13]。这项技术适用于任何市面上可买到的器械或假体，它使外科医生可以选择使用任何假体和器械。这项技术涉及多种 PST 的设计和形状，以适用于不同的器械和假体。例如，使用计算机软件在截骨块的背面设计深凹槽以提供良好匹配[26]。另一种个性化截骨导板的设计，像“房屋样”盖在手术部位，并通过内锁定机制从三面进行锁定。

在确保准确安装时，可以使用额外的铆钉将截骨块固定在定制的导板上。使用截骨槽设计的PST可以存在一些变化，如倾斜度和角度不同。这些设计使得PST更具通用性，适用于各种解剖和畸形的患者[4]。

4.5　PST的现代应用

目前初级外科医生和护士熟悉PST系统的培训策略因外科医生个人和医院而异。本文第一作者介绍了自主研发的或基于医院的PST系统（图4.2）。有了这些装置、成像，PST的规划、尺寸、设计和制造由技术团队完成并由手术医生直接监督[24]。这样，工作人员可以快速方便地进行沟通，并且可以立即调整设计。该系统基于CT图像，因为在发展中国家、欧洲和美国，CT的等待时间更短，成本平均比MRI低40～300美元。医院安装截骨块或定位钉导向器的系统PST的总成本近500美元，在公司内从800美元到2000美元不等[15]。除了成本要素外，更重要的是，医院系统中使用的仪器数量为2台PST和15台仪器，而公司系统中使用的仪器数量为2台PST，平均30～43台仪器。值得一提的是，所需的仪器越少，其灭菌和包装设置越简化，对手术室的干扰就越小[16]。TKA的所有步骤，医院系统可以在同一工作场所（医院）内进行，包括检查、成像、规划、制作、包装、消毒、手术和康复。不需要任何公司代表或传输数据、X线片或文件的特殊方法。

应用基于医院的PST的一个障碍是用于制作导板的3D打印机的成本（平均500 000美元）。然而，目前可用的台式3D打印机已经取代了工业机器，能够生产物理PST和试验植入导板。这些物理导板是由尼龙制成的，众所周知它是热稳定的、高压灭菌的、充分耐用的，能有效抵抗锯片的力，便宜、容易快速生产、设置方便[24]。用于生产PST的另一种材料是ABS塑料，价格也不贵，但需要用γ射线、低温蒸汽或其他特殊化学物质灭菌。其他可选择的是聚碳酸酯，它可以用高压灭菌器、γ射线或化学物质灭菌[8,9]。

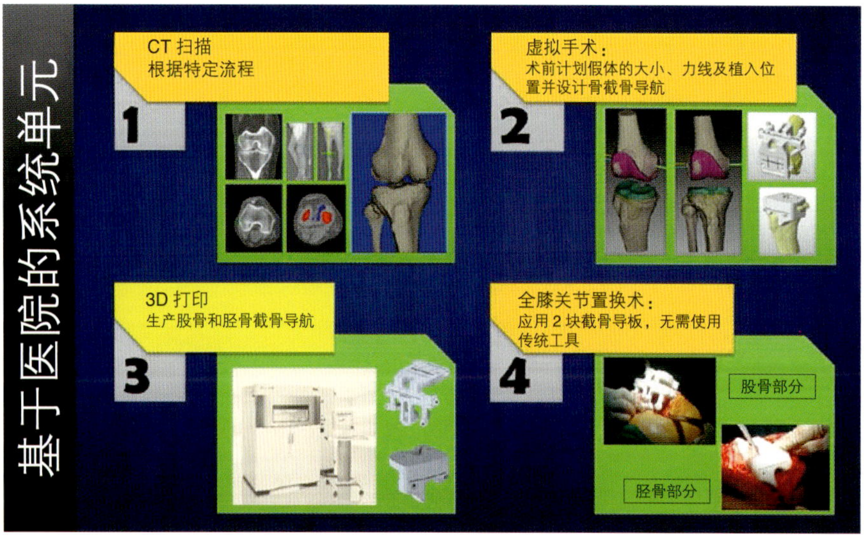

图4.2　应用于全膝关节置换术的基于医院的患者个性化导板系统

PST 的另一个优点是它适用于双侧同期 TKA 手术过程。同时双侧 TKA 被认为对双侧膝关节骨性关节炎患者来说是一个好选择，因为它提供单次麻醉暴露和同时进行双侧康复，虽然它的安全性仍有争议。瑞典膝关节置换术登记册和瑞典死因登记册显示同时行双侧 TKA 与其他接受了分次手术的患者早期死亡率有差异 [2]。以前的报告显示出血是双侧 TKA 的主要并发症之一。由于出血量为每侧 TKA 2.2 个单位（由广泛的截骨术和软组织截骨引起），如同时治疗两个膝关节会使出血的风险和输血的需要翻倍。然而，在 TKA 期间输血有多种影响因素，如手术技巧、手术时间、凝血因素等。计算机辅助骨科手术技术具有避免髓内穿孔和保存软组织、缩短恢复时间、减少失血等优点——PST 有助于双侧 TKA 的同时降低髓内定位的需要和随后的出血、脂肪栓塞和感染等风险。对于双侧严重关节畸形（外翻、内翻和强直畸形），可减少在一次住院期间的累积手术时间，同时降低花费 [28]。

（Mahmoud A. Hafez, Hosamuddin Hamza 著　赵　然 译）

参考文献

1. Weeks WB, Schoellkopf WJ, Sorensen LS, Masica AL, Nesse RE, Weinstein JN. The High Value Healthcare Collaborative: observational analyses of care episodes for hip and knee arthroplasty surgery. J Arthroplast. 2017;32(3):702–8.
2. Koenig JH, Maheshwari AV, Ranawat AS, Ranawat CS. Extra-articular deformity is always correctable intra-articularly: in the affirmative. Orthopedics. 2009;32(9)
3. Hafez MA, Sheikhedrees SM, Saweeres ES. Anthropometry of Arabian arthritic knees: comparison to other ethnic groups and implant dimensions. J Arthroplast. 2016;31(5):1109–16.
4. Hafez MA, Chelule KL, Seedhom BB, Sherman KP. Computer-assisted total knee arthroplasty using patient-specific templating. Clin Orthop Relat Res. 2006;444:184–92.
5. Mattei L, Pellegrino P, Calò M, Bistolfi A, Castoldi F. Patient specific instrumentation in total knee arthroplasty: a state of the art. Ann Transl Med. 2016;4(7):126.
6. Chan WC, Pinder E, Loeffler M. Patient-specific instrumentation versus conventional instrumentation in total knee arthroplasty. J Orthop Surg (Hong Kong). 2016;24(2):175–8.
7. McCrory B, LaGrange CA, Hallbeck MS. Quality and safety of minimally invasive surgery: past, present, and future. Biomed Eng Comput Biol. 2014;6:1–11.
8. Qiu B, Liu F, Tang B, Deng B, Liu F, Zhu W, Zhen D, Xue M, Zhang M. Clinical study of 3D imaging and 3D printing technique for patient-specific instrumentation in total knee arthroplasty. J Knee Surg. 2017. https://doi.org/10.1055/s-0036-1597980.
9. Lee Ventola C. Medical applications for 3D printing: current and projected uses. P T. 2014;39(10):704–11.
10. Conteduca F, Iorio R, Mazza D, Ferretti A. Patient-specific instruments in total knee arthroplasty. Int Orthop. 2014;38(2):259–65.
11. Vaidya SV, Patel MR, Panghate AN, Rathod PA. Total knee arthroplasty: limb length discrepancy and functional outcome. Indian J Orthop. 2010;44(3):300–7.
12. Ritter MA, Berend ME, Meding JB, et al. Long-term followup of anatomic graduated components posterior cruciate retaining total knee replacement. Clin Orthop Relat Res. 2001;388:51–7.
13. Hafez MA. Patient specific instruments: past, present and future. In: Thienpont E, editor. Improving accuracy in knee arthroplasty. New Delhi: Jaypee Brothers Medical Publishers (P) Ltd.; 2012. p. 149–68.
14. Sanna M, Sanna C, Caputo F, Piu G, Salvi M. Surgical approaches in total knee arthroplasty. Joints. 2013;1(2):34–44.

15. Howell SM, Kuznik K, Hull ML, Siston RA. Results of an initial experience with custom-fit positioning total knee arthroplasty in a series of 48 patients. Orthopedics. 2008;31(9):857–63.
16. Tria AJ, Scuderi GR. Minimally invasive knee arthroplasty: an overview. World J Orthop. 2015;6(10):804–11.
17. Stulberg SD, Loan P, Sarin V. Computer-assisted navigation in total knee replacement: results of an initial experience of thirty-five patients. J Bone Joint Surg Am. 2002;84(Suppl 2):90–8.
18. Chauhan SK, Scott RG, Breidahl W, et al. Computer assisted knee arthroplasty versus a conventional jig-based technique. A randomised, prospective trial. J Bone Joint Surg Br. 2004;86(3):372–7.
19. Klatt BA, Goyal N, Austin MS, et al. Custom-fit total knee arthroplasty (OtisKnee) results in malalignment. J Arthroplast. 2008;23(4):637–8.
20. Spencer BA, Mont MA, McGrath MS, et al. Initial experience with custom-fit total knee replacement: intraoperative events and long-leg coronal alignment. Int Orthop. 2009;33(6):1571–5.
21. Mahmoud A. Hafez, Khaled Abdelghany, and Hosamuddin Hamza. Highlighting the medical applications of 3D printing in Egypt. Ann Transl Med. 2015;3(22):359.
22. Bäthis H, Shafizadeh S, Paffrath T, et al. Are computer assisted total knee replacements more accurately placed? A meta-analysis of comparative studies. Orthopade. 2006;35(10):1056–65.
23. Beswick AD, Wylde V, Gooberman-Hill R, Blom A, Dieppe P. What proportion of patients report long-term pain after total hip or knee replacement for osteoarthritis? A systematic review of prospective studies in unselected patients. BMJ Open. 2012;2(1):e000435.
24. Lal K, White GS, Morea DN, Wright RF. Use of stereolithographic templates for surgical and prosthodontic implant planning and placement. Part I. The concept. J Prosthodont. 2006;15(1):51–8.
25. Chan KY, Teo YH. Patient-specific instrumentation for total knee replacement verified by computer navigation: a case report. J Orthop Surg (Hong Kong). 2012;20(1):111–4.
26. A device and a technique of PSI for TKA with a universal and an open platform. PCT/EG2013/000014.
27. Stefánsdóttir A, Lidgren L, Robertsson O. Higher early mortality with simultaneous rather than staged bilateral TKAs: results from the Swedish Knee Arthroplasty Register. Clin Orthop Relat Res. 2008;466(12):3066–70.
28. Hafez MA, Ghazal I. Rate of blood transfusion in patients undergoing bilateral simultaneous total knee arthroplasty using patient-specific templates and conventional techniques: a comparative study. Remed Open Access. 2016;1:1028.

第 5 章

计算机导航单髁膝关节置换术

【摘要】 单髁膝关节置换术（UKA）失败的因素包括患者的年龄、前交叉韧带功能不全、下肢力线。为了解决这些失败问题，人们开发了可以稳定精确测量的计算机辅助导航系统，以便减少传统单髁膝关节置换术的误差。这一系统做出的不完全矫正轻微内翻的力线可以获得单髁关节置换理想的结果和长期的生存。因此，计算机导航系统提供了一种获得最佳力线的方法。尽管计算机辅助手术需要学习阶段，计算机辅助固定垫片单髁膝关节置换还是取得了膝关节活动度、WOMAC 和 Oxford 评分相当好的结果。

【关键词】 单髁膝关节置换术 · 长期 · 结果 · 计算机辅助手术 · 导航 · 力线

5.1 引言

在适当挑选的患者中，单髁膝关节置换术相对于全膝关节置换术是一种更小创伤的治疗选择[1]。小切口和更少损伤的微创手术使得单髁膝关节置换术受到欢迎。对比全膝关节置换术，微创手术恢复期更短，愈合更快[2]。关节登记系统显示微创单髁膝关节置换术至少占单髁膝关节置换术的一半[3, 4]。随着单髁膝关节置换术数量增多，失败病例也在增加。早期单髁膝关节置换术的失败率超过预期。例如，据近期骨科文献报道，513 例中 43 例（8.3%）固定垫片内侧微创单髁膝关节置换术在 6 年时失败（图 5.1）[2]。主要的失败原因是无菌性松动（19/43，44%），然后是外侧间室进展的骨关节炎。肥胖据报道也是单髁膝关节置换失败的原因[5]。虽然活动垫片和固定垫片单髁膝关节置换术的翻修率差不多，但是活动垫片单髁置换的进展性骨关节炎（0.23%）比固定垫片的（0.29%）更少些[6]。过大号股骨假体或者髌

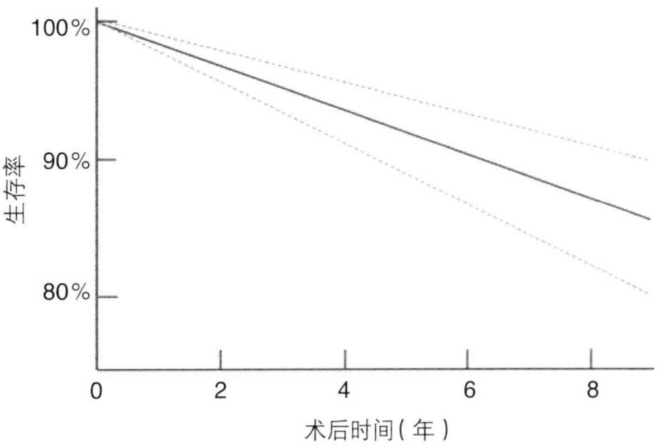

图 5.1 固定垫片单髁膝关节置换术后生存率（Depuy Johnson & Johnson Company, New Brunswick, NJ, USA）。黑色线表示 8 年随访的单髁膝关节置换术后生存率。点线表示 95% 可信区间。Hamilton 等报道 6 年固定垫片单髁膝关节置换术的翻修率仅 8.3%（43/517）。此图修改自 Hamilton 等的研究结果[2]

骨股骨撞击据报道和髌骨股骨关节炎进展有关[7]，而牛津Ⅲ代单髁有和没有进展性髌骨股骨关节炎的翻修率没有显著区别[8]。前交叉韧带功能不全和单髁膝关节置换术高失败率确定有关[9]，而其他原因还有争议。根据两个关节登记系统和先前的研究：年轻患者单髁膝关节置换术的翻修率明显较高[3, 4, 10, 11]，年龄可能影响单髁膝关节置换术的生存率。与此不同，一些独立的队列研究显示年龄和单髁膝关节置换的生存率无关[1]。一个对 23 400 例骨水泥单髁膝关节置换的分析研究表明，医生和医院的病例数量影响单髁膝关节置换术的翻修率（图 5.2）。结果建议每年至少做 13[12] 到 23[13] 例单髁膝关节置换术效果才会比较好。

单髁膝关节置换失败也与力线有关联。过度矫正成外翻（髋 - 膝 - 踝角＞180°）对侧间室有退变的高风险，残留未矫正的内翻（髋 - 膝 - 踝角＜170°）增加垫片磨损和胫骨假体松动[14]。支撑的松质骨上的过多应力引起松动和失败。Sawatari 等报道，过多内翻力线导致松质骨应力增大[15]。Vasso 等短期生存率研究显示轻度内翻结果比中立位或接近中立位的结果好[16]。只有去除骨赘后才能决定是否能矫正完全伸直时的内翻畸形[17]。

胫骨股骨运动力学的改变影响单髁膝关节的累积生存率。胫骨股骨角 4°～6° 外翻的生存率最高[17]。过度填充增加完全伸直位外翻角度，不能改善胫骨股骨运动力学[18]。胫骨假体后倾也是单髁膝关节失败的必须考虑的因素。胫骨假体后倾 3°～7° 可以观察到介于生理性矢状位移动和过度移动之间的折中移动[19]。这一观念得到证据支持:胫骨后倾超过3°～7° 会增加前交叉韧带应力，后倾＞13° 前交叉韧带常见到断裂[19]。后倾 0°～4° 胫骨假体磨损率显著降低，而后倾 4°～8° 磨损率没有区别[20]。因此，需要恢复适当的对线方法以防止单髁关节置换失败。

恢复力线原则包括不完全矫正、中立位和过度矫正（图 5.3）。全膝关节置换传统观念是恢复中立位力线结果好。而不完全中立位的单髁膝关节置换结果更好。不做软组织松解而不完全矫正力线是至关重要的，因此，使用计算机辅助系统增强手术效果。Jenny 等指出计算机辅助导航比传统手术获得更高的完美力线率（60% *vs* 20%），包括股骨与胫骨冠状角度和股骨与胫骨假体冠状和矢状位置[21]。最近一些研究提示导航比较传统单髁置换方法显著改善

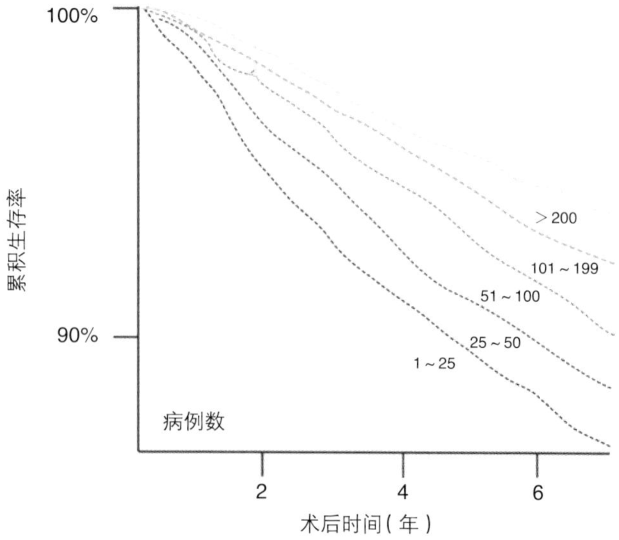

图 5.2 医院和医生的病例数对单髁膝关节置换翻修率的影响。病例数多的医院和医生单髁膝关节累积生存率更高。建议至少每年 13 例单髁置换手术可以获得更好的结果。图数据来自 Baker 等研究[12]

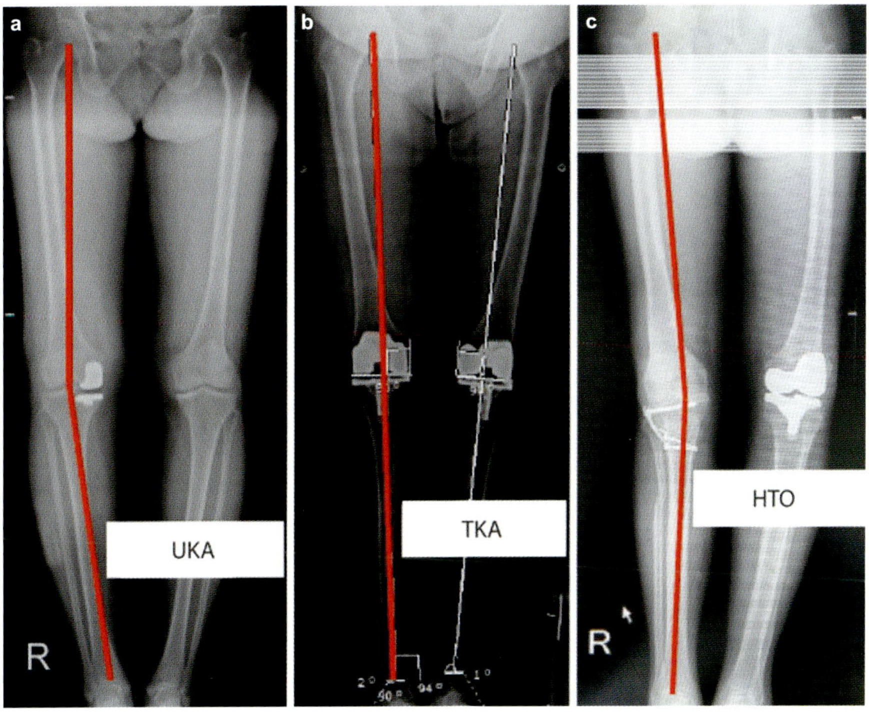

图 5.3　恢复力线。(a) 单髁膝关节置换不完全矫正。(b) 全膝关节置换中立位矫正。(c) 胫骨高位截骨过度矫正

了胫骨假体的后倾 (P=0.04) [22]。导航单髁置换 10 年的随访显示有更好的冠状力线和临床评分结果 [23]。从澳大利亚关节置换登记系统可以看到，导航膝关节置换比较传统膝关节置换翻修率更低 [24]，但仍然缺乏单髁膝关节的信息。这些证据清楚提示计算机系统在改进力线恢复中有重要作用。

5.2　手术技术

我们的微创手术技术包括无影像导航系统 (OrthoPilot 3.0; B, Braun Aesculap, Tuttlingen, Germany)。类似 Jenny 等 [25] 的单髁置换手术技术。对于导航单髁手术，必须和传统技术手术一样，做基于放射影像的术前计划。

做皮肤切口和髌骨旁内侧入路 (图 5.4a)。在股骨远端和胫骨近端固定 2 个红外定位器 (图 5.4b)。完成股骨和胫骨注册，用指针接触膝关节中心、股骨内髁最远端、股骨髁后点、近端胫骨中央和胫骨平台、内外踝、踝关节中心 (前踝 50%)(图 5.4c ~ h)。通过环转、屈曲伸直、转动髋关节运动注册髋关节中心。这些注册步骤用来确定股骨和胫骨冠状面和矢状面机械轴 (图 5.5a)。通过内外侧关节松弛试验评价力线的恢复或者畸形可复性，即在关节张开的对侧施加应力。在胫骨截骨块上安放定位器 (图 5.5b)，徒手技术固定导航截骨块，在截骨块指导下做胫骨截骨。

切除内侧半月板去除骨赘。导航验证每次截骨的准确性。在 0° 和 90° 屈曲膝关节用椎

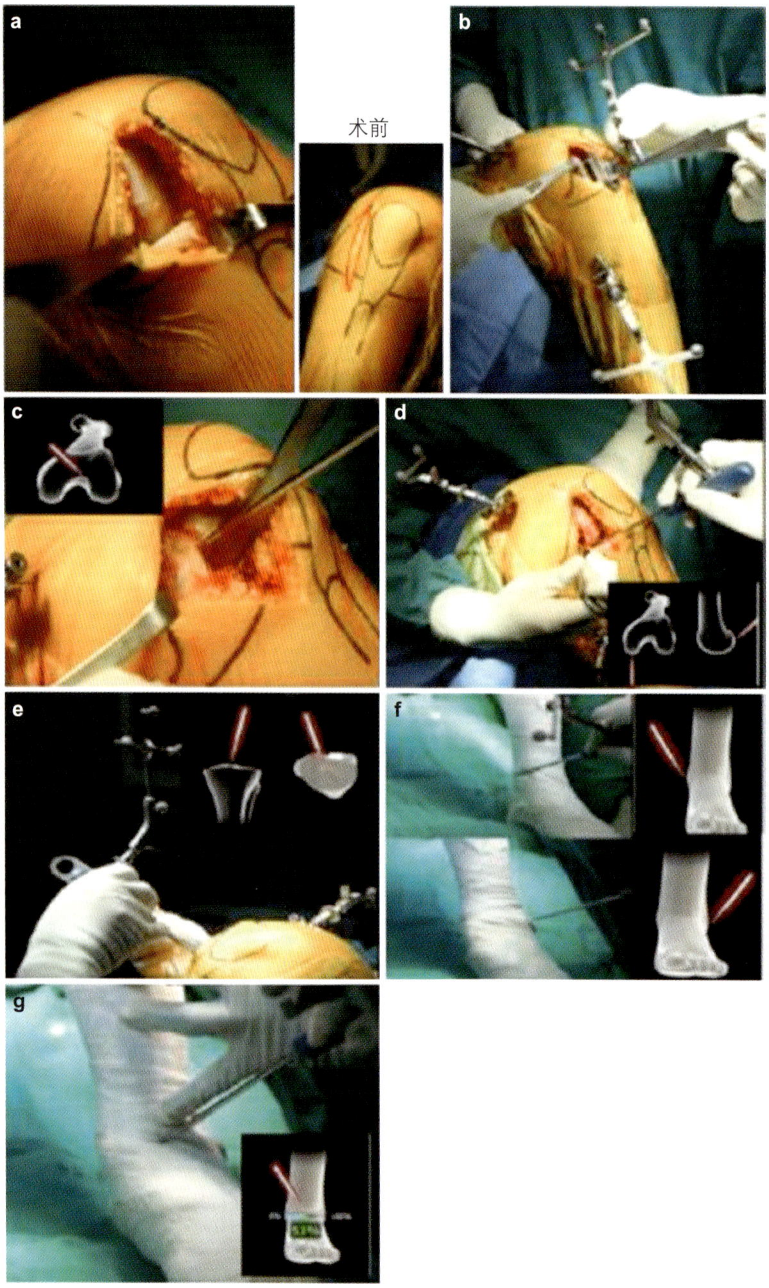

图 5.4　微创导航手术技术。做皮肤切口和经髌骨旁内侧入路（a）安装红外线定位器（b）。解剖注册膝关节中心（c）、股骨内髁最远端和股骨髁后点（d）、近端胫骨中央和胫骨平台（e）、内外踝（f）、踝关节中心（前踝 50%）（g）

板撑开钳测量股骨胫骨间隙。股骨截骨计划界面包括冠状和矢状面定位、股骨远端和后髁截骨厚度、垫片厚度、内外侧松弛度（图 5.5c）。这些数据可以虚拟调整以达到合适状态。当数值符合医生的要求后，用骨水泥固定单髁关节假体安装在患者体内。导航系统最后检查轴线的矫正情况。

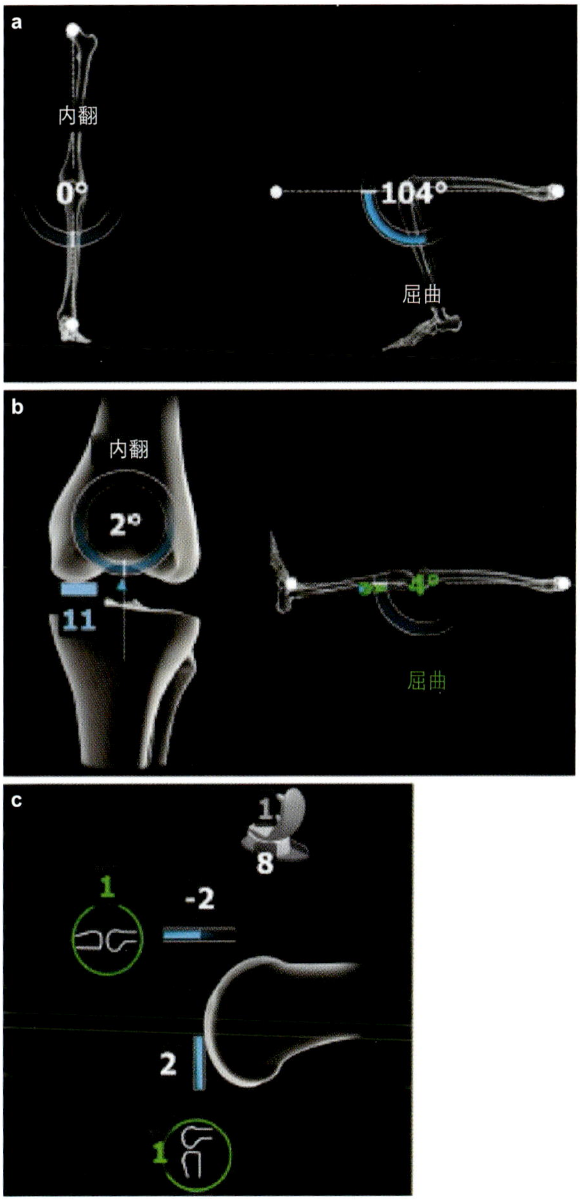

图 5.5　计算机辅助手术 OrthoPilot 3.0 软件模拟展示（B. Braun Aesculap, Tuttlingen, Germany）。（a）模拟股骨和胫骨解剖后冠状及矢状面机械轴。（b）规划画面同时显示胫骨和股骨截骨。（c）包括冠状面和矢状面、远端和后端高切面、胫骨内侧松弛的厚度

从 2015 年 6 月到 12 月，共 32 位患者在 Rajavithi 医院接受固定平台单髁膝关节置换（Univation, B. Braun Aesculap）。我们采用传统技术胫骨 0° 截骨 17 位患者，另外 15 位患者采用 3° 内翻的解剖截骨方法。手术前和手术后采集了患者的膝关节活动度（ROM）和 Oxford 和 WOMAC 评分。

采用配对 t 检验比较两种方法。$P < 0.05$ 或 $P < 0.01$ 为统计学显著差异。

5.3　结果

两组患者的年龄、体重、身高、BMI 没有差异（表 5.1）。传统技术术前和术后活动度

（ROM）有显著差异，另一组无差异（表 5.2）。两组间术后活动度无差异（P=0.846）。

比较术前基线，传统技术和解剖截骨技术都显著提高了 WOMAC 和 Oxford 评分（P＜0.01）（表 5.3，表 5.4）。

表 5.1 传统技术（胫骨 0° 截骨）组和解剖截骨技术（胫骨 3° 截骨）组患者情况

特征	传统技术（n=17）	解剖截骨技术（n=15）	P 值
年龄（岁）	60.9 ± 5.1	58.9 ± 4.5	0.75
体重（kg）	67.5 ± 12.5	73.1 ± 8.6	0.83
身高（cm）	156.7 ± 6.8	162.0 ± 5.4	0.82
BMI（kg/m^2）	25.1 ± 5.1	22.1 ± 7.2	0.69

表 5.2 两种技术对关节活动度的影响（传统技术胫骨 0° 截骨，解剖截骨技术胫骨 3° 截骨）

技术	术前平均活动度	术后平均活动度	P 值
传统技术（n=17）	115°	123°	0.019
解剖截骨技术（n=15）	121°	122°	0.667
P 值	0.032	0.846	

表 5.3 两种技术对 WOMAC 评分的影响（传统技术胫骨 0° 截骨，解剖截骨技术胫骨 3° 截骨）

技术	术前 WOMAC 评分（均值）	术后 WOMAC 评分（均值）	P 值
传统技术（n=17）	73.60	25.67	＜0.001
解剖截骨技术（n=15）	72.29	22.36	＜0.001
P 值	0.512	0.467	

表 5.4 两种技术对 Oxford 评分的影响（传统技术胫骨 0° 截骨，解剖截骨技术胫骨 3° 截骨）

技术	术前 Oxford 评分（均值）	术后 Oxford 评分（均值）	P 值
传统技术（n=17）	23.33	38.93	＜0.001
解剖截骨技术（n=15）	20.71	42.21	＜0.001
P 值	0.305	0.040	

术后平均 WOMAC 两组间无显著差异（表 5.3）。解剖截骨技术组术后 Oxford 评分较传统技术组更高（P=0.04）（表 5.4）。

5.4 讨论

与中立位力线比较，不完全矫正留轻度内翻有更好的结果和更长的生存时间 [26, 27]。虽然还不知道适当的矫正度数，计算机导航能够帮助达到适合的力线 [28]。通常来说，计算机导航明显缩短了医生全膝关节置换的学习曲线 [29, 30]。我们在 23 例活动平台中有 3 例早期垫片脱位。这种错误可能是学习曲线的原因。

韧带平衡是膝关节稳定的重要因素。OrthoPilot 3.0 软件只能在 0° 和 90° 测量股骨胫骨间隙。所以我们没有中度屈曲和高度屈曲间隙的完整信息（45° 和 > 120°），这是目前间隙调整的局限。对于全膝关节置换，增加胫骨后倾能增加膝关节屈曲角度[31]，然而需要股骨远端少截骨来维持中度屈曲间隙，胫骨截骨和后倾越多，股骨屈曲角度越大[32]。对于单髁关节，调整韧带总体平衡维持关节稳定。如果膝关节仍然不稳定，需要增加垫片厚度。所有调整完成必须检查力线，固定平台单髁膝关节要确定力线没有外翻。我们对于导航单髁关节置换的经验是导航能够提供交互式模拟，在手术中和植入过程评价膝关节运动力学和力线。

（Pornpavit Sripohirom 著　刘延青 译）

参考文献

1. Matharu G, Robb C, Baloch K, Pynsent P. The Oxford medial unicompartmental knee replacement: survival and the affect of age and gender. Knee. 2012;19(6):913–7.
2. Hamilton WG, Ammeen DJ, Hopper RH Jr. Mid-term survivorship of minimally invasive unicompartmental arthroplasty with a fixed-bearing implant: revision rate and mechanisms of failure. J Arthroplast. 2014;29(5):989–92.
3. Lidgren L, Sundberg M, W-Dahl A, Robertsson O. Annual Report 2016: The Swedish Knee Arthroplasty Registry. http://www.myknee.se/pdf/SVK_2016_Eng_1.0.pdf. Accessed 06 June 2017.
4. New Zealand Orthopaedic Association: New Zealand Joint Registry. http://nzoa.org.nz/system/files/NZJR%2017%20year%20Report.pdf. Accessed 06 June 2017.
5. Berend KR, Lombardi AV Jr, Mallory TH, Adams JB, Groseth KL. Early failure of minimally invasive unicompartmental knee arthroplasty is associated with obesity. Clin Orthop Relat Res. 2005;440:60–6.
6. Argenson JN, Scuderi GR, Komistek RD, Scott WN, Kelly MA, Aubaniac JM. In vivo kinematic evaluation and design considerations related to high flexion in total knee arthroplasty. J Biomech. 2005;38(2):277–84.
7. Hauptmann SM, et al. Einfluss Der Retropatellararthrose Auf Das Funktionelle Ergebnis Nach Unikondylären Schlittenprothesen. Orthopade. 2005;34(11):1088–93.
8. Beard DJ, Pandit H, Gill HS, Hollinghurst D, Dodd CA, Murray DW. The influence of the presence and severity of pre-existing patellofemoral degenerative changes on the outcome of the Oxford medial unicompartmental knee replacement. J Bone Joint Surg Br. 2007;89(12):1597–601.
9. Murray DW, Goodfellow JW, O'Connor JJ. The Oxford medial unicompartmental arthroplasty: a ten-year survival study. J Bone Joint Surg Br. 1998;80(6):983–9.
10. Lustig S, Barba N, Magnussen RA, Servien E, Demey G, Neyret P. The effect of gender on outcome of unicompartmental knee arthroplasty. Knee. 2012;19(3):176–9.
11. W-Dahl A, Robertsson O, Lidgren L, Miller L, Davidson D, Graves S. Unicompartmental knee arthroplasty in patients aged less than 65. Acta Orthop. 2010;81(1):90–4.
12. Baker P, Jameson S, Critchley R, Reed M, Gregg P, Deehan D. Center and surgeon volume influence the revision rate following unicondylar knee replacement: an analysis of 23,400 medial cemented unicondylar knee replacements. J Bone Joint Surg Am. 2013;95(8):702–9.
13. Robertsson O, Knutson K, Lewold S, Lidgren L. The routine of surgical management reduces failure after unicompartmental knee arthroplasty. J Bone Joint Surg Br. 2001;83(1):45–9.
14. Hernigou P, Deschamps G. Alignment influences wear in the knee after medial unicompartmental arthroplasty. Clin Orthop Relat Res. 2004;423:161–5.
15. Sawatari T, Tsumura H, Iesaka K, Furushiro Y, Torisu T. Three-dimensional finite element

analysis of unicompartmental knee arthroplasty—the influence of tibial component inclination. J Orthop Res. 2005;23(3):549–54.
16. Vasso M, Del Regno C, D'Amelio A, Viggiano D, Corona K, Schiavone Panni A. Minor varus alignment provides better results than neutral alignment in medial UKA. Knee. 2015;22(2):117–21.
17. Kim KT, Lee S, Kim TW, Lee JS, Boo KH. The influence of postoperative tibiofemoral alignment on the clinical results of unicompartmental knee arthroplasty. Knee Surg Relat Res. 2012;24(2):85–90.
18. Cassidy K, Tucker S, Rajak Y, Kia M, Imhauser C, Westrich G, et al. Kinematics of passive flexion following balanced and overstuffed fixed bearing unicondylar knee arthroplasty. Knee. 2015;22(6):542–6.
19. Hernigou P, Deschamps G. Posterior slope of the tibial implant and the outcome of unicompartmental knee arthroplasty. J Bone Joint Surg. 2004;86(3):506–11.
20. Weber P, Schröder C, Schwiesau J, Utzschneider S, Steinbrück A, Pietschmann M, et al. Increase in the tibial slope reduces wear after medial unicompartmental fixed-bearing arthroplasty of the knee. Biomed Res Int. 2017. https://doi.org/10.1155/2015/736826.
21. Jenny J, Boeri C. Unicompartmental knee prosthesis implantation with a non-image-based navigation system: rationale, technique, case-control comparative study with a conventional instrumented implantation. Knee Surg Sports Traumatol Arthrosc. 2002;11(1):40–5.
22. Valenzuela G, Jacobson N, Geist D, Valenzuela R, Teitge R. Implant and limb alignment outcomes for conventional and navigated unicompartmental knee arthroplasty. J Arthroplast. 2013;28(3):463–8.
23. Song E, N M, Lee S, Na B, Seon J. Comparison of outcome and survival after unicompartmental knee arthroplasty between navigation and conventional techniques with an average 9-year follow-up. J Arthroplast. 2016;31(2):395–400.
24. Australian Orthopedic Association: National Joint Replacement Registry. https://aoanjrr.sahmri.com/annual-reports-2016. Accessed 06 June 2017.
25. Jenny J, Ciobanu E, Boeri C. The rationale for navigated minimally invasive unicompartmental knee replacement. Clin Orthop Relat Res. 2007;463:58–62.
26. Casino D, Martelli S, Zaffagnini S, Lopomo N, Iacono F, Bignozzi S, et al. Knee stability before and after total and unicondylar knee replacement: in vivo kinematic evaluation utilizing navigation. J Orthop Res. 2009;27(2):202–7.
27. Schindler O, Scott W, Scuderi G. The practice of unicompartmental knee arthroplasty in the United Kingdom. J Orthop Surg. 2010;18(3):312–9.
28. Mont M. Excellent restoration of alignment using computer-assisted total knee arthroplasty for tibial deformities. JBJS Orthop Highlights Knee Surg. 2013;3(4):e5.
29. Garvin K, Barrera A, Mahoney C, Hartman C, Haider H. Total knee arthroplasty with a computer-navigated saw: a pilot study. Clin Orthop Relat Res. 2012;471(1):155–61.
30. Ong A, Jung K, Orozco F, Delasotta L, Lee D. Total knee arthroplasty using a hybrid navigation technique. J Orthop Surg Res. 2011;6(1):26.
31. Zelle J, Heesterbeek P, De Waal Malefijt M, Verdonschot N. Numerical analysis of variations in posterior cruciate ligament properties and balancing techniques on total knee arthroplasty loading. Med Eng Phys. 2010;32(7):700–7.
32. Baier C, Fitz W, Craiovan B, Keshmiri A, Winkler S, Springorum R, et al. Improved kinematics of total knee replacement following partially navigated modified gap-balancing technique. Int Orthop. 2013;38(2):243–9.

第 6 章

机器人辅助单髁膝关节置换术

【摘要】 单髁膝关节置换术（UKA）是一种具有技术挑战性的、疗效确切的骨关节炎治疗方法。优异的临床效果取决于准确的假体植入、下肢力线和手术中的软组织平衡。机器人辅助系统旨在提高外科手术的准确性、精确度和临床结果的可重复性。如今已研发出半主动系统辅助的微创 UKA 手术，并且越来越受到青睐。这些机器人系统可以是基于图像的，也可以是非图像依赖的。最近，美国食品和药品管理局（FDA）批准了两个机器人系统用于 UKA 手术：MAKO 机械臂（一种基于图像的系统）和 Navio 精准徒手磨锉系统（Precision Free Hand Sculptor, PFS）（一种非图像依赖系统）。一些研究表明，机器人 UKA 比传统方法在下肢力线、植入假体位置和软组织平衡方面具有更高的精度。结果显示，机器人辅助 UKA 可以实现更精确和细致的截骨，并且结果具有很好的可重复性，提示该系统可以提高假体生存率。尽管机器人辅助的 UKA 有很高的使用成本，但一些研究表明，在以下条件下可获得更高收益：①中心必须每年至少完成 94 例；②患者年龄在 67 岁以下；③ 2 年翻修率不超过 1.2%。由此可见，这些早期结果和成本效益分析令人鼓舞。机器人手术的局限性可能是未度过学习曲线时手术时间会较长，尽管已有一些研究显示机器人辅助 UKA 手术的学习曲线较传统手术要显著缩短。

【关键词】 部分膝关节置换术 · 机器人 · UKA · 单髁膝关节置换术

6.1 引言

在过去的 30 年中，单髁膝关节置换术（UKA）在骨科领域获得了不同程度的认可。20 世纪 80 年代，由于对关节软组织平衡理念认识不充分 [1]，较高的早期翻修率 [2]，使得 UKA 的推广受到了限制。与全膝关节置换术（TKA）相比，UKA 有许多优点：并发症率低 [3, 4]，感染风险低 [5]，失血少 [6]，恢复快 [7]，术后膝关节活动度更好 [3, 7]。这也是越来越多内侧间室骨关节炎采用 UKA 治疗的原因 [8]。尽管一些研究报道 UKA 的 10 年生存率低于 TKA（分别为 85% ~ 90% 和 95%）[8]。但另有研究表明，在高手术量中心进行的 UKA 比在低手术量中心具有更高的假体存活率 [9]。部分文献显示，改善下肢力线 [10]，做到软组织平衡 [11]，保持关节线 [12, 13]、选择合适的假体型号 [14] 和良好的假体固定 [15] 可以改善 UKA 的临床疗效。许多先进的技术已被应用于改善临床结果，减少并发症，提高生存率和提高患者满意度，包括计算机导航、个性化截骨导板、半定制化植入物和机器人辅助系统。

6.2 机器人辅助 UKA 的历史

1992 年，Paul 和 Bargar 的设计创造了历史，成为第一个临床应用于骨科手术的机器人系统[16]。机器人辅助 UKA 由 Justin Cobb 于 2000 年首次实施，并初次报道了触觉引导机器人辅助系统与传统 UKA 手术的前瞻性对照研究[17]。现存的计算机或机器人辅助手术系统可分为三大类：被动、半主动和主动[18]。被动系统通过完全由外科医生控制的导航来引导手术器械。主动系统在外科医生的仔细监督下自动执行预先设定的手术任务。半主动系统需要外科医生的参与，但机器人平台提供反馈以增强外科医生的控制。手术过程是由外科医生在物理机械臂的限制下，按照术前计划的截骨方案进行的。这些机器人系统可以是基于图像的，也可以是非图像依赖的。在基于图像的系统中，患者的膝关节解剖数据和手术方案通过计算机断层扫描（CT）或磁共振成像（MRI）完成，并在手术中使用数字化设备对骨骼关键点进行验证，以实现机器人辅助系统和患者实际膝关节解剖精准契合。非图像依赖系统来自于患者膝关节解剖的术中注册，因此机器人系统可以创建一个虚拟的三维模型。

迄今为止，美国 FDA 已经批准了两个机器人系统用于 UKA（表 6.1）。MAKO 机械臂互动骨科系统（Rio; MAKO 外科公司，Fort Lauderdale, FL, USA）是 2005 年推出的触觉引导机器人手术系统。2008 年获得 FDA 批准，2013 年被史赛克（Stryker）收购。Navio 精准徒手磨锉（Precision Free Hand Sculptor, PFS）系统（Blue Belt Technologies, Plymouth, MN, USA）于 2012 年获得 FDA 批准，并于 2014 年被施乐辉公司收购。

表 6.1 有关 MAKO 和 Navio PFS 系统差异比较

型号	应用范围	操控	截骨方式	平台	术前影像
MAKO	单髁置换	半自动，触觉引导	磨钻	封闭	CT 图像
Navio PFS	单髁置换	半自动	磨钻	开放	无

6.3 机器人系统

6.3.1 史赛克 /MAKO 触觉引导机器人系统（MAKO 骨科系统）

MAKO 系统（图 6.1）是一套半主动触觉辅助机器人系统，具有封闭平台和基于图像规划的特性，需要术前完成计算机断层扫描（CT）图像。这些图像可帮助外科医生进行术前规划，以获得最佳的股骨和胫骨假体型号和位置。术中，带有磨钻的机械臂由外科医生控制，同时系统在手术过程中给外科医生实时的触觉反馈，在术中进行符合一定运动范围内软组织平衡下的假体位置和力线调整。系统提供有关下肢力线、假体位置和软组织平衡的信息。触觉系统限制了机械臂磨钻在截骨区域内的移动，因为术前计划和机械臂不允许在预先计划手术区域外进行截骨操作。

MAKO 系统的准确性已被多项研究验证（表 6.2）。Pearle 等[19]使用 MAKO 系统评估了接受医疗机器人辅助 UKA 患者机械轴的准确性。他们报告说，术中注册仅需要 7.5 分钟，机械臂磨锉耗时为 34.8 分钟，术后力线同术中计划的差异在 1.6° 范围内。Dunbar 等[20]通过比较术前计划和术后 CT 图像，评估了 MAKO 系统辅助内侧 UKA 手术患者假体位置的准

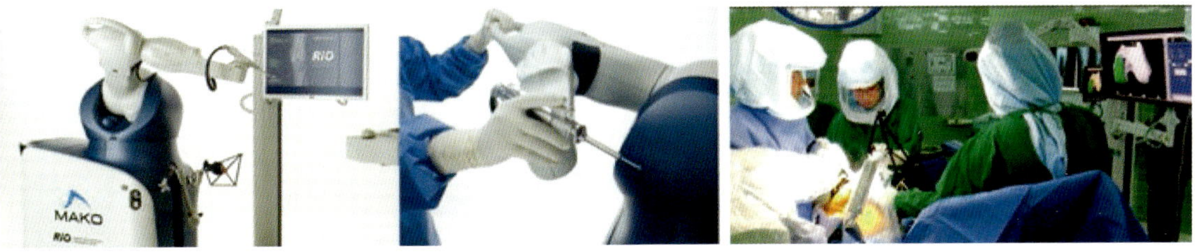

图 6.1　史赛克 /MAKO 触觉引导机器人系统（MAKO 关节置换辅助机器人）

表 6.2　MAKO 系统的临床结果文献汇总

作者	年份	操作平台	结果
Lonner	2009	MAKO	机械臂辅助的 UKA 在胫骨后倾和冠状线方面显示了更高的准确性
Coon	2009	MAKO	机器人辅助 UKA 显示出较短的学习曲线和良好的放射学结果（胫骨力线改善 2.5 倍，平均差异值低）
Jinnah et al.	2009	MAKO	机器人辅助 UKA 程序的学习曲线平均为 13 例。学习期未增加患者并发症风险
Lonner et al.	2010	MAKO	与传统手术相比，MAKO 机械臂辅助手术的胫骨侧假体位置更精确，可重复性更高
Pearle et al.	2010	MAKO	术前计划与术中实际力线差异均在 1° 范围以内。术后下肢全长片在 1.6° 以内
Citak et al.	2013	MAKO	与徒手技术相比，半主动机器人系统辅助 UKA 手术可获得更精准的股骨和胫骨假体位置
Jones et al.	2013	MAKO	机械臂辅助 UKA 与传统方法相比，术后疼痛明显减轻，临床功能更好
Coon et al.	2014	MAKO	MAKO UKA 的累积翻修率为 1.2%，平均随访 29.6 个月，患者满意度高
Coon et al.	2015	MAKO	在为期 2 年的随访中，92% 的患者表示对机械臂辅助 UKA 手术非常满意或满意
Stuart et al.	2016	MAKO	与传统单髁置换术相比，使用 MAKO-RIO 的机器人辅助手术提高了假体位置准确性

确性。结果显示在所有轴向上股骨假体误差在 0.8 mm 和 0.9° 范围内，胫骨假体则在 0.9 mm 和 1.7° 范围内。Plate 等 [11] 开展了比较植入假体前后软组织张力的研究，评估了在接受内侧 UKA 手术的患者中使用 MAKO 系统平衡软组织的准确性。

MAKO 系统可将软组织张力量化为膝关节在 0°、30°、60°、90° 和 110° 屈曲时的毫米数值。作者报道在所有屈曲角度下，韧带平衡都能被精准地维持在 1 mm 范围内。

6.3.2　Navio 精准徒手磨锉（sculptor）系统

Navio 精准徒手磨锉系统（Precision Free Hand Sculptor, PFS）（图 6.2）是一个手持、非图像依赖、半主动、开放平台的机器人系统。智能手持式仪器为 UKA 提供徒手磨锉操作。这种交互式、由医生控制、手持式的截骨工具有一个末端截骨磨钻，可以在套筒中伸缩，按手术计划进行截骨。Navio-PFS 机器人系统需要术中通过数字化工具注册骨表面形态来描绘

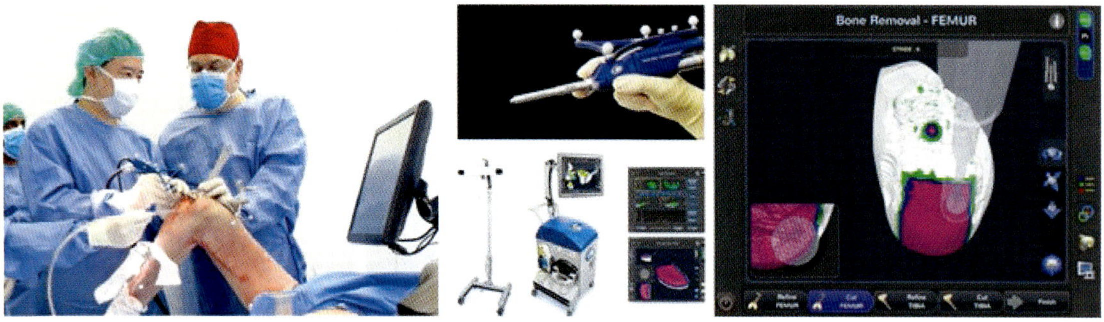

图 6.2 Navio 精准徒手磨锉（PFS）系统

膝关节解剖结构，以创建虚拟的三维模型和软组织张力数据，使外科医生能够规划最佳的假体型号、位置和软组织平衡。该系统通过导航连续追踪患者下肢力线和手持式磨钻的位置，因此在手术过程中不必完全保持膝关节固定。它还允许外科医生在手术过程中选择偏好的膝关节位置和运动。Navio-PFS 机器人是一个半主动系统，当接近计划截骨边缘时，通过回缩磨钻尖端，在适当的保护措施下监测外科医生控制磨钻的移动，以优化准确性和安全性。

数项研究评估了 Navio-PFS 系统的准确性（表 6.3）[21]。Picard 等 [22] 报道了 65 例患者接受 Navio 辅助内侧间室 UKA 的临床情况。术前规划的机械轴力线与术后力线通过全长片、双站立位和负重位 X 线片进行比较。91% 的病例术后冠状面机械轴力线误差在 1° 以内。Smith 等 [23] 还评估了使用手持机器人系统进行假体植入的准确性，结果显示在所有轴向上的最大旋转误差为 3.2° 、角度误差为 1.46° 、胫骨和股骨假体的最大平移误差为 1.18 mm。Lonner 等 [24] 在尸体研究中评估了内侧 UKA Navio-PFS 系统部件假体位置的准确性。植入假体位置均在预期目标值内，旋转、角度和平移误差低。Smith 等的研究也肯定了这一结论 [23]。

表 6.3 Navio PFS 的临床结果汇总 [21]

作者	年份	平台	临床结果
Gregori et al.	2014	Navio PFS	术后机械轴力线良好率占 91%。术后 6 周 Oxford 膝关节评分提高
Wallace et al.	2014	Navio PFS	平均 8（5 ~ 11）个手术的快速学习曲线，前 4 例手术（安放示踪器到植入试模）的平均时间为 64.9（27 ~ 102）分钟
Simons et al.	2014	Navio PFS	Navio 系统的学习曲线较短，手术时间由最初的 85 分钟迅速缩短到第 5 次手术的 48 分钟
Lonner et al.	2015	Navio PFS	机器人辅助内侧 UKA 实现了手术方案的精确实施，植入误差小

6.4 机器人辅助与传统 UKA

几项研究比较了机器人辅助和传统 UKA 的手术准确性。Cobb 等 [25] 对接受 Acrobot 系统辅助 UKA 治疗的患者进行了随机临床试验，与传统方法进行比较，以评估机械轴力线的差异。结果显示机器人辅助 UKA 组的机械轴力线 100% 在 2° 范围以内，而传统组只有 40%（$P < 0.001$）。Lonner 等 [26] 比较了 MAKO 机器人辅助 UKA 和传统方法在胫骨假体位置上的差异。他们发现，传统方法比机器人辅助 UKA 在胫骨后倾、冠状面胫骨假体力线和内翻 /

外翻角度的差异都更大。Coon 等[27]初步报道了一项对 854 名患者进行的多中心研究结果，在至少 2 年的随访中发现假体存活率为 98.9%，满意率为 92%。他们认为，与其他大型传统手术 UKA 队列相比，机器人辅助 UKA 可以在短期内提高假体存活率[28]。MacCallum 等在一项前瞻性临床研究中比较了传统手术和 MAKO 机器人辅助 UKA 系统在胫骨侧截骨面的差异。他们发现机器人辅助的 UKA 在冠状面和矢状面方面比传统手术更准确，在冠状面力线方面也更精确[29]。Danielle 等回顾性地比较了机器人辅助（*N*=8 421）和传统（*N*=27 989）UKA 之间的聚乙烯垫片尺寸，其中 8 mm 和 9 mm 聚乙烯垫片的使用率分别为 93.6% 和 84.5%[30]。他们的结论是，机器人辅助的截骨量比传统方法更精确。

6.5　机器人辅助 UKA 成本效益

限制机器人辅助 UKA 普及的一个主要问题是较高的早期使用成本。仅有为数不多的研究对其 UKA 方面的应用进行了成本效益分析。Swank 等[31]回顾了与机器人辅助膝关节置换术相关的医院开支和利润，结果显示前期费用大约为 80 万美元。他们估计，假设住院 / 门诊比例为 1∶3，每个病例机器人辅助 UKA 的平均贡献利润为 5790 美元。在此研究基础上，他们指出若在投入使用的前 3 年中，机器人辅助 UKA 手术每年分别可完成 50 例、70 例和 90 例，则其费用成本可以在 2 年内收回。Moschetti 等[32]发表了基于上述 MAKO 系统数据的首个 2 年随访研究。他们假设初始 4 年，资本支出占每年 10% 的维修成本（每年贴现），继而由此得出机器人系统的总成本。敏感性分析表明，机器人辅助 UKA 在以下条件下具有良好的成本效益：①中心每年至少完成 94 例；②患者年龄＜67 岁；③ 2 年翻修率不超过 1.2%。基于这些研究，机器人辅助 UKA 的早期结果和成本效益分析令人鼓舞。

6.6　讨论

机器人技术可作为一种智能工具来辅助外科医生实施手术，从而提高假体植入的准确性。机器人工具有可能使骨骼注册更容易、更快和更精确。半主动系统越来越受到人们的关注，其发展也非常迅速，特别是采用微创技术的 UKA 辅助系统。机器人手术的局限性会是在学习曲线期间所需手术时间较长，然而一些研究表明，与使用传统工具相比，机器人系统的学习曲线更短[33]。

MAKO 机器人辅助 UKA 手术的学习曲线平均为 13 例，在学习过程中接受治疗的患者未增加任何风险[34]。Navio 系统的平均学习曲线为 8 个案例（范围 5 ~ 11），前 4 个案例（示踪器放置到安放试体）的平均时间为 64.9 分钟（范围 27 ~ 102）。另一项研究显示，在完成 5 次手术后，Navio 系统的学习曲线将从最初的 85 分钟缩短到 48 分钟[35]。MAKO 系统的优势在于其是基于图像的，因而允许外科医生在术前准确规划植入物的型号，从而避免术中规划的不确定性，但患者必须承担术前 CT 扫描的额外费用和时间。

MAKO 系统是一套触觉引导设备，外科医生必须手动操作配有高速磨钻的机械臂。值得注意的是，触觉控制系统只允许高速磨钻去除在术前计划区域内的骨组织。

Navio-PFS 系统的优势是非图像依赖性，从而避免了辐射暴露和术前 CT 扫描的成本。Navio-PFS 系统的另一个优点是其平台的开放性和对多种内植物的兼容性，这使得外科医生能够灵活地选择适宜的植入物（在 Smith&Nephew 收购后很可能将其改为封闭平台系统）。这个系统将机器人的控制放在一个机头（而不是机械臂）上，手持式的设计比 MAKO 系统中的机械臂更轻、更小、更便携。由于 Navio-PFS 是一个非图像依赖系统，因此使用图像变形技术进行术中配准的准确性需要有经验的外科医生进行评估。错误的注册可能导致不正确的手术计划，并可能产生潜在的灾难性后果。

6.7　结论

机器人辅助 UKA 手术已经被证明可以提高假体植入和软组织平衡的精度和准度，从而恢复良好的术后运动学疗效。新的机器人辅助 UKA 系统有可能优于传统手术。在未来，机器人手术系统将会成为外科医生实施个体化关节置换术的一个不可或缺的助手。机器人辅助 UKA 手术趋势是其日益增多的手术量。然而，随着革新性技术的不断推广，机器人辅助 UKA 也需要进行更多的研究，以评估其在术后临床功能、长期假体存活和成本效益方面的额外价值。

（Chumroonkiet Leelasestaporn 著　赵旻暐 译）

参考文献

1. Jamali AA, Scott RD, Rubash HE, Freiberg AA. Unicompartmental knee arthroplasty: past, present, and future. Am J Orthop (Belle Mead NJ). 2009;38(1):17–23.
2. Insall J, Aglietti P. A five to seven-year follow-up of unicondylar arthroplasty. J Bone Joint Surg Am. 1980;62(8):1329–37.
3. Newman JH, Ackroyd CE, Shah NA. Unicompartmental or total knee replacement? Five-year results of a prospective, randomised trial of 102 osteoarthritic knees with unicompartmental arthritis. J Bone Joint Surg Br. 1998;80(5):862–5.
4. Watanabe T, Abbasi AZ, Conditt MA, Cristopher J, Kreuzer S, Otto JK, Banks SA. In vivo kinematics of a robot-assisted uni-and multi-compartment knee arthroplasty. J Orthop Sci. 2014;19(4):552–7.
5. Robertson O, Borgquist L, Knutson K, Lewold S, Lidgren L. Use of unicompartmental instead of tricompartmental prostheses were compared with 10,624 primary medial or lateral unicompartmental prostheses. Acta Orthop Scand. 1999;70(2):170–5.
6. Schwab P-E, Lavand'homme P, Yombi JC, Thienpont E. Lower blood loss after unicompartmental than total knee arthroplasty. Knee Surg Sports Traumatol Arthrosc. 2015;23(12):3494–500.
7. McAllister CM. The role of unicompartmental knee arthroplasty versus total knee arthroplasty in providing maximal performance and satisfaction. J Knee Surg. 2008;21(4):286–92.
8. Borus T, Thornhill T. Unicompartmental knee arthroplasty. J Am Acad Orthop Surg. 2008;16(1):9–18.
9. Badly M, Espehaug B, Indrekvam K, Havelin LI, Furnes O. Higher revision risk for unicompartmental knee arthroplasty in low-volume hospitals. Acta Orthop. 2014;85(4):342–7.
10. Vass M, Del Regno C, D'Amelio A, Viaggiano D, Corona K, Schiavone Panni A. Minor varus alignment provides better results than neutral alignment in medial UKA. Knee. 2015;22(2):117–21.
11. Plate JF, Mofidi A, Mannava S, Smith BP, Lang JE, Poehling GG, Conditt MA, Jinnah RH. Achieving accurate ligament balancing using robotic-assisted unicompartmental knee

arthroplasty. Adv Orthop. 2013;2013:837167.
12. Niinimaki TT, Murray DW, Partanen J, Pajala A, Leppilahti JI. Unicompartment knee arthroplasties implanted for osteoarthritis with partial loss of joint space have higher re-operation rates. Knee. 2011;18(6):432–5.
13. Zuiderbaan HA, Khamaisy S, Thein R, Nawabi DH, Pearle AD. Congruence and joint space width alternations of medial compartment following lateral unicompartmental knee arthroplasty. Bone Joint J. 2015;97-B(1):50–55.31.
14. Chau R, Gulati A, Pandit H, Beard DJ, Price AJ, Dodd CA, Gill HS, Murray DW. Tibial component overhang following unicompartmental knee replacement-does it matter? Knee. 2009;16(5):310–3.
15. Kendrick BJ, Kaptein BL, Valstar ER, Gill HS, Jackson WF, Dodd CA, Price AJ, Murray DW. Cemented versus cementless Oxford unicompartmental knee arthroplasty using radiostereometric analysis: a randomised controlled trial. Bone Joint J. 2015;97-B(2):185–91.
16. Jacofsky DJ, Allen M. Robotics in arthroplasty: a comprehensive review. J Arthroplast. 2016;31(10):2353–63.
17. Bargar WL. Robots in orthopaedic surgery: past, present, and future. Clin Orthop Relat Res. 2007;463:31–6.
18. DiGioia AM III. What is computer assisted orthopaedic surgery? Clin Orthop Relat Res. 1998;(354):2–4.
19. Pearle AD, O'Loughlin PF, Kendoff DO. Robot-assisted unicompartment knee arthroplasty. J Arthroplast. 2010;25(2):230–7.
20. Dunbar NJ, Roche MW, Park BH, Branch SH, Conditt MA, Banks SA. Accuracy of dynamic tactile-guided unicompartment knee arthroplasty. J Arthroplast. 2012;27(5):803–8.
21. Jacofsky DJ, Allen M. Robotic in arthroplasty: a comprehensive review. J Arthroplast. 2016;31:2353–63.
22. Picard F, Gregori A, Bellemans J, et al. Handheld robot-assisted unicondylar knee arthroplasty: a clinical review. Bone Joint J. 2014;96-B(Suppl 16):25.
23. Smith JR, Riches PE, Rowe PJ. Accuracy of a freehand sculpting tool for unicondylar knee replacement. Int J Med Robot. 2014;10(2):162–9.
24. Lonner JH, Smith JR, Picard F, Hamlin B, Rowe PJ, Riches PE. High degree of accuracy of a novel image-free handheld robot for unicondylar knee arthroplasty in a cadaveric study. Clin Orthop Relat Res. 2015;473(1):206–12.
25. Cobb J, Henckel J, Gomes P, Harris S, Jakopec M, Rodriguez F, Barrett A, Davies B. Hands-on robotic unicompartmental knee replacement: a prospective, randomised controlled study of the acrobot system. J Bone Joint Surg Br. 2006;88(2):188–97.
26. Lonner JH, John TK, Conditt MA. Robotic arm-assisted UKA improves tibial component alignment: a pilot study. Clin Orthop Relat Res. 2010;468(1):141–6.
27. Coon T, Roche M, Pearle AD, Dounchis J, Borus T, Buechel F Jr. Two year survivorship of robotically guided unicompartmental knee arthroplasty. Paper presented at: International Society for technology in arthroplasty 26th Annual Congress 16–19, 2013. Palm Beach, FL.
28. Pandit H, Jenkins C, Gill HS, Barker K, Dodd CA, Murray DW. Minimally invasive Oxford phase 3 unicompartmental knee replacement: results of 1000 cases. J Bone Joint Surg Br. 2011;93(2):198–204.
29. MacCallum KP, Danoff JR, Geller JA. Tibial baseplate positioning in robotic-assisted and conventional unicompartmental knee arthroplasty. Eur J Orthop Surg Traumatol. 2016;26(1):93–8.
30. Ponzio DY, Lonner JH. Robotic technology produces more conservative tibial resection than conventional techniques in UKA. Am J Orthop (Belle Mead NJ). 2016;45(7):E465–8.
31. Swank ML, Alkire M, Conditt M, Lonner JH. Technology and cost-effectiveness in knee arthroplasty: computer navigation and robotics. Am J Orthop (Belle Mead NJ). 2009;38(2 Suppl):32–6.
32. Moschetti WE, Konopka JF, Rubash HE, Genuario JW. Can robot-assisted unicompartmental knee arthroplasty be cost-effective? A Markov decision analysis. J Arthroplast. 2016;31(4):759–65.
33. Hamilton WG, Ammeen D, Engh CA Jr, Engh GA. Learning curve with minimally invasive unicompartmental knee arthroplasty. J Arthroplast. 2010;25(5):735–40.

34. Jinnah R, Horowitz S, Lippincott C, et al. The learning curve of robotically assisted UKA. 56th Annual Meeting of the Orthopaedic Research Society; p. 407.
35. Cobb J, Henckel J, Gomes P, et al. Hands-on robotic unicompartmental knee replacement: a prospective, randomised controlled study of the acrobot system. J Bone Joint Surg Br. 2006;88(2):188–97.

第二篇

计算机辅助全髋关节置换术 / 髋周截骨术 / 肿瘤切除手术

第 7 章

全髋关节置换中骨盆和股骨的坐标系以及假体对位的表示方法

【摘要】 对于全髋关节置换的三维研究，如术前计划和生物力学研究，重在明确用来定义臼杯和股骨柄对位的参考系以及所使用的骨盆和股骨坐标系。臼杯的对位可以通过影像学、手术以及解剖学三种形式呈现。柄的对位基于其前倾角来体现。对于骨盆的标记，可以使用解剖学坐标系、功能坐标系或者国际生物力学学会（International Society of Biomechanics, ISB）推荐的坐标系。解剖学坐标系以前骨盆平面作为参考面，其由双侧的髂前上棘和双侧耻骨结节连线中点构成。而功能坐标系又整合了骨盆在仰卧位时的矢状面倾斜角度，即骨盆前倾。ISB 骨盆坐标系使用的参考面由双侧的髂前上棘和双侧髂后上棘连线中点构成。两个主要的股骨坐标系分别是股骨后髁坐标系和 ISB 股骨坐标系。股骨后髁坐标系以后髁平面作为参考面，后者由大转子和双侧后髁的后缘构成。ISB 股骨坐标系使用的参考面由股骨头中心和双侧股骨上髁构成。我们必须认识到，无论是应用三维计划、导航技术还是机器人，由臼杯、股骨柄对位的表示方法以及参照的骨骼坐标系所产生的偏差，都会明显地影响全髋关节置换的临床效果。对以上参考系的混淆可能会导致生物力学分析结果的错误临床解读。

【关键词】 臼杯对位 · 柄对齐 · 骨盆坐标系 · 股骨坐标系 · 前骨盆平面 · 骨盆倾斜 · 股骨后髁平面 · 国际生物力学学会

7.1 引言

X 线平片是骨科日常实践中用于诊断和治疗患者的标准影像学检查。我们在平片上通过测量几种解剖学参数，如 Sharp 角、中心边缘角和股骨颈干角来量化骨骼形态，用于诊断以及治疗后的评价。平片还可以用于全髋关节置换（THA）的术前模板测量。我们知道，影像学测量或模板测量是有局限性的，因为平片的放大率不尽相同，并且骨骼的形态会依其相对于拍摄平面的旋转位置而变化。为了克服应用平片做 THA 术前计划的局限性，基于 CT 的三维（three-dimensional, 3D）计划应运而生，并为预测假体型号、平衡调节术后肢体长度和偏距提供了更精确的信息 [1, 2]。假体型号过大可能导致术中骨折，而假体型号过小又可能导致早期移位和固定失败。因此，假体的精确预测对于 THA 的成功很重要，同时也能降低假体的备货成本。此外，CT 影像可以用于 3D 模拟不发生假体和骨骼撞击的髋关节活动度（range of motion, ROM）[3-8]。

近年来，计算机技术的发展使我们能更方便地进行 3D 计划和模拟，同时这方面的文章发表数量也在增加。然而，臼杯和柄的对位、ROM 和骨骼参考坐标系的表示方法却没有统一的标准，也正是因为各研究中测量结果的不同表示方法，使得研究结果令人困惑。鉴于不同的骨骼参考坐标系会产生不同的假体对位和 ROM，识别现有的骨骼坐标系以及了解哪种坐标系适合哪种分析显得尤为重要。此外，对假体对位表示方法的识别也同样重要。

7.2 假体对位的表示方法

7.2.1 臼杯对位

一般用外展角和前倾角共同来描述臼杯对位。Murray[9] 使用三种方法来表示臼杯对位：放射学方法、解剖学方法和手术方法（图 7.1）。这些臼杯对位的表示方法依据臼杯极轴的投射平面来定义，而臼杯的极轴指的是通过臼杯中心并且垂直于臼杯开口平面的轴线（图 7.1）。

臼杯对位的放射学定义即在髋关节正位片上测量的臼杯外展角和前倾角。臼杯的圆形开口在正位片上的投影为一个椭圆形，其长轴和短轴可用来测量放射学臼杯外展角（radiographic inclination, RI）和前倾角。RI 通过水平线和臼杯长轴的夹角来测量[11, 12]。放射学前倾角（radiographic anteversion, RA）需要用三角函数对短轴和长轴之比进行计算得出[11, 12]。

解剖学外展角（anatomical inclination, AI）为臼杯极轴和垂直轴的夹角。解剖学前倾角（anatomical anteversion, AA）为横断面上水平轴和臼杯极轴投影的夹角。

臼杯手术外展角和前倾角的定义需要从术者的视角来看。手术外展角（operative inclination, OI）为臼杯极轴和矢状面的夹角。手术前倾角（operative anteversion, OA）为矢状面上垂直轴和臼杯极轴的夹角。

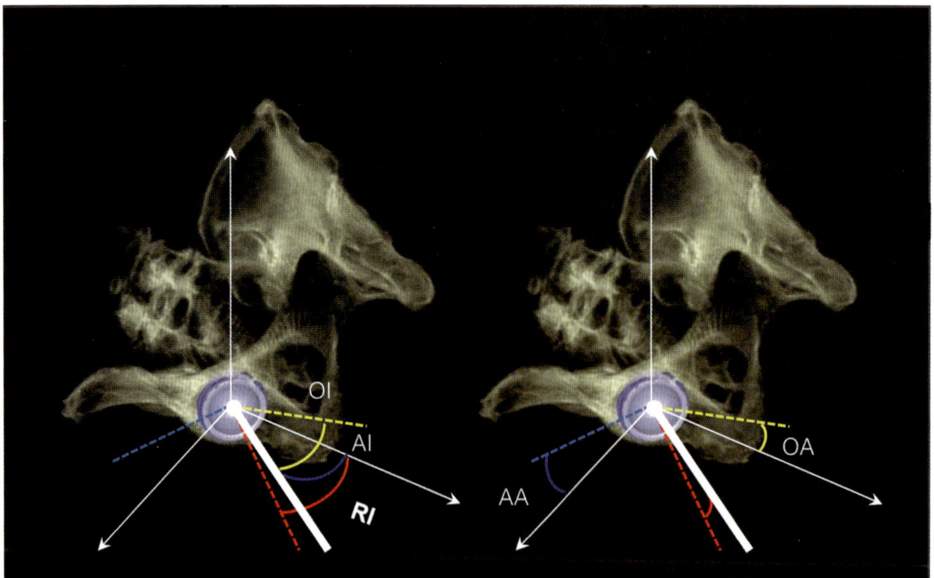

图 7.1 臼杯外展角和前倾角的三种定义。白线表示臼杯的极轴。红色虚线表示臼杯极轴在冠状面的投影。黄色虚线表示臼杯极轴在矢状面的投影。蓝色虚线表示臼杯极轴在横断面的投影。RA 放射学前倾角，AA 解剖学前倾角，OA 手术前倾角，RI 放射学外展角，OI 手术外展角（Reprinted with permissions from[10]）

放射学、解剖学和手术方面臼杯对位表示的角度转换公式如下所述 [9]：

从 RI 和 RA 到 OI 和 OA 的转换公式：

Sin（OI）= Sin（RI）× Cos（RA）Tan（OA）=Tan（RA）÷ Cos（RI）

从 AI 和 AA 到 OI 和 OA 的转换公式：

Sin（OI）=Sin（AI）× Cos（AA）Tan（OA）=Sin（AA）× Tan（AI）

从 OI 和 OA 到 AI 和 AA 的转换公式：

Cos（AI）=Cos（OI）× Cos（OA）Tan（AA）=Sin（OA）÷ Tan（OI）

从 RI 和 RA 到 AI 和 AA 的转换公式：

Cos（AI）=Cos（RI）× Cos（RA）Tan（AA）=Tan（RA）÷ Sin（RI）

从 OI 和 OA 到 RI 和 RA 的转换公式：

Tan（RI）=Tan（OI）÷ Cos（OA）Sin（RA）= Sin（OA）× Cos（OI）

从 AI 和 AA 到 RI 和 RA 的转换公式：

Tan（RI）=Tan（AI）× Cos（AA）Sin（RA）=Sin（AA）× Sin（AI）

7.2.2　柄的对位

柄的对位用三种角度来描述：前倾角、后方倾斜角和内翻（或外翻）角。因为股骨存在外弓和前弓，植入股骨髓腔内的柄，相对于通过股骨头中心和膝关节中心的机械轴来说，呈现为后倾和外翻的位置（图 7.2）[13, 14]。柄的矢状面对位表示方法并没有标准的术语（文献中使用过矢状位柄倾斜角、柄前屈角和柄后伸角 [13-16]）。

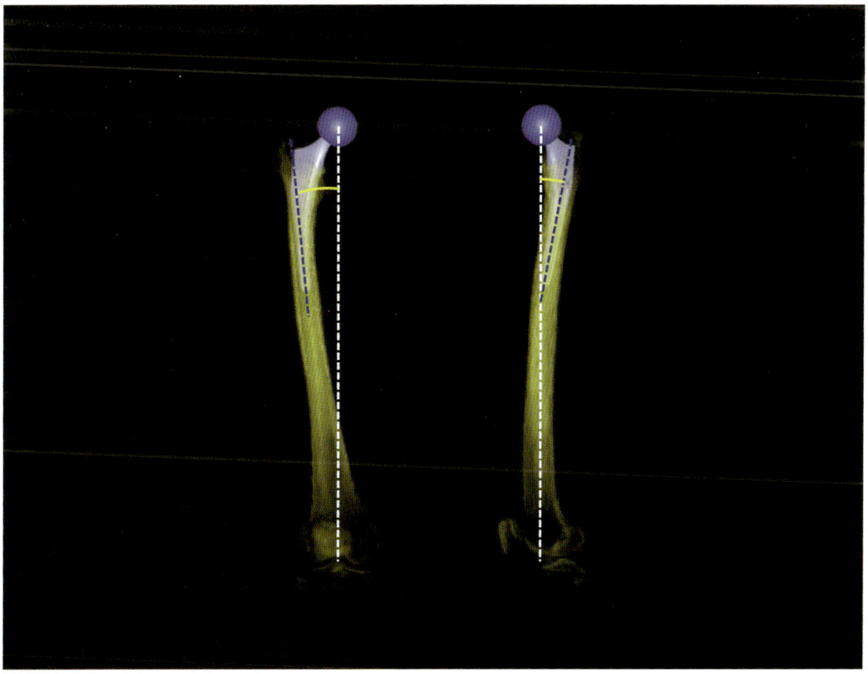

图 7.2　因为股骨存在外弓和前弓，植入股骨髓腔内的柄，相对于通过股骨头中心和膝关节中心的机械轴（白色虚线）来说，呈现为后倾和外翻的位置。蓝色虚线表示柄身的轴线（Reprinted with permissions from[10]）

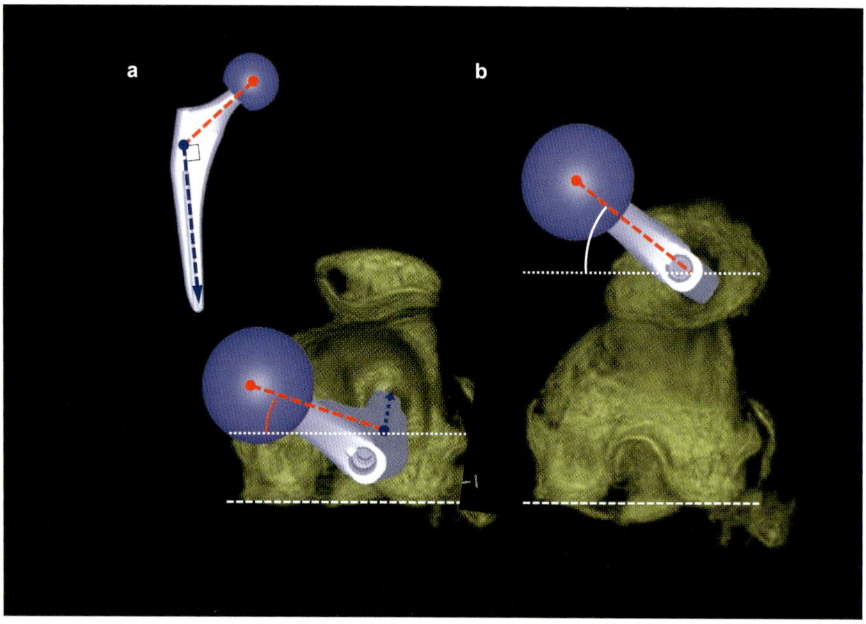

图 7.3　基于两种定义的柄前倾角测量差异：红色虚线表示柄颈部轴线，蓝色虚线表示柄身轴线。以柄颈部轴线绕柄身轴线旋转的角度测量出的柄前倾角（b）要大于在股骨后髁坐标系中测出的柄前倾角（a）（Reprinted with permissions from[10]）

根据柄的前倾角，有两种表示柄对位的方法（图 7.3）。一种方法中，矢状面和冠状面对位描述为柄身轴线在矢状面和冠状面上的投影相对于股骨参考坐标系中垂直轴和水平轴的位置关系。柄的前倾角描述为横断面上水平轴和柄颈部轴线投影的夹角。另一种方法中，柄的对位通过欧拉角（Euler angle）的形式以下面两种顺序来描述：①后方倾斜角、内翻位置、前倾角；②内翻位置、后方倾斜角、前倾角。通过这种方法，柄的前倾角可以描述为绕柄身轴线旋转的角度。

7.3　骨骼坐标系

7.3.1　骨盆坐标系

三个主要的骨盆坐标系分别是解剖学坐标系、功能坐标系和国际生物力学学会（ISB）坐标系 [17]。解剖学坐标系以前骨盆平面（anterior pelvic plane, APP）作为冠状面，其由双侧的髂前上棘（anterosuperior iliac spine, ASIS）和双侧耻骨结节连线的中点构成（图 7.4）[18, 19]。这一坐标系适用于分析骨盆形态，可使骨盆的位置标准化 [5, 6]，但它并不适合用来表示臼杯对位或髋关节 ROM，因为不同患者仰卧位下的 APP 矢状面倾斜角度各不相同 [20-23]。据文献报道，仰卧位下骨盆矢状面倾斜角平均为 4° ~ 10°（从 -37° 到 +30°）[20-23]。

功能坐标系整合了骨盆在仰卧位时的矢状面倾斜角度。我们推荐在 3D 计划和导航中使用功能坐标系，原因有以下四点：①即便在仰卧位下，患者群体中的骨盆矢状面倾斜角也各不相同；② THA 术前 90% 的患者，其在仰卧位和站立位下的骨盆矢状面倾斜角相差在 10°

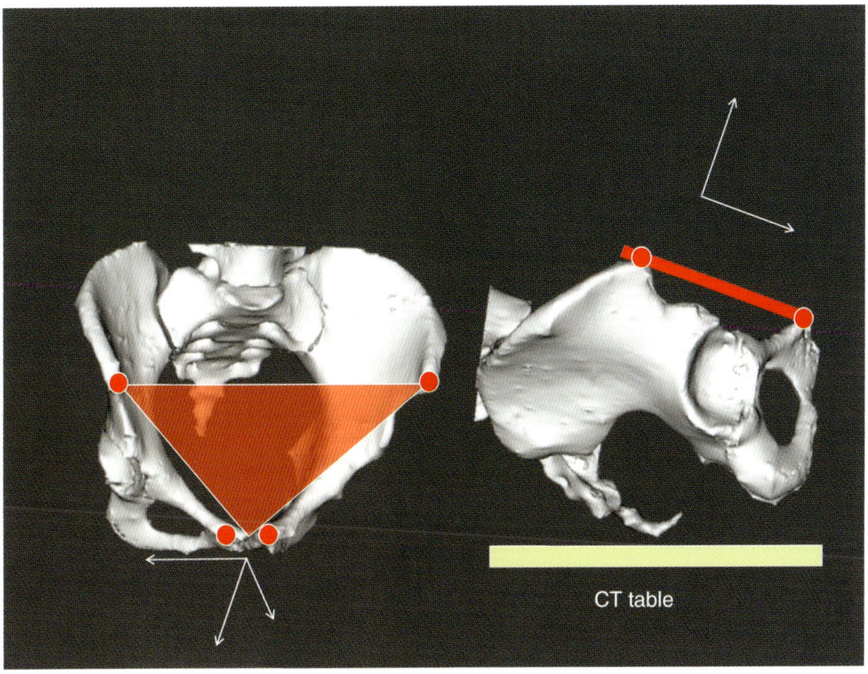

图 7.4　解剖学骨盆坐标系（Reprinted with permissions from[10]）

以内[20]；③日常生活中的髋关节 ROM 并不会因站立位下的骨盆前后倾斜变化而受影响[24]，仰卧位下的骨盆倾斜角度可以假定为中立的零位；④仰卧位下的骨盆倾斜角度在 THA 术后 10 年期间没有明显的变化[25]。

功能骨盆坐标系有三种亚型，每种亚型关于水平轴和前后轴的定义不同。1 型坐标系较为简单，整合了仰卧位下 APP 的矢状面倾斜角度（图 7.5）[3, 5, 6]，水平轴为通过双侧 ASIS 的线；2 型以通过双侧髋臼窝下缘的线作为水平轴，其对应着髋关节正位片中通过双侧泪滴影尖端的线（图 7.6）[26]；3 型中，前后轴通过第一骶椎体的中心和耻骨联合，其水平面与双侧坐骨结节相接触（图 7.7）[27-29]。

ISB 骨盆坐标系于 2002 年提出，参考平面由双侧的 ASIS 和双侧髂后上棘连线中点构成（图 7.8）[30]。这一坐标系使用一些容易识别的体表标志，适合需要应用光学标记和照相机的动作分析。然而，这一骨盆坐标系并不能反映骨盆矢状面倾斜角度的差异，因此它不适用于表示臼杯对位和髋关节 ROM。

7.3.2　股骨坐标系

股骨坐标系主要有两种，其中一种是股骨后髁坐标系，其参考由大转子和双侧后髁的后缘构成的后髁平面[31, 32]。后髁平面对应着股骨放置的检查床平面，因此也被称为检查床平面。

根据垂直轴的定义，股骨后髁坐标系可分为两种亚型。1 型以转子窝和髁间切迹最远点连线在后髁平面的投影线为参考（图 7.9）[13, 27-29, 33]。这一参考线适用于表示柄对位的参考坐标系，因为即使在 THA 术后也能重建这条线[13]。2 型以股骨头中心和髁间切迹最远点连线

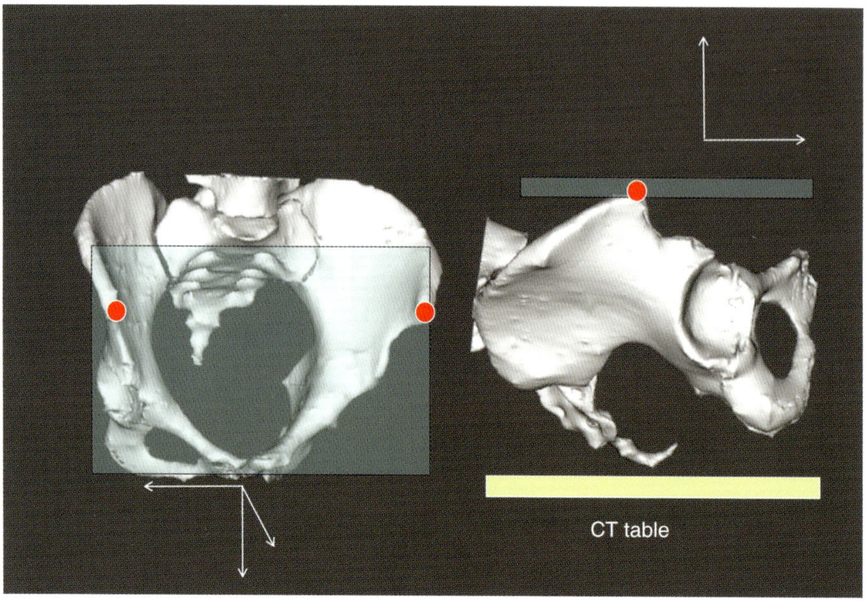

图 7.5　1 型功能骨盆坐标系（Reprinted with permissions from[10]）

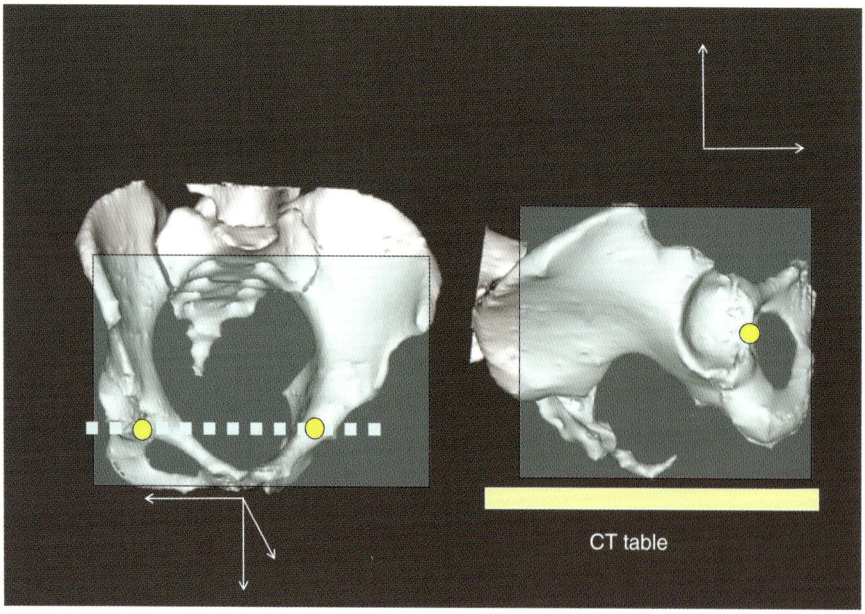

图 7.6　2 型功能骨盆坐标系（Reprinted with permissions from[10]）

在后髁平面的投影线为参考（图 7.10）[3, 5, 6, 14]，因为这条线通过股骨头中心和膝关节中心，是髋关节活动的合适参考线，所以这一类型坐标系适用于 ROM 分析[3,5,6]。

ISB 股骨坐标系的参考平面包括股骨头中心和双侧股骨上髁，并以通过股骨头中心和双侧上髁连线中点的线为垂直轴（图 7.11）[30]。

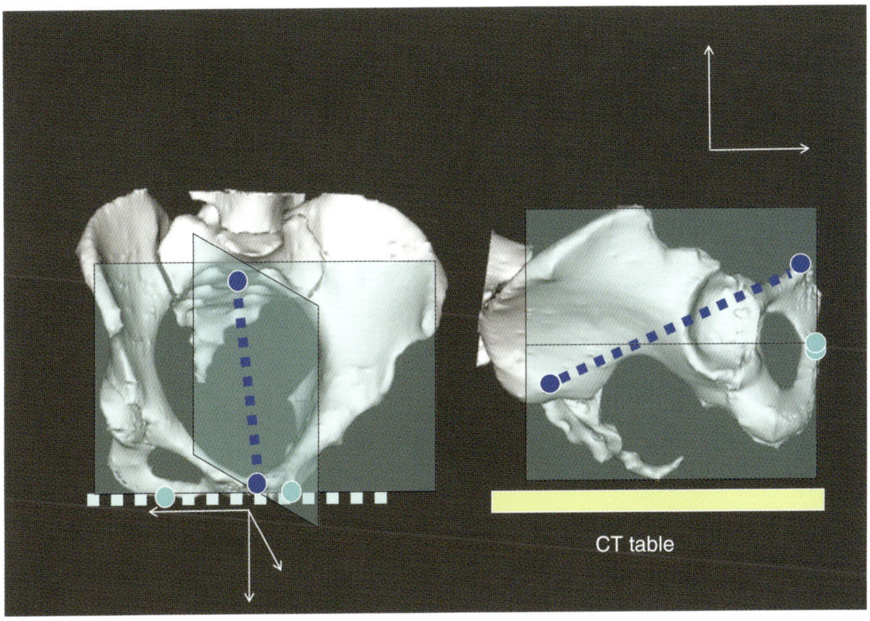

图 7.7　3 型功能骨盆坐标系（Reprinted with permissions from[10]）

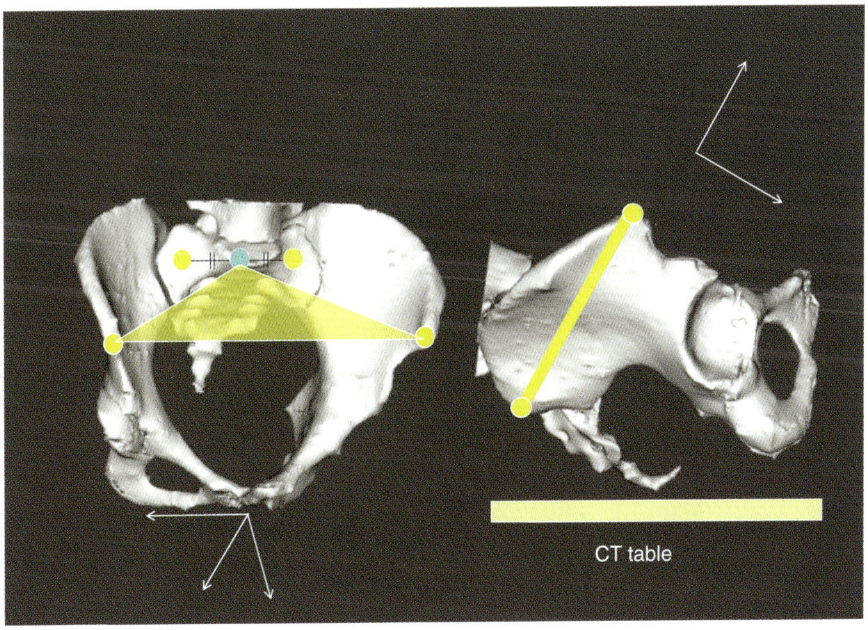

图 7.8　国际生物力学学会推荐的骨盆坐标系（Reprinted with permissions from[10]）

文献中有多种关于膝关节中心的定义，包括髁间切迹的最远点 [34]、后交叉韧带的止点 [35]、双侧股骨上髁连线中点 [30] 和双侧股骨髁近似的球心连线中点 [36]。对于哪种定义适用于 THA 的 3D 分析尚没有达成共识。

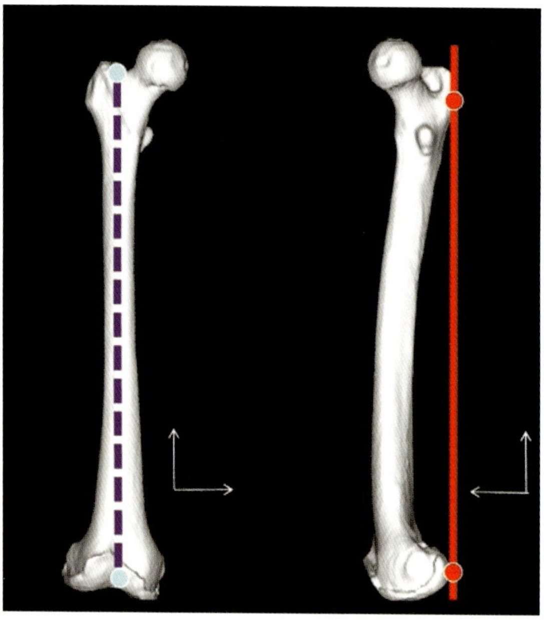

图 7.9 1 型股骨后髁坐标系（Reprinted with permissions from[10]）

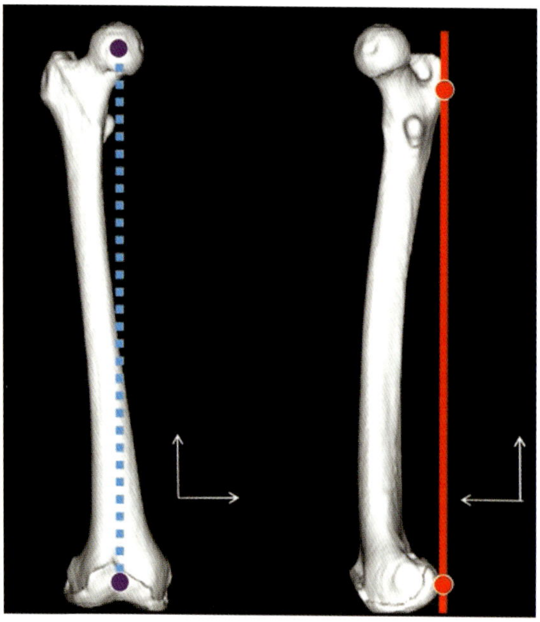

图 7.10 2 型股骨后髁坐标系（Reprinted with permissions from[10]）

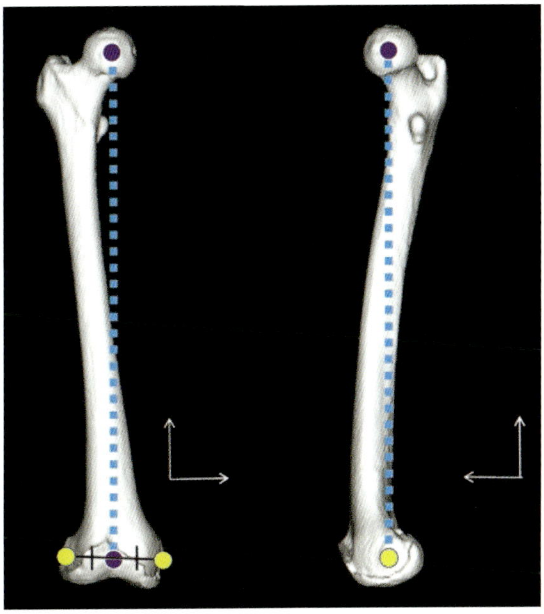

图 7.11 国际生物力学学会推荐的股骨坐标系（Reprinted with permissions from[10]）

7.4 总结

在包括术前计划和生物力学研究的 THA 三维研究中，明确指出使用的臼杯、柄对位和骨盆、股骨坐标系的定义是很重要的。三种用于表示臼杯对位的方法是放射学、手术和解剖学对位。表示柄对位的两种方法因柄前倾角的表示方法而不同。骨盆坐标系主要有三种呈现方式，包括解剖学坐标系、功能坐标系和 ISB 坐标系。主要的两种股骨坐标系分别是股骨后髁坐标系和 ISB 坐标系。

我们必须认识到，无论是应用三维计划、导航技术还是机器人，由臼杯、柄对位的表示方法以及参照的骨骼坐标系所产生的偏差，都会明显地影响 THA 的临床效果。任何表示方法的张冠李戴都可能会导致生物力学分析结果的错误临床解读。

致谢 本章内容根据日本计算机辅助骨科手术学会（CAOS Japan）工作组于 2014 年提出的全髋关节置换术三维评估方法指南编写。笔者感谢工作组的以下成员：Mitsuhiko Ikebuchi, Yutaka Inaba, Hiroyoshi Iwaki, Hironori Kaneko, Tokumi Kanemura, Masaaki Matsubara, Hidekazu Matsuda, Hidenobu Miki, Yukihide Minoda, Shigeru Mitani, Hiromasa Miura, Nobuo Nakamura, Takashi Nishii, Hirotsugu Ohashi, Takashi Sakai, Takashi Sato, Naofumi Shiota, Nobuhiko Sugano, Jun Takahashi, Masaki Takao, Ichiro Tatsumi, Kunihiko Tokunaga, and ShigeruYanagimoto.

（Masaki Takao, Takashi Sakai, Hidetoshi Hamada, Nobuhiko Sugano 著 冯 辉 译）

参考文献

1. Sariali E, Mouttet A, Pasquier G, Durante E, Catone Y. Accuracy of reconstruction of the hip using computerised three-dimensional pre-operative planning and a cementless modular neck. J Bone Joint Surg Br. 2009;91(3):333–40. https://doi.org/10.1302/0301-620x.91b3.21390.
2. Sugano N, Ohzono K, Nishii T, Haraguchi K, Sakai T, Ochi T. Computed-tomography-based computer preoperative planning for total hip arthroplasty. Comput Aided Surg. 1998;3(6):320–4. https://doi.org/10.1002/(sici)1097-0150(1998)3:6<320::aid-igs6>3.0.co;2-o.
3. Hamada H, Takao M, Nakahara I, Sakai T, Nishii T, Sugano N. Hip range-of-motion (ROM) is less than normal after rotational acetabular osteotomy for developmental dysplasia of the hip: a simulated ROM analysis. J Orthop Res. 2016;34(2):217–23. https://doi.org/10.1002/jor.23024.
4. Miki H, Yamanashi W, Nishii T, Sato Y, Yoshikawa H, Sugano N. Anatomic hip range of motion after implantation during total hip arthroplasty as measured by a navigation system. J Arthroplast. 2007;22(7):946–52. https://doi.org/10.1016/j.arth.2007.02.004.
5. Nakahara I, Takao M, Sakai T, Miki H, Nishii T, Sugano N. Three-dimensional morphology and bony range of movement in hip joints in patients with hip dysplasia. Bone Joint J. 2014;96-b(5):580–9. https://doi.org/10.1302/0301-620x.96b5.32503.
6. Nakahara I, Takao M, Sakai T, Nishii T, Yoshikawa H, Sugano N. Gender differences in 3D morphology and bony impingement of human hips. J Orthop Res. 2011;29(3):333–9. https://doi.org/10.1002/jor.21265.
7. Miki H, Kyo T, Kuroda Y, Nakahara I, Sugano N. Risk of edge-loading and prosthesis impingement due to posterior pelvic tilting after total hip arthroplasty. Clin Biomech (Bristol, Avon). 2014;29(6):607–13. https://doi.org/10.1016/j.clinbiomech.2014.05.002.
8. Miki H, Kyo T, Sugano N. Anatomical hip range of motion after implantation during total hip arthroplasty with a large change in pelvic inclination. J Arthroplast. 2012;27(9):1641–1650. e1641. https://doi.org/10.1016/j.arth.2012.03.002.
9. Murray DW. The definition and measurement of acetabular orientation. J Bone Joint Surg Br. 1993;75(2):228–32.
10. Takao M, Sugano N. Current issues of three-dimensional evaluation of total hip arthroplasty. Rinsho Seikei Geka. 2015;50(8):765–71.
11. Widmer KH. A simplified method to determine acetabular cup anteversion from plain radiographs. J Arthroplast. 2004;19(3):387–90.
12. McLaren RH. Prosthetic hip angulation. Radiology. 1973;107(3):705–6. https://doi.org/10.1148/107.3.705.
13. Abe H, Sakai T, Takao M, Nishii T, Nakamura N, Sugano N. Difference in stem alignment between the direct anterior approach and the posterolateral approach in total hip arthroplasty. J Arthroplast. 2015;30(10):1761–6. https://doi.org/10.1016/j.arth.2015.04.026.
14. Takao M, Nishii T, Sakai T, Nakahara I, Shiomi T, Tsuda K, Yabuda K, Iwana D, Kitada M, Nakamura N, Yoshikawa H, Sugano N The effect of femoral anterolateral bowing on stem alignment in THA. In: O'Keefe RJ (ed) 56th Annual Meeting of the Orthopaedic Research Society, New Orleans, LA. 2010. p 2219.
15. Renkawitz T, Haimerl M, Dohmen L, Gneiting S, Lechler P, Woerner M, Springorum HR, Weber M, Sussmann P, Sendtner E, Grifka J. The association between Femoral Tilt and impingement-free range-of-motion in total hip arthroplasty. BMC Musculoskelet Disord. 2012;13:65. https://doi.org/10.1186/1471-2474-13-65.
16. Muller M, Crucius D, Perka C, Tohtz S. The association between the sagittal femoral stem alignment and the resulting femoral head centre in total hip arthroplasty. Int Orthop. 2011;35(7):981–7. https://doi.org/10.1007/s00264-010-1047-z.
17. Takao M, Nishii T, Sakai T, Nakahara I, Shiomi T, Tsuda K, Nakamura N, Yoshikawa H, Sugano N. Anterior pelvic plane can mislead leg length adjustments as well as cup alignments. In: 2010 Annual Meeting of American Academy of Orthopaedic Surgeons, New Orleans, LA. 2010. p 400.
18. McKibbin B. Anatomical factors in the stability of the hip joint in the newborn. J Bone Joint Surg Br. 1970;52(1):148–59.

19. Lewinnek GE, Lewis JL, Tarr R, Compere CL, Zimmerman JR. Dislocations after total hip-replacement arthroplasties. J Bone Joint Surg Am. 1978;60(2):217–20.
20. Nishihara S, Sugano N, Nishii T, Ohzono K, Yoshikawa H. Measurements of pelvic flexion angle using three-dimensional computed tomography. Clin Orthop Relat Res. 2003;411:140–51. https://doi.org/10.1097/01.blo.0000069891.31220.fd.
21. Babisch JW, Layher F, Amiot LP. The rationale for tilt-adjusted acetabular cup navigation. J Bone Joint Surg Am. 2008;90(2):357–65. https://doi.org/10.2106/jbjs.f.00628.
22. Tamura S, Takao M, Sakai T, Nishii T, Sugano N. Spinal factors influencing change in pelvic sagittal inclination from supine position to standing position in patients before total hip arthroplasty. J Arthroplast. 2014;29(12):2294–7. https://doi.org/10.1016/j.arth.2013.11.014.
23. Murphy WS, Klingenstein G, Murphy SB, Zheng G. Pelvic tilt is minimally changed by total hip arthroplasty. Clin Orthop Relat Res. 2013;471(2):417–21. https://doi.org/10.1007/s11999-012-2581-3.
24. Tamura S, Miki H, Tsuda K, Takao M, Hattori A, Suzuki N, Yonenobu K, Sugano N. Hip range of motion during daily activities in patients with posterior pelvic tilt from supine to standing position. J Orthop Res. 2015;33(4):542–7. https://doi.org/10.1002/jor.22799.
25. Tamura S, Nishihara S, Takao M, Sakai T, Miki H, Sugano N. Does pelvic sagittal inclination in the supine and standing positions change over 10 years of follow-up after total hip arthroplasty? J Arthroplast. 2016. https://doi.org/10.1016/j.arth.2016.08.035.
26. Sugano N, Nishii T, Miki H, Yoshikawa H, Sato Y, Tamura S. Mid-term results of cementless total hip replacement using a ceramic-on-ceramic bearing with and without computer navigation. J Bone Joint Surg Br. 2007;89(4):455–60. https://doi.org/10.1302/0301-620x.89b4.18458.
27. Iwana D, Nakamura N, Miki H, Kitada M, Hananouchi T, Sugano N. Accuracy of angle and position of the cup using computed tomography-based navigation systems in total hip arthroplasty. Comput Aided Surg. 2013;18(5–6):187–94. https://doi.org/10.3109/10929088.2013.818713.
28. Kitada M, Nakamura N, Iwana D, Kakimoto A, Nishii T, Sugano N. Evaluation of the accuracy of computed tomography-based navigation for femoral stem orientation and leg length discrepancy. J Arthroplast. 2011;26(5):674–9. https://doi.org/10.1016/j.arth.2010.08.001.
29. Sugano N, Takao M, Sakai T, Nishii T, Miki H, Nakamura N. Comparison of mini-incision total hip arthroplasty through an anterior approach and a posterior approach using navigation. Orthop Clin North Am. 2009;40(3):365–70. https://doi.org/10.1016/j.ocl.2009.04.003.
30. Wu G, Siegler S, Allard P, Kirtley C, Leardini A, Rosenbaum D, Whittle M, D'Lima DD, Cristofolini L, Witte H, Schmid O, Stokes I. ISB recommendation on definitions of joint coordinate system of various joints for the reporting of human joint motion—Part I: ankle, hip, and spine. International Society of Biomechanics. J Biomech. 2002;35(4):543–8.
31. Kingsley PC, Olmsted KL. A study to determine the angle of anteversion of the neck of the femur. J Bone Joint Surg Am. 1948;30A(3):745–51.
32. Uemura K, Takao M, Sakai T, Nishii T, Sugano N. The validity of using the posterior condylar line as a rotational reference for the femur. J Arthroplast. 2016;31(1):302–6. https://doi.org/10.1016/j.arth.2015.08.038.
33. Sugano N, Noble PC, Kamaric E. A comparison of alternative methods of measuring femoral anteversion. J Comput Assist Tomogr. 1998;22(4):610–4.
34. Grood ES, Suntay WJ. A joint coordinate system for the clinical description of three-dimensional motions: application to the knee. J Biomech Eng. 1983;105(2):136–44.
35. Yoshioka Y, Siu D, Cooke TD. The anatomy and functional axes of the femur. J Bone Joint Surg Am. 1987;69(6):873–80.
36. Sato T, Koga Y, Sobue T, Omori G, Tanabe Y, Sakamoto M. Quantitative 3-dimensional analysis of preoperative and postoperative joint lines in total knee arthroplasty: a new concept for evaluation of component alignment. J Arthroplast. 2007;22(4):560–8. https://doi.org/10.1016/j.arth.2006.06.020.

第 8 章

基于 CT 的人工全髋关节置换手术导航系统

【摘要】 据报道，与传统手术方法甚至无需影像导航系统相比，基于 CT 的导航系统在全髋关节置换术中具有更高的准确性。虽然术前 CT 检查会产生额外费用，并且需要一定的术前规划时间，但是 CT 导航系统有助于通过精准预测假体尺寸来降低假体的库存费用，通过缩短最终确定假体型号和试模选择的决策时间来缩短手术时间。CT 导航系统尤其适用于先天性髋关节发育不良和创伤后畸形的复杂病例。它适用于各种手术入路和患者手术体位、非骨水泥型或骨水泥型假体的植入以及翻修手术。由于基于 CT 的导航系统更精确地指导工具操作和假体安放的最佳位置，使通过有限的解剖学暴露来完成微创的人工全髋关节置换术成为可能。

【关键词】 导航 · 人工全髋关节置换 · 计算机辅助断层扫描 · 基于 CT · 三维模板

8.1 引言

全髋关节置换术（THA）是一种治疗由于骨关节炎、类风湿关节炎、骨坏死以及创伤引起的髋关节功能障碍的最为有效的髋关节重建手术。髋关节假体的材料、设计和工具的改进大大降低了手术并发症的发生率，提高了假体的存活率。然而，外科医生——更准确来说是他们的手术技术——仍然是影响手术疗效的最主要因素。

从 20 世纪 90 年代初开始，机器人或图像引导下的计算机辅助技术被应用在骨科领域的许多方面，用以帮助外科医生克服传统手术的局限。人工全髋关节置换术的计算机辅助系统有以下几种：计算机辅助术前规划系统、机器人设备、导航设备以及个性化手术工具。

导航是一种被动式、无需通过与患者进行互动就可以向医生提供信息和指引，帮助医生使用传统工具进行手术的系统，它使用光学传感器或磁传感器作为三维位置传感器来追踪目标骨骼、手术工具或假体的位置 [2]。

光学传感器系统通过电荷耦合（charged coupled device, CCD）摄像机获取位置信息。将红外发光二极管（活性标记）和红外反光标记物（惰性标记）作为动态参考帧（dynamic reference frames, DRFs），并与目标骨和手术工具相连接用于示踪。光学传感器的测量高度精确、快速，但要求 CCD 摄像机和 DRF 之间保持视线连续性。相比之下，磁传感器不存在视线问题，尽管有人担心磁传感器的准确性会受到手术室（operating room, OR）工作台或金属设备的运行干扰而降低。

THA 手术导航系统分为两种：基于 CT 的导航系统和无需影像辅助的导航系统。基于 CT 的导航系统最初是由 DiGioia 的团队 [3] 引入的，目的是在人工全髋关节置放术中实现臼杯的精确植入。该导航使用术前 CT 图像进行规划，为了规划臼杯位置的摆放，在三维重建 CT 图像上，基于骨盆解剖标志（如髂前上棘和耻骨结节）来建立骨盆坐标系。通过上述标志的平面，即骨盆前平面，通常用于确定臼杯的位置摆放（前倾角和外展角）。由 Carnegie Mellon 大学开发的 HipNav 可以实现髋臼侧假体放置的术前规划 [3, 4]。然而，为了计算联合前倾角以获得最佳的无撞击髋部活动范围，并评估肢体长度和偏心距，外科医生同时需要髋臼侧和股骨侧的信息。因此，Sugano 等在 1998 年开发了髋臼侧和股骨侧的联合 CT 导航系统，后续报道中显示了应用该 CT 导航在 THA 中远期疗效上的优势 [5-7]。

在 21 世纪早期，一些商用的 CT 导航系统陆续被推出。据报道，基于 CT 的导航系统比传统手术方法甚至无图像导航更加准确 [8-10]。术前 CT 检查会产生额外费用，术前规划需要额外时间，但有助于通过精准预测假体尺寸来降低假体的库存费用，通过缩短确定假体型号和试模选择的决策时间来缩短手术时间 [11]。因此，本章的目的是介绍基于 CT 的人工全髋关节置换手术导航系统的原理，以帮助读者了解该导航系统的优缺点。

8.2 术前准备和规划

术前，通过 CT 扫描设备获得从双侧骨盆上缘到股骨远端的横断面图像。为了保持 1 mm 和 1° 的精确度，最小切片厚度和间距应该 ≤ 3 mm[5]。CT 图像被以医学数字成像和通信标准格式存储，并传输到一台进行术前规划的计算机上。骨盆和股骨坐标系对于确定髋臼杯和股骨柄的位置和对线十分重要。在本书的前一章中详细描述了两种类型的坐标系——解剖坐标系和功能坐标系。笔者习惯于使用股骨解剖坐标系和骨盆功能坐标系。骨盆功能坐标系以仰卧位的骨盆位置为参考。前后轴以经过耻骨联合和骶骨的线为参考，水平轴以经过双侧坐骨下缘的线为参考（图 8.1）。股骨解剖坐标系由若干解剖标志确定：水平面经过股骨大

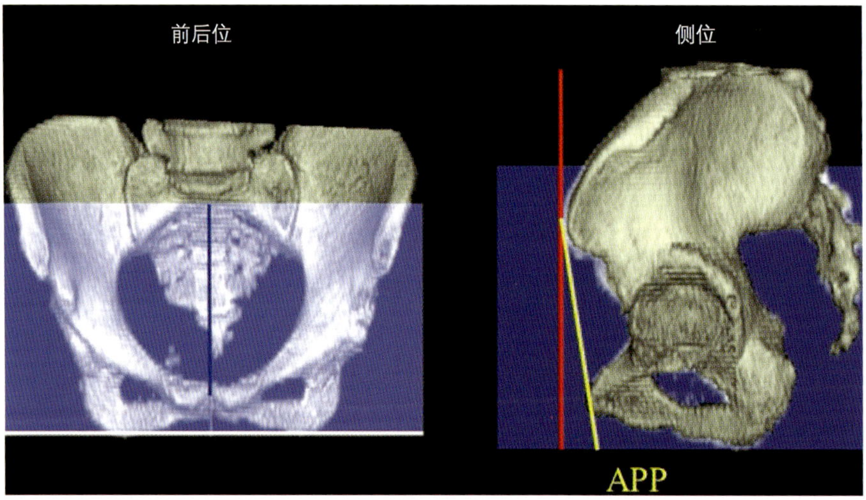

图 8.1 仰卧位骨盆 CT 图像中的功能坐标系。该坐标系建立如下：前后轴以经过耻骨联合和骶骨的线为参考（左图，蓝线），水平轴以经过双侧坐骨下缘的线为参考（左图，白线）。所以，骨盆前平面在骨盆侧位片上呈现矢状位倾斜（右图，黄线）

转子后缘和双侧股骨后髁，纵轴为经过股骨转子窝和股骨髁间窝最低点（膝关节中心）的直线在水平面上的投影（图 8.2）。

确定了骨盆和股骨坐标系后，就可以选择最佳的假体型号和尺寸，并将其精确放置于髋臼和股骨近端。三正交多平面重建（multiplanar reconstruction, MPR）CT 可以有效确定假体尺寸和位置信息。通过髋臼中心的多平面重建图像上显示，最适尺寸的臼杯被选取并放置在最佳对位角度，并且可以根据股骨假体的前倾角进行调节（图 8.3a）。在处理解剖结构简单的病例（如髋关节原发性骨关节炎和骨坏死）时，臼杯的旋转中心与髋臼的旋转中心基本一致（图 8.3b）。而在面对解剖结构复杂的病例（比如一位患有先天性髋关节发育不良的患者）中，需要使臼杯内移（图 8.4a）、上移（图 8.4b）来获得充分的骨骼覆盖。臼杯旋转中心层面的冠状位上足够的外侧骨覆盖率对于不使用臼杯螺钉的非骨水泥型压配固定技术十分重要。臼杯的中心边缘角（center-edge angle, CE 角）是评价外侧骨覆盖的良好指标[12]（图 8.4）。CE 角不随臼杯外展角的变化而变化。如果 CE 角≥5°，则压配技术足以获得初始稳定，无需再进行结构性植骨[13]。

股骨假体的术前规划需要经过股骨头中心的股骨近端冠状位片，并确定股骨近端髓腔的轴线。选择最佳的柄的种类和尺寸达到充分的压配，并根据不同股骨柄假体固定理念获得最佳的髓腔充填。当选择了一款匹配充填合适的直柄（如 Stryker 公司的 SuperSecur-FitPlus 柄）

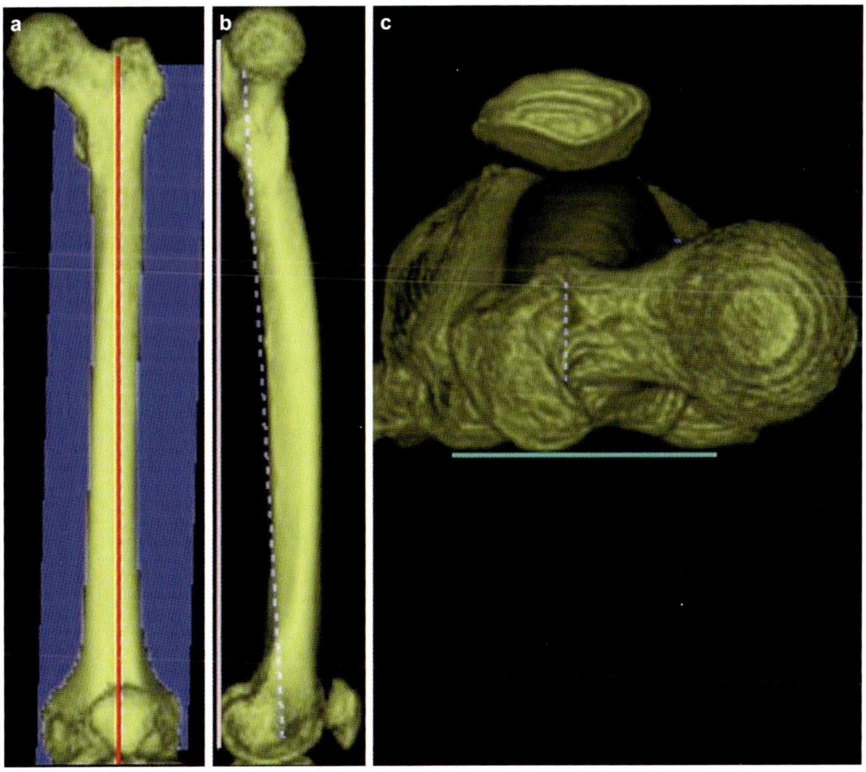

图 8.2　股骨解剖坐标系由若干解剖标志确定：水平面经过股骨大转子后缘和双侧股骨后髁，纵轴为经过股骨转子窝和股骨髁间窝最低点（膝关节中心）的直线在水平面上的投影。（a）正位像，（b）侧位像，（c）轴位像

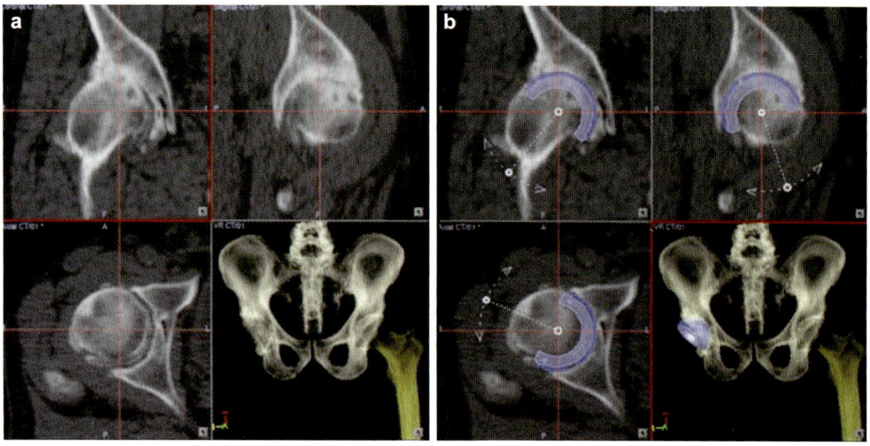

图 8.3 （a）经过髋臼中心的多平面重建 CT 图像。（b）在髋关节原发性骨关节炎的病例中，臼杯中心基本与原髋臼中心一致

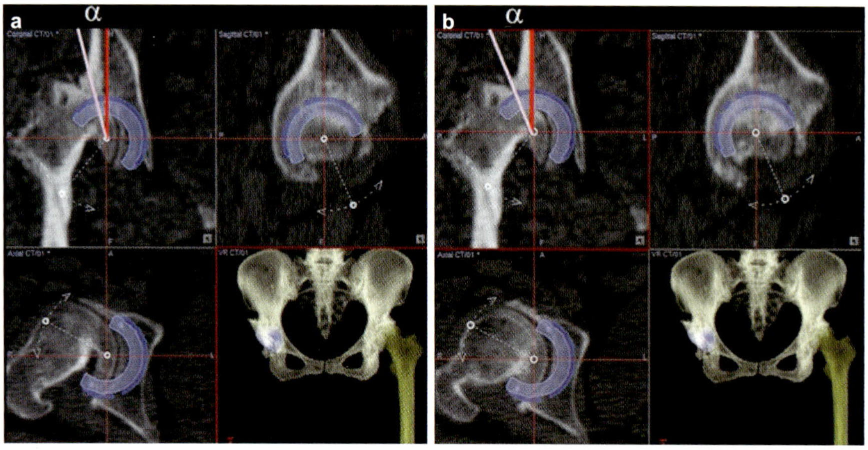

图 8.4 在先天性髋关节发育不良的病例中，使臼杯内移（a）并上移（b）来获得充分的骨覆盖臼杯的中心边缘角（CE 角）是评价外侧骨覆盖的良好指标。CE 角 ≥ 5°，则压配技术足以获得初始稳定，无需再进行结构性植骨

后，假体的大小基本根据远端髓腔的大小而确定。柄的内侧部分贴于股骨颈内侧皮质（图 8.5）。在冠状位多平面重建上，柄的远端轴线应当与股骨近端髓腔轴线一致，而柄内侧的弯曲部分应当与内层皮质相接触。在矢状位多平面重建上，柄的对线应当位于中立位，以增加柄与皮质骨的接触面积。由于远端髓腔的大小可能并不与干骺端保持一定比例，有远端直径不同的同类柄可供选择（图 8.6）。评估若干轴位多平面重建图像——比如股骨颈截骨水平、小转子水平、转子下水平和股骨柄尖端水平——验证股骨柄的匹配度。大转子尖端通常被作为确认股骨头中心的参考标志，尽管以往概念通常认为它与正常的股骨头中心在同一水平，但当沿着股骨近端髓腔轴线进行测量时，它平均会比正常股骨头中心高出约 8 mm[14, 15]。

当选择锥楔形柄时，如 Stryker 公司的 Accolade Ⅱ，对股骨近端三个区域的紧密贴合有

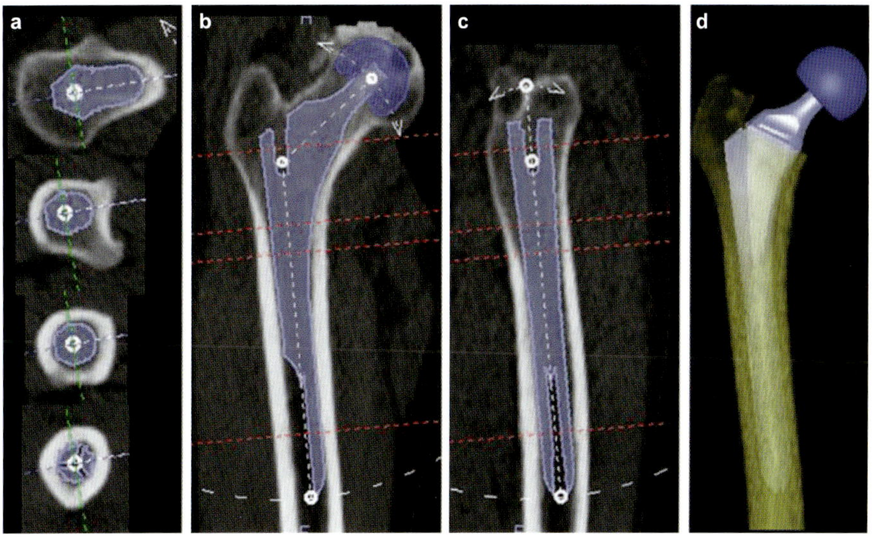

图 8.5　Stryker 公司的 SuperSecur-Fit Plus 柄的尺寸主要根据股骨远端髓腔直径确定（本病例中为 10 mm，使用远端直径为 16mm 的柄）。冠状位和矢状位上股骨柄与股骨近端髓腔轴线一致，柄内侧与股骨颈内侧皮质相贴。（a）股骨颈截骨水平、小转子水平、转子下水平和股骨柄尖端水平的轴位像。（b）股骨近端冠状位像。（c）经过股骨近端髓腔轴线的矢状位像。（d）三维重建前后位（AP 位）像

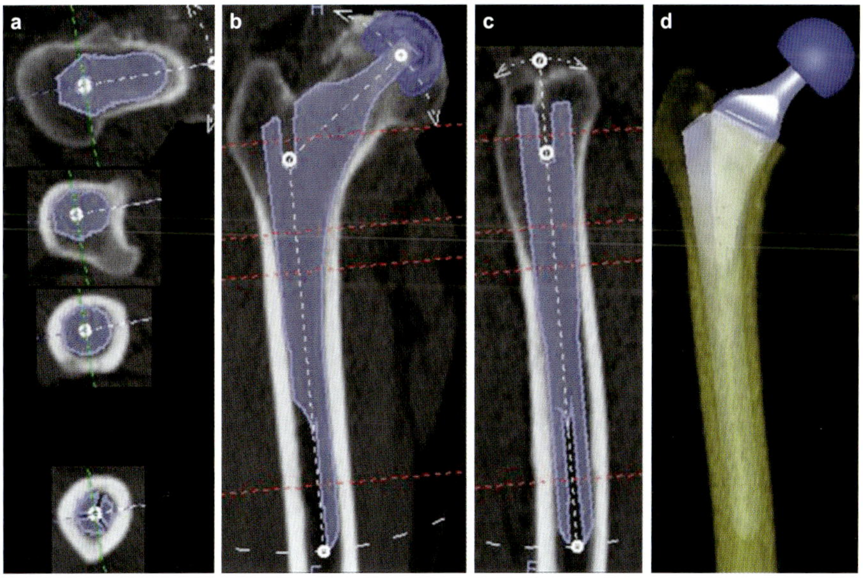

图 8.6　在图 8.5 的病例，干骺端有放置近端更大的柄的空间，可以使用 10 ~ 16 号的 SuperSecur- FitPlus 柄。本病例中，大 2 号的 SuperSecur-FitPlus 柄可以提供更好的干骺端匹配，尽管这样会使股骨头高度和偏心距增大。（a）股骨颈截骨水平、小转子水平、转子下水平和股骨柄尖端水平的轴位像。（b）股骨近端冠状位像。（c）经过股骨近端髓腔轴线的矢状位像。（d）三维重建前后位（AP 位）像

很高的要求，分别是股骨颈内侧和小转子下水平内、外侧髓腔开大区域（图 8.7）。

当选择近端匹配解剖型短柄时，如 Stryker 公司的 CentPillar，柄的尺寸的选择策略与锥楔形柄一致，但矢状面对线要根据它的弯曲型设计进行调整（图 8.8）。柄的前倾角通常与股骨颈原有的前倾角相匹配。由下肢的长度和偏心距决定股骨头的偏心距。根据联合前倾角理论[16]，根据关节活动度来调整臼杯摆放（图 8.9）。

最后，确认注册程序。确定用于注册的骨表面区域，并明确初始标记点。用于后方入路（图 8.10）和前外侧入路（图 8.11）的骨表面注册区域是有区别的。骨表面模型的准确性决定了注册过程的准确性。因此，这里有个保证注册精确性的技巧——避免选择终末期骨关节炎患者的关节面区域，因为这部分患者的骨盆和股骨分割 CT 模型数据是不可靠的。另一个技巧是，只标注几个以特定几何形状出现的表面标志点，包括那些离关节较远的点。

8.3 手术室内的术前准备和术中操作

在手术室内有 3 项重要的术前准备事项：检查所载入的患者数据无误；导航 CCD 摄像机应与手术区域保持一定距离，以免干扰他人；验证导航工具。

8.3.1 注册与准确性确认

在切皮之前，经皮将固定螺钉置入骨盆和股骨，分别用以固定每个跟踪器（DRF）（图 8.12）。骨盆边缘和股骨干是固定骨盆和股骨跟踪器的理想部位。也可以将跟踪器放在手术

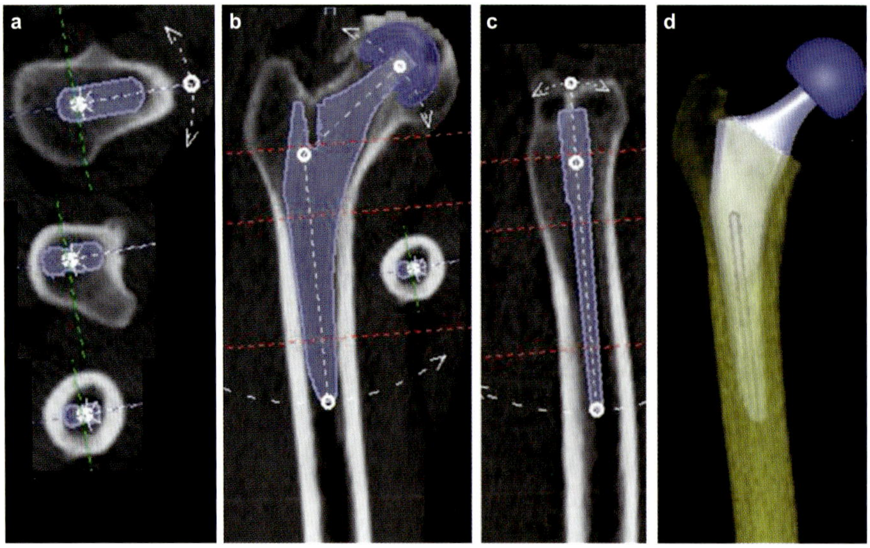

图 8.7 Stryker 公司的 Accolade Ⅱ 柄的尺寸由柄与小转子水平髓腔内外侧开大区域的贴附程度决定（本病例中采用颈干角为 127° 的 6 号柄）。柄在冠状位 / 矢状位对线上与股骨近端髓腔轴线保持一致，但由于其前后径较小，可能出现矢状位对线上的变化。（a）股骨颈截骨水平、小转子水平和股骨柄尖端水平的轴位像。（b）股骨近端冠状位像。（c）经过股骨近端髓腔轴线的矢状位像。（d）三维重建前后位（AP 位）像

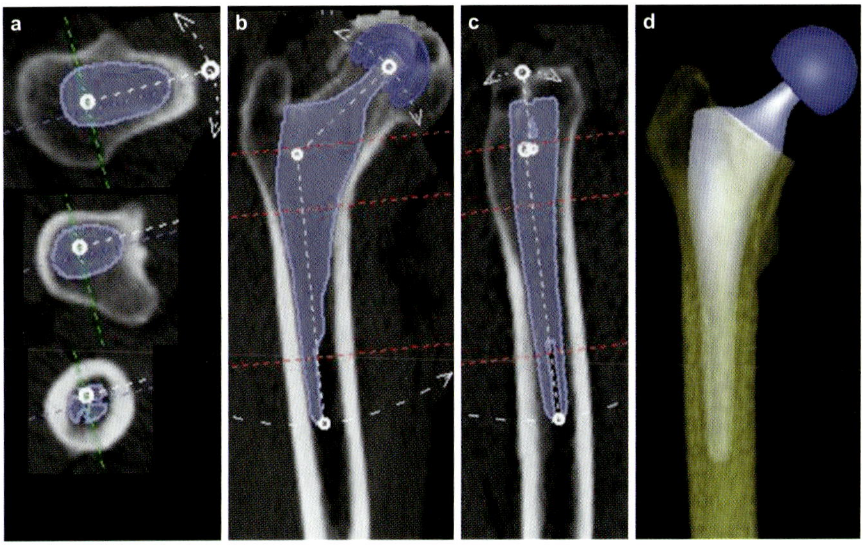

图 8.8　Stryker 公司的 CentPillar 柄的尺寸主要由柄与从股骨颈截骨水平到小转子水平近端髓腔开大区域的干骺端贴合程度决定（在本病例中采用颈干角为 127° 的 8 号柄）。柄在冠状位和矢状位对线上与股骨近端髓腔轴线保持一致。由于 CentPillar 柄在解剖形态上向前弯曲，使得假体的最近端部分相对于近端髓腔轴线有一定程度的前移。（a）股骨颈截骨水平、小转子水平和股骨柄尖端水平的轴位像。（b）股骨近端冠状位像。（c）经过股骨近端髓腔轴线的矢状位像。（d）三维重建前后位（AP 位）像

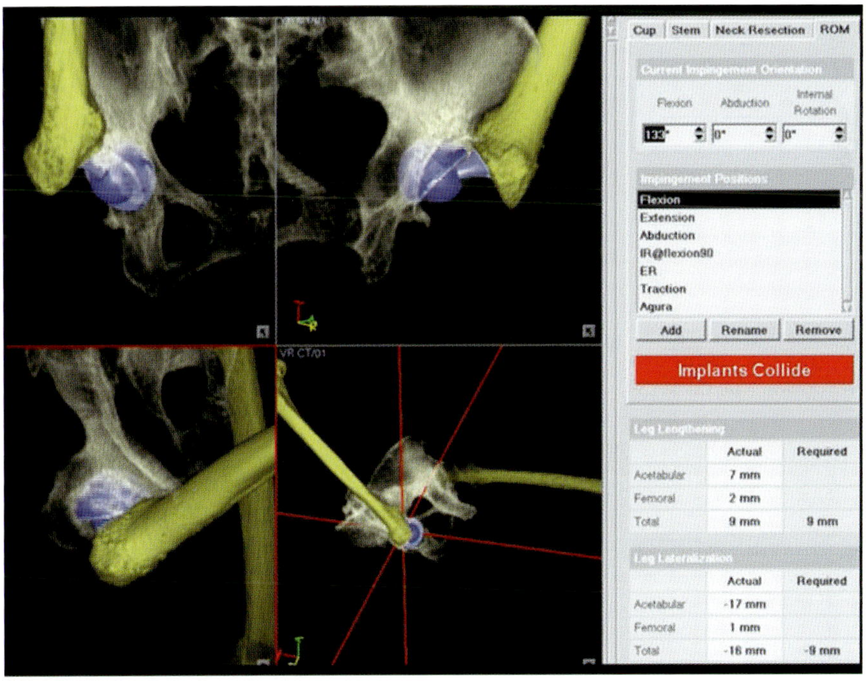

图 8.9　关节活动度（ROM）模拟，直至出现假体撞击。臼杯方向、内衬设计、股骨头直径、柄的设计和对线是影响 ROM 的主要因素。本例中柄和臼杯内衬的撞击发生在屈曲 133° 位。可以通过改变髋关节角度参数，如屈曲 / 伸展、外展 / 内收、外旋 / 内旋，来模拟不同体位下的运动

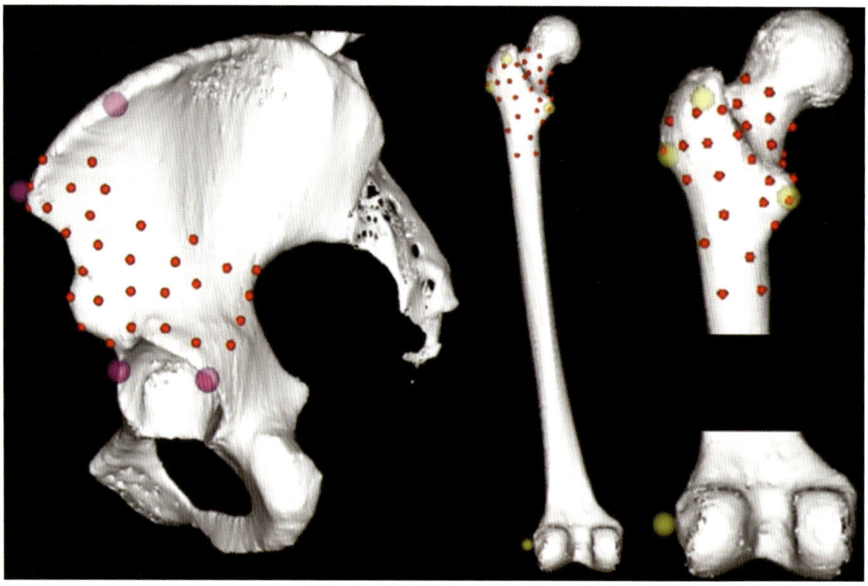

图 8.10　后方入路的骨表面注册。骨盆上 4 个紫色大点和股骨上 4 个黄色大点用来进行初始配对点的匹配。骨盆和股骨上 30 个红色小点用来完成基于骨表面的注册

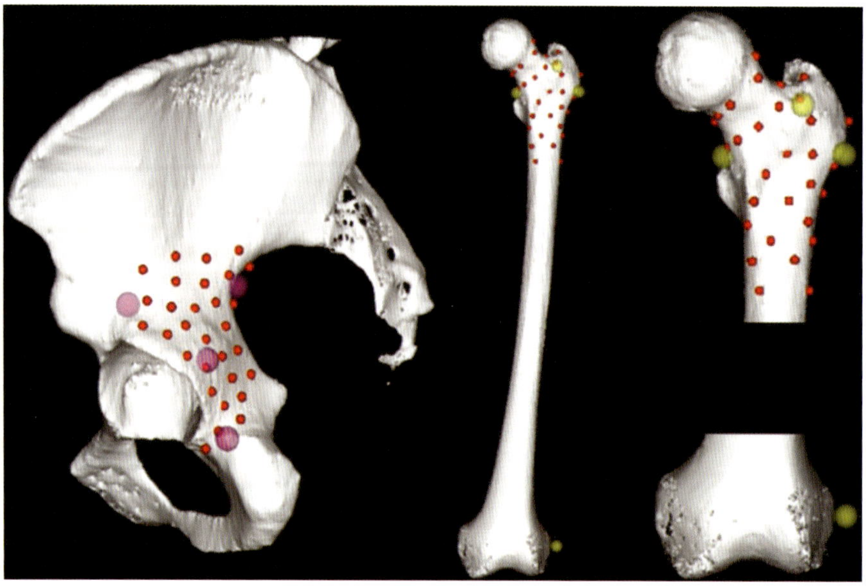

图 8.11　前方或侧前方入路的骨表面注册。骨盆上 4 个紫色大点和股骨上 4 个黄色大点用来进行初始配对点的匹配。骨盆和股骨上 30 个红色小点用来完成基于骨表面的注册

切口内的髂骨和股骨大转子上。基于 CT 的导航系统在各种入路和体位（如侧位和仰卧位）均可应用 [17, 18]。注册后得到的注册残差的均方根可以作为测试注册准确性的可靠指标，应小于 1 mm。然而，用指针工具接触多个骨表面标志点来确认精确度更为重要。如果指针尖端恰好落在骨骼表面，说明注册准确性可以接受（图 8.13）。

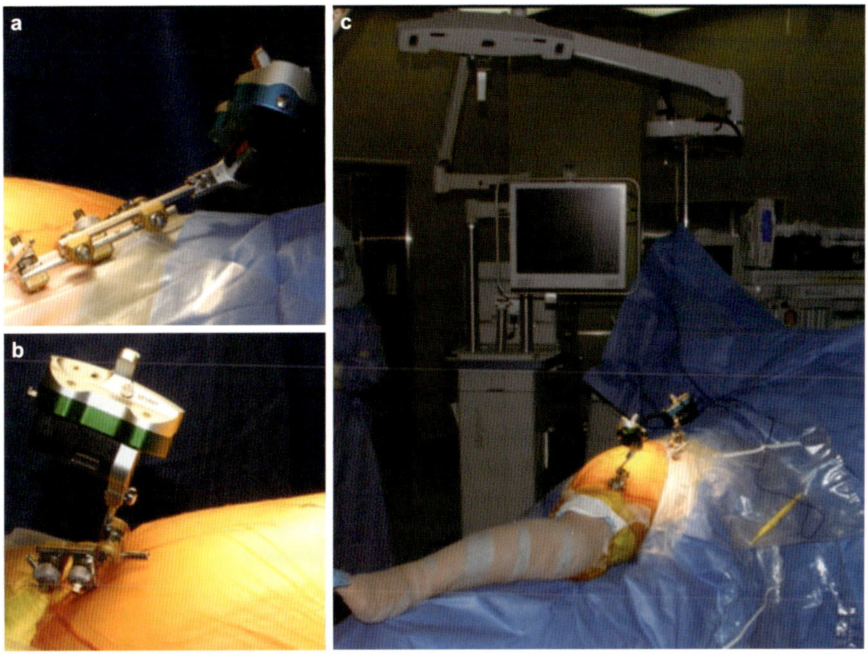

图 8.12　经皮置入跟踪器固定螺钉和外固定系统。骨盆跟踪器固定于骨盆边缘（a），股骨跟踪器固定在股骨远端（b）。跟踪器的固定角度是可调的，方便 CCD 摄像机在不同的髋关节体位下捕捉跟踪器上的 LED 信号（c）

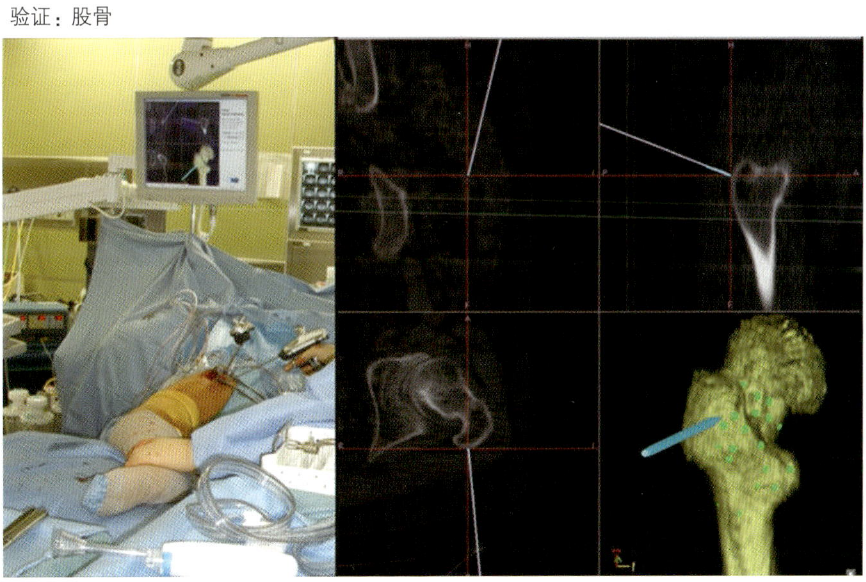

图 8.13　通过指针工具尖端接触若干骨性标记点，使指针尖端恰好落在骨表面上，确定其在多平面重建 CT 图像上的位置，从而验证注册过程的准确度

8.3.2 骨准备，假体安放和术中评估

注册准确性验证完毕后，从比术前规划小 1 mm 或 2 mm 的臼杯尺寸开始髋臼磨锉。如果髋臼内存在明显骨赘形成双重臼底，则应使磨锉方向转向内壁。在磨锉到距离术前规划位置 3 mm 之前，应当调整磨锉方向与规划的臼杯角度一致，以免由于磨锉方向偏差导致臼杯摆放位置不佳[19]。如果在到达规划位置之前已经用到了磨锉工具的最终尺寸，导航会记录下最后的磨锉位置。然后将试模臼杯临时打入髋臼，通过轻轻移动插入器检查其稳定性。如果插入器与骨盆同时活动，说明压配满意。此时，用骨刀或咬骨钳清除试模周围增生的骨赘，避免发生撞击。随后在导航引导下将髋臼杯永久植入，并记录其最终位置和方向（图 8.14）。

股骨髓腔磨锉在导航引导下进行。对磨锉位置和方向的评估是有必要的。当医生认为已经进行了足够量的磨锉时，应当停止。如果此时最大的磨锉尺寸比术前规划的要小，说明磨锉的方向（包括内外翻程度、屈伸角度和前倾角）可能不足。当遇到此类情况时，导航可以提供有效的信息来更正或微调手术操作过程。当最终尺寸的股骨锉正确插入后，锉的位置将被记录，并且导航会提供出股骨柄的对位信息、偏心距以及肢体长度变化。如果上述信息可以接受，便可通过轻敲最终植入股骨假体。记录股骨假体的最终位置，并确定试体头安放在柄锥上的最适偏心距。

重新定位股骨，记录最大关节活动度（图 8.15）。在多个体位下测试关节稳定性，并在牵引状态下通过股骨头和臼杯分离的程度估计软组织张力情况[20]。

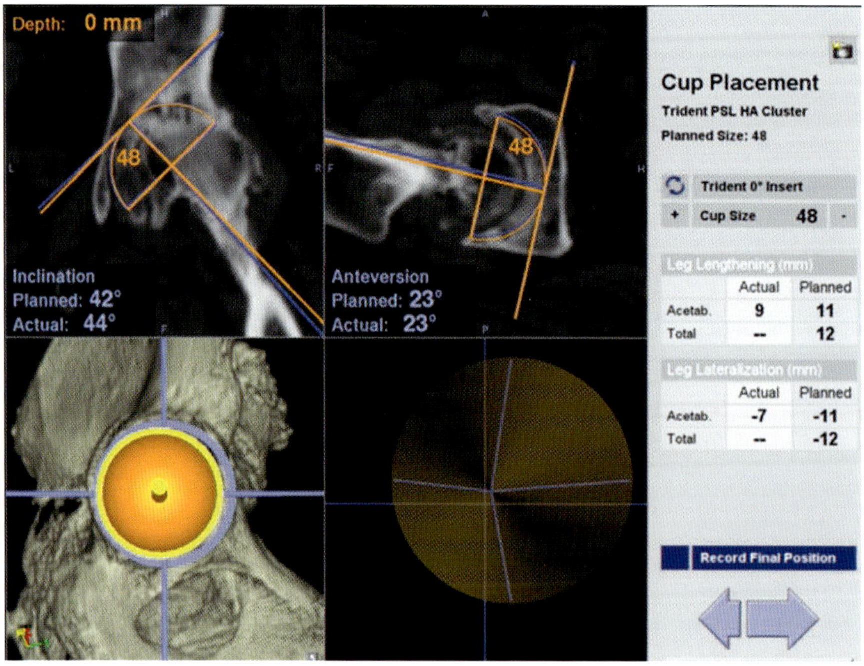

图 8.14 臼杯的最终位置和尺寸信息记录在导航计算机上

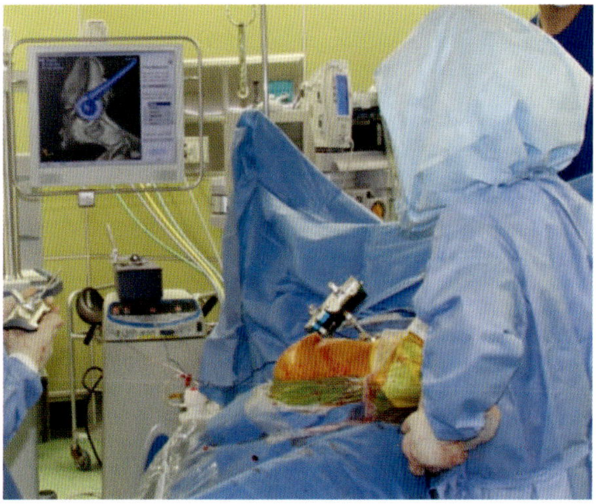

图 8.15　在检查髋关节稳定性的过程中，关节最大活动度信息同时被记录在导航计算机上

8.4　术后导航准确性评价

臼杯位置评估通常在平片上使用目标区域概念进行评价，如 Lewinnek 安全区。然而，由于平片摄影锥形束的存在，图像上臼杯的前倾角往往比真实的前倾角偏小[21]。评估臼杯对线情况的骨盆坐标由在射线胶片或探测器上的骨盆位置决定的，在术后往往难以复现。此外，目标区域概念不能根据患者进行个性化调整，仅能给出臼杯位置的准确性评估。

当使用基于 CT 的导航系统时，臼杯的目标位置是已知的。因此，我们可以通过术后 CT 影像评估导航的临床准确度和绝对准确度。通过比较术中记录与术后 CT 的假体位置 / 对线情况来评估导航的绝对准确度。通过比较术前规划和术后 CT 的假体位置 / 对线情况来评估导航的临床准确度。前者代表了导航的系统精度，后者会受以术者因素为代表的技术因素影响。许多研究均报道了基于 CT 的导航系统的高准确度，比如在臼杯对位上可以达到 1° 的绝对准确度和 4° 的临床准确度[8, 9]。近来，基于 CT 的机器人辅助臼杯植入系统已经面市，早期研究显示了其准确度与基于 CT 的导航系统相当[22]。两者的临床疗效有无差异有待进一步观察。

8.5　小结

与 X 线平片相比，基于 CT 的术前规划在选择假体尺寸的准确度上更具优势。计算机模拟可以提供有关术后撞击、关节活动度、偏心距和肢体长度变化的有效信息。因此，通过对假体的设计 / 尺寸及其位置 / 对线进行微调使基于 CT 的术前规划得到优化后，外科医生得以在手术中减小手术损伤，精确地实施规划。由于基于 CT 的导航系统能更精确地指导工具操作和假体安放的最佳位置，使通过有限的解剖学暴露来完成微创的人工全髋关节置换术成为可能。

然而，借助导航系统并非万无一失，同样有一个学习曲线。因此，在临床应用之前，充分理解基于 CT 的导航系统的基本概念、技巧和陷阱十分重要。

（Nobuhiko Sugano 著 耿 霄 译）

参考文献

1. Sugano N. Computer-assisted orthopaedic surgery and robotic surgery in total hip arthroplasty. Clin Orthop Surg. 2013;5:1–9.
2. Sugano N. Computer assisted orthopaedic surgery. J Orthop Sci. 2003;8:442–8.
3. Jaramaz B, DiGioia AM III, Blackwell M, Nikou C. Computer assisted measurement of cup placement in total hip replacement. Clin Orthop Relat Res. 1998;(354):70–81.
4. DiGioia AM, Jaramaz B, Blackwell M, Simon DA, Morgan F, Moody JE, Nikou C, Colgan BD, Aston CA, Labarca RS, Kischell E, Kanade T. The Otto Aufranc Award. Image guided navigation system to measure intraoperatively acetabular implant alignment. Clin Orthop Relat Res. 1998;355:8–22.
5. Sugano N, Sasama T, Sato Y, Nakajima Y, Nishii T, Yonenobu K, Tamura S, Ochi T. Accuracy evaluation of surface-based registration methods in a computer navigation system for hip surgery performed through a posterolateral approach. Comput Aided Surg. 2001;6(4):195–203.
6. Sugano N, Nishii T, Miki H, Yoshikawa H, Sato Y, Tamura S. Mid-term results of cementless total hip arthroplasty using a ceramic-on-ceramic bearing with and without computer navigation. J Bone Joint Surg Br. 2007;89B:455–60.
7. Sugano N, Takao M, Sakai T, Nishii T, Miki H. Does CT-based navigation improve the long-term survival in ceramic-on-ceramic THA? Clin Orthop Relat Res. 2012;470(11):3054–9.
8. Kitada M, Nakamura N, Iwana D, Kakimoto A, Nishii T, Sugano N. Evaluation of the accuracy of computed tomography-based navigation for femoral stem orientation and leg length discrepancy. J Arthroplast. 2011;26(5):674–9.
9. Iwana D, Nakamura N, Miki H, Kitada M, Hananouchi T, Sugano N. Accuracy of angle and position of the cup using computed tomography-based navigation systems in total hip arthroplasty. Comput Aided Surg. 2013;18(5–6):187–94.
10. Nakamura N, Maeda Y, Hamawaki M, Sakai T, Sugano N. Effect of soft-tissue impingement on range of motion during posterior approach Total Hip Arthroplasty: an in vivo measurement study. Comput Assist Surg (Abingdon). 2016;21(1):132–6.
11. Noble PC, Sugano N, Johnston JD, Thompson MT, Conditt MA, Engh CA Sr, Mathis KB. Computer simulation: how can it help the surgeon optimize implant position? Clin Orthop Relat Res. 2003;417:242–52.
12. Sugano N, Nishii T, Nakata K, Masuhara K, Takaoka K. Polyethylene sockets and alumina ceramic heads in cemented total hip arthroplasty. A ten-year study. J Bone Joint Surg Br. 1995;77(4):548–56.
13. Takao M, Nakamura N, Ohzono K, Sakai T, Nishii T, Sugano N. The results of a press-fit-only technique for acetabular fixation in hip dysplasia. J Arthroplast. 2011;26(4):562–8.
14. Sugano N, Noble PC, Kamaric E. Predicting the position of the femoral head center. J Arthroplast. 1999;14(1):102–7.
15. Sugano N, Noble PC, Kamaric E, Salama JK, Ochi T, Tullos HS. The morphology of the femur in developmental dysplasia of the hip. J Bone Joint Surg Br. 1998;80(4):711–9.
16. Sugano N, Tsuda K, Miki H, Takao M, Suzuki N, Nakamura N. Dynamic measurements of hip movement in deep bending activities after total hip arthroplasty using a 4-dimensional motion analysis system. J Arthroplast. 2012;27(8):1562–8.
17. Sugano N, Takao M, Sakai T, Nishii T, Miki H, Nakamura N. Comparison of mini-incision total hip arthroplasty through an anterior approach and a posterior approach using navigation.

Orthop Clin North Am. 2009;40(3):365–70.
18. Maeda Y, Sugano N, Nakamura N, Hamawaki M. The accuracy of a mechanical cup alignment guide in total hip arthroplasty (THA) through direct anterior and posterior approaches measured with CT-based navigation. J Arthroplast. 2015;30(9):1561–4.
19. Nishii T, Sakai T, Takao M, Sugano N. Fluctuation of cup orientation during press-fit insertion: a possible cause of malpositioning. J Arthroplast. 2015;30(10):1847–51.
20. Takao M, Nishii T, Sakai T, Sugano N. Postoperative limb-offset discrepancy notably affects soft-tissue tension in total hip arthroplasty. J Bone Joint Surg Am. 2016;98(18):1548–54.
21. Kalteis T, Handel M, Herold T, Perlick L, Paetzel C, Grifka J. Position of the acetabular cup—accuracy of radiographic calculation compared to CT-based measurement. Eur J Radiol. 2006;58(2):294–300.
22. Kamara E, Robinson J, Bas MA, Rodriguez JA, Hepinstall MS. Adoption of robotic vs fluoroscopic guidance in total hip arthroplasty: is acetabular positioning improved in the learning curve? J Arthroplast. 2017;32(1):125–30.

第 9 章

无需影像资料的计算机辅助导航全髋关节置换术

【摘要】 计算机辅助手术的引入是骨科历史上一个重要的里程碑。其近期被临床应用于全髋关节置换术。它可以是基于影像资料的或者无需影像资料的，具体取决于所使用的配准技术是否基于术前或术中的影像资料。它已经改变了外科医生对手术的看法。在本章中，我们将描述一种无需影像资料的计算机导航方法。它通过各种以往只能推测的外科手术步骤指导外科医生。有了这个系统之后，外科医生可以在监视器上实时看到手术情况。它不仅有助于髋臼定位，还可以在髋臼磨削和髋臼杯安放时显示中心偏移。同样，它可以显示股骨柄的方向及其变化所致的腿长及偏心距变化，从而帮助最终选择假体。据报道，其在髋臼杯定位、偏心距、腿长重建的准确度和精密度均超过 95%。但是，无需影像资料的计算机导航方法有一个学习曲线。最初的病例要花更多时间才能完成，但具有经验后，时间仅延长 5 ~ 10 分钟。这些设备和技术也毫无疑问地将会被改善。即使现在，它也使得手术更准确和可重复。与传统技术相比，术前计划可以获得前所未有的准确性。

【关键词】 导航 · 全髋关节置换术 · 准确性 · 腿长 · 偏心距 · 计算机辅助手术

9.1 引言

计算机辅助导航是近些年骨科领域最重要的进展之一。关节置换术是在 1960—1990 年发展和普及的。在最近的 21 世纪，最突出的变化似乎是对这些关节的运动学和动力学有更好的理解。计算机辅助手术（computer-assisted surgery, CAS）在这个领域发挥了至关重要的作用，并且通过给术者实时的反馈，使得将理论上的术前规划运用到实际的围术期的行动得以深入。

无需影像资料的导航的标准过程包括以下四个阶段：设置、注册、计划和执行。设置包括把刚体或参考系（跟踪器）安装到骨骼上。将单个解剖部分注册到计算机图像中时可以使用与患者解剖相匹配的运动学和（或）解剖标志序列。计划阶段允许我们按照计划在屏幕上观看手术的同时进行手术。在整个手术过程中，装有红外线或电磁（或其他类型）跟踪器的仪器和被追踪的骨骼会被实时监控。

尽管早在 20 世纪 90 年代计算机辅助全髋关节置换术就得到发展，但近期才应用于临床并逐渐普及，其应用仍然少于全膝关节置换术。造成这种差异的主要原因是髋关节植入物放置不正确不会像膝关节植入物放置不正确那样造成许多立即可见的问题。然而，随着时间的推移，因为计算机辅助手术的良好结果，外科医生也逐渐意识到其对于全髋关节置换术的潜在优势。传统全髋关节置换术后出现的问题，比如脱位、撞击、双下肢不等长和早期失败，是与假体位置安放不当有关[1-3]。最近，撞击已经成为一个相当严重的问题，特别是在使用陶瓷[3, 4]和金属对金属界面时，因为它们对植入物位置安放不当非常敏感。事实上，髋关节表面成形术中髋臼假体位置安放不当，可以导致患者对金属微粒不良反应的灾难性的后果，例如无菌性淋巴细胞为主型血管炎相关病变和假瘤，这可以导致髋关节表面成形术和金对金髋关节置换术使用频率的显著下降[6]。尽管 Lewinnek 等[7]提出了的安全区的观点，但是髋臼杯的标准位置尚无共识。每个人的功能平面可能不同，患关节炎的髋关节可以发生不同程度的挛缩，这都导致不同程度的骨盆倾斜。这种情况适合进行常规手术的同时也适合进行导航手术。

当前大多数现有的计算机导航系统都使用前骨盆平面作为注册骨盆解剖结构的参考平面。这个平面是通过在注册阶段注册两个髂前上棘（anterosuperior iliac spines, ASISs）和耻骨联合来确定的。虽然这个平面提供了一致的固定的骨骼标记点，但由于骨盆倾斜和脊柱畸形的变化，它可能并不能为个体化功能性位置提供真实参考。因此，一些替代方法被研发出来，但尚未证明其比前骨盆平面更好。这些替代方法包括髂后上棘、髋臼横韧带和撞击环行锥。固有的髋臼轴也已被用作表示解剖结构的参考髋臼深度[8]。使用无需影像资料的导航时，在骨盆前平面上的定位被认为是最常见的困难，特别是外科医生使用侧卧位进行手术时。我们发现，通过持续使用，这也并没有像想象中那么困难。虽然对原发性骨性关节炎进行全髋关节置换术治疗相对来说更容易理解，并且使用传统技术可以获得良好的效果，但是如果患者是继发性骨关节炎，那么复杂性就会增加。对于复杂的初次全髋关节置换术，髋臼的解剖结构是扭曲的，导致通常使用的标记点的丢失。在这种情况下，外科医生从任何可用的来源比如前骨盆平面获得最大的引导就十分有必要了。CAS 可以在翻修这些髋关节中发挥至关重要的作用。通过在手术过程中监视器上的监测，CAS 不仅可以引导外科医生假体组件的位置，还可引导髋关节旋转中心的定位，外科医生可以据此对假体的安放做出重要的决定和调整。这尤其适用于发育不良的髋关节和因创伤、感染、炎症、恶性肿瘤、既往手术等破坏的髋关节以及微创入路手术。

虽然在实验室环境中，计算机导航系统的精度已经到了最精确的程度或毫米（mm）级，但是这种技术实际应用在手术室中仍然会遇到一些问题，这些问题会影响假体安放和朝向的准确度和精密度。即便存在这些问题，该技术提供了无可辩驳的优势，包括组件朝向和安放、偏心距和腿长，以及重现术前规划、培训和研究等。

9.2 计算机辅助全髋关节置换术的缺点

9.2.1 注册

无论使用无需影像资料还是基于影像资料的技术，在导航手术中，患者解剖的注册仍然是影响准确度的一个问题。使用基于影像资料的导航时，注册可能不是一个大问题，但是它需要更复杂的软件来进行匹配和 3D 建模，而这两者都比较昂贵。

使用无需影像资料技术时，注册的准确度可能会受到质疑，并且它是依赖外科医生的操作的[9]。另外，患者在侧卧位时，使用髂前上棘和耻骨联合获取前骨盆平面可能很困难，尤其患者存在病理性肥胖的情况时。因此，其他参考点已经被提出，尽管它们没有被证明优于骨盆前平面。如果对侧髂前上棘和耻骨联合（前后向）的定位准确，那么不超过 2 cm 的注册误差对髋臼杯位置准确度的影响有限。

表 9.1（身体纵轴方向）和表 9.2（横端面前后方向）显示了错误注册的影响。髂前上棘内外侧方向的错误注册不影响髋臼杯的前倾角或外展角。在大多数情况下，髂前上棘注册时最大 2 cm 的误差仅会影响髋臼杯朝向 1°～4°。影响整体准确度最重要的一点是对侧横断面（深度）的注册，因为它能显著地影响髋臼杯前倾角。虽然骨盆前平面的准确注册十分重要，但是它并不影响腿长度、偏心距和股骨侧假体引导，这是计算机辅助导航的一个重大优势。

表 9.1　在平均大小骨盆上髋臼杯外展角和前倾角的变化 a

	实际髋臼杯位置			实际髋臼杯位置	
右侧髂前上棘：头侧（+）或足侧（-）偏移（mm）	外展角（°）	前倾角（°）	左侧髂前上棘：头侧（+）或足侧（-）偏移（mm）	外展角（°）	前倾角（°）
30	7	-2	30	-7	2
20	4	-1	20	-4	1
10	2	-1	10	-2	1
0	0	0	0	0	0
-10	-2	1	-10	2	-1
-20	-4	1	-20	4	-1
-30	-7	2	-30	7	-2

a 左右髂前上棘的距离是 240 mm，术侧为右侧时，错误的注册在头足方向（身体纵轴方向）的影响 [31]

表 9.2　在平均大小骨盆上髋臼杯外展角和前倾角的变化 a

	实际髋臼杯位置			实际髋臼杯位置	
右侧髂前上棘：前侧（+）或后侧（-）偏移（mm）	外展角（°）	前倾角（°）	左侧髂前上棘：前侧（+）或后侧（-）偏移（mm）	外展角（°）	前倾角（°）
30	-3	-2	30	-2	-17
20	-2	-1	20	-2	-11
10	-1	-1	10	-1	-5
0	0	0	0	0	0
-10	1	1	-10	1	5
-20	2	1	-20	2	10
-30	4	1	-30	4	15

a 左右髂前上棘的距离是 240 mm，术侧为右侧时，错误的注册在横端面前后方向的影响 [31]

9.2.2　跟踪器相关问题

因为跟踪器必须通过打孔的方式附着到骨骼上，所以附着点处有病变的可能。这可能会导致骨折（尽管这是理论上的风险，因为既往的报道中我们没有发现导航全髋关节置换术中的跟踪器附着点骨折）。如果跟踪器固定钉没有仔细定位，理论上会有神经血管损伤的风险（同样，未见报道）。更简单地说，如果使用被动跟踪器，液体或血液污染可能会影响能见度，导致计算机很难识别跟踪器。由于老年患者的骨盆可能会有骨质疏松，因此跟踪器有可能在被术者或助手无意中碰到等情况下发生移动。当使用没有旋转锁定装置的单个固定钉时，这种情况会更频繁地发生。在布里斯班大学进行的一项实验[10]，作者发现，大直径的固定钉的固定效果更好，尽管直径为 4 mm 和 5 mm 固定钉之间差异不大（150 ~ 200 N）。双皮质固定钉比单皮质固定钉更牢固。三个固定钉组成的三角架形与骨的固定，在金属本身或三角架本身出问题前不会出问题。抗拔出强度比抗平动强度要强 10 ~ 15 倍。在手术过程中，助手突然的撞击或持续的力量，可以产生 150 N 的力，这比拔出跟踪器固定钉所需的力小得多，也比移动直径 4 mm 或 5 mm 的固定钉所需的力也要小一些，但比旋转跟踪器所需的力大得多[10]。因此，跟踪器的选择是很重要的，有时需要在可靠性和损伤性之间做出妥协。

9.2.3　过程的时长

该过程可能比传统技术花费更长的时间。在学习曲线之初，它最多可能会延长 30 分钟，但在操作了 50 例后可以跨越学习曲线，延长的时间会减少到 5 ~ 10 分钟。手术环境、手术团队的经验和熟悉程度都影响手术的速度。作者使用计算机导航进行典型的初次全髋关节置换术的手术时间为 40 ~ 60 分钟。

9.3　计算机辅助全髋关节置换术的优势

计算机辅助手术的主要优点之一是为外科医生提供患者的独特的解剖数据，外科医生可以根据这些数据制订骨骼准备计划，从而获得最佳的结果。此外，股骨和髋臼植入物的位置和朝向都可以仔细规划，并在执行阶段进行导航。

9.3.1　假体组件朝向

计算机辅助手术期间，无论外科医生把髋臼杯放置在什么朝向，显示器都可以实时显示髋臼杯 6 个自由度的朝向。监视器可以显示外展、前倾和屈曲以及因外科医生操作产生任何的前后、内外侧或上下移位，并允许在手术期间对其进行纠正。Lewinnek 等描述了一个髋臼杯外展角为 40° ± 10° 、前倾角为 15° ± 10° 的"安全区"以减小术后关节脱位率[7]。Barrack 主张髋臼杯前倾角为 10° ~ 30°[11]，而 McCollum 和 Gray 建议前倾角为 20° ~ 40°[12]。无论外科医生选择哪种安全区，徒手操作和机械模具已被证明是不可靠的[13-17]。在波士顿麻省总医院这所教学医院中，Callanan 等发现在使用传统技术的 1952 例髋关节手术中，只有 62% 达到了希望的 30° ~ 45° 的外展角[18]。根据我们 259 例使用计算机导航辅助全髋关节置换术的经验，其中 96% 达到所需的 30° ~ 50° 的外展角[19]，并且其中有 89% 在 30° ~ 45° 的外展角。其他作者使用计算机导航也取得了更好的准确性[1]。

同样，对于股骨柄，监视器可以显示屈曲 / 伸展、内翻 / 外翻、前倾 / 后倾、偏心距和腿长变化。大多数系统都能够显示这些参数，尽管有些可能有所不同。建议外科医生在选择系统之前先详细研究这部分内容。

9.4　偏心距和腿长

全髋关节置换术中软组织平衡是非常重要的，偏心距和腿长是其重要组成部分。公认的是，重建原始的股骨偏心距对获得良好的外展功能、增加关节稳定性以及延长植入物寿命是至关重要的 [20]。恢复髋关节偏心距可以增加稳定性、增加活动范围，从而减少磨损和降低假体松动风险 [21, 22]。双下肢不等长（leg-length discrepancy, LLD）会导致背部疼痛、患者不满以及医疗诉讼 [23]。LLD 是一个与传统的髋关节置换术相关的重要问题。在英国进行的一项研究中，Konyves 和 Bannister 发现，在 90 例 THR 中，腿长平均延长了 9 mm，在 3 个月时有 43%的患者能意识到这一点，在 1 年时 33%的患者能意识到这一点 [24]。与没有双下肢不等长的患者相比，牛津功能评分在 3 个月时要低 27%，1 年时要低 18%，这表明双下肢不等长的患者功能结局更差 [24]。

我们对 228 例全髋关节置换术进行了研究，以确定在导航的帮助下，我们能在多大程度上准确地重现原始的髋部偏心距和腿长。我们使用对侧的正常髋关节作对照进行参数测量。在 95.39%的病例中，导航使我们能够将髋关节偏心距恢复到对侧正常髋关节的 6 mm 以内。在 96.05%的病例中，导航使我们能够将腿长恢复到对侧正常腿长的 6 mm 以内。总共有 96%的髋关节在头尾方向（身体纵轴方向）的髋关节中心在对侧的髋关节中心的 5 mm 以内。

髋关节旋转中心上移＞5 mm 可以导致髋关节偏心距的改变，导致使用高偏心距股骨柄。更高的髋关节旋转中心需要更高的偏心距以防止撞击 [25]。其他研究也发现，在偏心距和腿长方面，导航手术比传统手术效果更好 [26]。Dastane 等使用计算机导航，以偏心距和腿长在对侧髋关节或腿长的 6 mm 以内为重建目标，发现在 95% 的患者中可以实现偏心距重建目标，在 99% 的患者中可以实现腿长重建目标 [26]，这个结果和我们的研究类似 [27]。Confalonieri 等在一项计算机导航和徒手技术之间的对比研究中发现，计算机导航可以达到更好的结果，可以达到偏心距差值平均（2.8 ± 0.5）mm，双下肢腿长差平均（4.1 ± 1.7）mm[28]。计算机导航也被证明比传统技术更好地纠正双下肢不等长 [3, 28, 29]。

9.4.1　其他要点

在手术过程中，骨盆和髋臼是移动的，而外科医生在不知情或盲目操作的情况下进行操作，就导致了髋臼杯不正确定位和朝向的风险。有了导航系统的帮助，电脑就能检测到骨盆的任何运动，从而降低了它未被纠正的可能性。相反，仅使用肉眼的常规手术不能发现这些问题。因此，我们希望可以更谨慎地控制假体的位置和朝向，从而可以减少早期失败的数量，并可能获得更好的功能和增加假体的生存期。因为 CAS 技术尚处于起步阶段，现在判断该目标是否实现仍为时过早，但是基于文献报道中的早期结果，它确实有望实现这一目标。

该技术已被证明对培养年轻医生是有帮助的，并可以在学员手中得到与有经验的医生一致的结果 [30-32]。使用视野有限的微创入路进行手术时，这种方法也很有用 [33]。

9.5　手术技术

我们将描述最常用的无需影像资料的注册方法，且仅突出显示从导航角度来看很重要的步骤。在开始这项技术之前，必须知道如何进行传统的髋关节置换术，因为这项新技术与传统手术一样，涉及不同的阶段。这里描述的是我们使用的方法，但是不同的外科医生和不同商业公司的系统可能会有不同。因为目前只有有限的专用软件可用于复杂初次全髋关节置换术或全髋关节翻修术，在大多数情况下，主要使用的是初次全髋关节置换术软件。然而，有软件可以用于发育不良的髋关节。

9.5.1　术前计划

术前计划至关重要，尤其是对于复杂初次全髋关节置换术。其一定要在手术开始之前，根据放射学和临床情况确定：①希望在什么方向和多大程度上改变髋关节中心；②需要对偏心距和腿长进行哪些更改。注意髋臼的解剖结构也很重要，必要时，可以通过术前 CT 扫描补充数据，确定髋臼壁的位置、厚度和缺损情况。股骨的前倾角、形状和髓腔的大小也应该考虑。

9.5.2　系统设置

患者和解剖部位的准备工作与传统手术相同。患者可仰卧位或侧卧位。外科医生可以触碰到膝关节、髂嵴和骨盆是很重要的，这样才能对解剖结构进行正确的定位，并将跟踪器固定到骨骼上。肥胖患者在侧卧位下实施后外侧入路（PL）手术时，先将患者固定并较为宽松地置于侧卧位，直至骨盆注册完成再拧紧后侧支撑体位架。在骨盆平面注册时，带有中央旋钮的超声心动贴片也可以被用来引导在洞巾下面的对侧髂前上棘和耻骨联合的位置。

然后将患者数据和手术侧别输入系统。如果系统需要，跟踪器和设备会在系统中注册和校准，然后根据系统使用的不同方法将跟踪器固定到骨盆和股骨上（图 9.1）。

骨盆上的固定点可以是髂嵴或髋臼上区。股骨跟踪器可以固定到股骨转子区或远离主要手术切口的远端股骨干。固定方式从 1 根固定钉到 4 根固定钉不等。

无论使用什么方式，固定应是安全、牢固和不受干扰的。摄像头应调整到可以聚焦到所有的跟踪器（图 9.2）。它应该和术区保持在 1.6 ~ 2.5 m 的合适距离，并可以给出准确的读数。通常，计算机屏幕会显示摄像头能否恰当地看到跟踪器。

9.5.3　骨盆和髋臼的注册

骨盆和髋臼的定位可以基于影像资料或无需影像资料。基于影像资料的方法，需要进行术前 CT 或透视检查。我们使用无需影像资料的方法进行注册。骨盆在冠状面上注册由双侧髂前上棘和耻骨结节或耻骨联合组成。这些标志点在大多数的初次全髋关节置换术或复杂初次全髋关节置换术的患者中都是完整的，所以可以为朝向提供良好的参考。某些系统还需要注册由腋窝中部和大腿中立位时的大转子组成的功能平面。因为这两个点都不是单个离散的

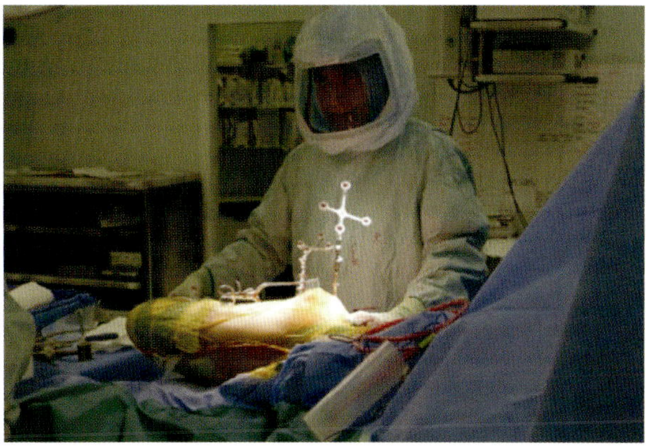

图 9.1　骨盆（髋臼上区）和股骨（转子区的 C 形夹）的跟踪器固定装置，通过同一个切口固定

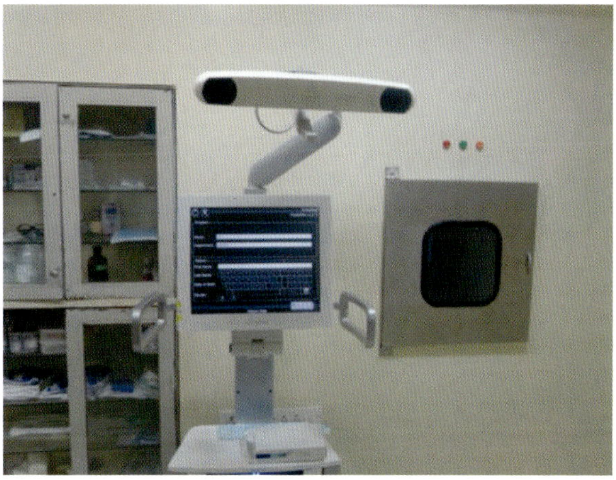

图 9.2　摄像头调整到正确的方向和距操作部位合适的距离，使其聚焦在传感器上，数据显示在屏幕上

骨性突起，识别起来容易出错，所以功能平面的注册有时也很难重复。

然后像传统手术一样显露髋关节，进行股骨颈截骨，取出股骨头。髋臼的注册是通过真实的内侧壁（底）、髋臼表面和（或）边缘的周长来表示的。这些点给出了髋臼的大致直径和原始解剖结构。可以插入直径与髋臼相同的髋臼杯试体或髋臼锉，计算机将试体或髋臼锉的中心注册为髋臼中心。髋臼的原始朝向也会被记录下来。髋臼中心可作为进一步计算的参考。要注意的很重要的一点是，髋关节解剖情况复杂时，髋臼的解剖结构可能不清楚，这时候就需要术前计划。这时候，髋臼局部解剖可能对髋臼杯朝向没有太大帮助，骨盆平面则会是一个很好的指引。

9.5.4　股骨注册

不同系统有不同的注册方法。在有的系统中，使用膝关节屈曲 90° 时髌骨前中点和踝关节前中点做注册点。而在其他的系统中，先注册转子间窝，然后是腘窝。腘窝可以注册为单个点，也可以注册为两个股骨上髁。然后将膝关节屈曲至 90°，以避免腿部旋转的影响，并记录跟腱的中点。结合所有的这些注册点，可以形成一个虚拟的股骨平面，为植入股骨假体为参考。我们必须考虑股骨的固有解剖结构，并注意这些是为了提供不同注册点之间的朝向，由计算机生成的平面。它忽略了中间的股骨干的解剖，其可能是弯曲的，特别是既往有骨折病史或畸形的时候，外科医生必须考虑到这种情况。

9.5.5 髋臼杯

暴露良好后，用髋臼锉准备骨床。髋臼锉手柄连接跟踪器（图 9.3），并与计算机相连，在所有 6 个自由度给出髋臼锉的朝向和位置，包括外展、前倾、屈曲、上下、前后和内外侧。髋臼磨锉按照术前计划进行（图 9.4）。

髋臼锉手柄连接了跟踪器后，当髋臼杯植入后，会提供类似的信息。当使用非骨水泥固定的髋臼杯时，髋臼锉磨骨时要格外注意保持正确的朝向。当使用骨水泥固定的髋臼杯时，在骨水泥凝固前，可以在一定程度上改变髋臼杯的位置。

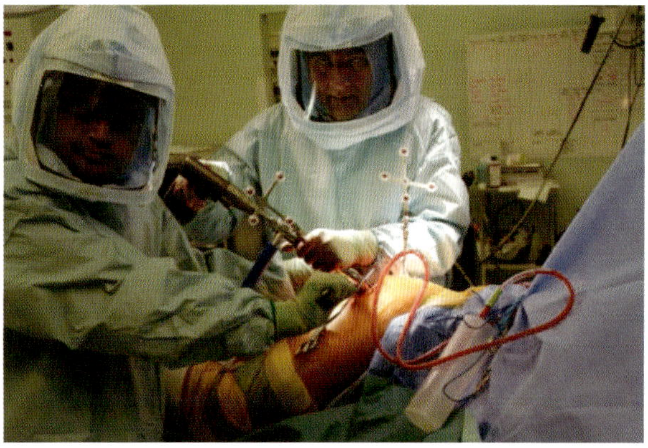

图 9.3　带反射球的被动跟踪器连接在髋臼锉的手柄上，以骨盆上的跟踪器确立的参考平面进行髋臼磨锉

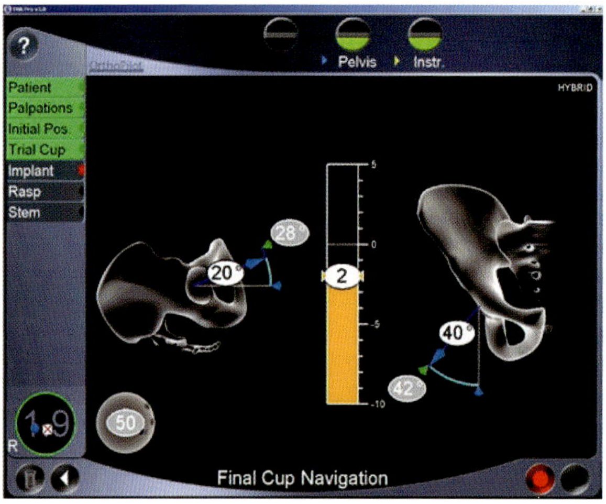

图 9.4　屏幕上显示髋臼锉的型号、内外侧和头尾侧（身体纵轴）方向的位置。还可以显示外展、前倾和真实髋臼底到中柱距离

9.5.6　股骨柄

股骨以传统的方式准备，注意计算机通过附着在股骨髓腔锉手柄上的跟踪器显示的朝向保持正确。它可以显示髓腔锉的前倾、偏心距和腿长（图 9.5）。

插入股骨柄时，也给出类似的读数。不要忘记术前计划是很重要的一点，注意股骨有无任何特定畸形。一些软件甚至给出了股骨柄在某一特定位置时的模拟运动范围，从而有助于调整股骨前倾角。同样，对于非骨水泥固定的股骨柄，小心准备骨床是非常重要的。对于使用骨水泥固定的股骨柄，在骨水泥凝固前，可以在一定程度上改变位置。

9.5.7　最终步骤

在实际的髋关节复位试验前，在显示器上可以看到一个模拟复位，也可以看到不同长度的股骨颈的影响（图 9.5）。然后用选定的假体进行复位试验，新的髋关节中心就出现了。可以看到腿长和偏心距的变化，在这个阶段，还通过改变股骨颈的长度在任何程度上改变腿长和偏心距。最终的动作范围和撞击点都被记录在计算机中，与常规技术一样，这个过程是在伤口关闭后进行的。

9.6　结论

CAS 为我们提供了使手术更加准确和可重复的技术。与传统技术相比，术前计划可以更有说服力和准确地执行。该技术也需要进一步发展，例如在比传统技术更被广泛接受前，注册需要使用的设备要做得更加人性化和易于使用。教育和培训将在推广该技术的使用中发挥重大作用。

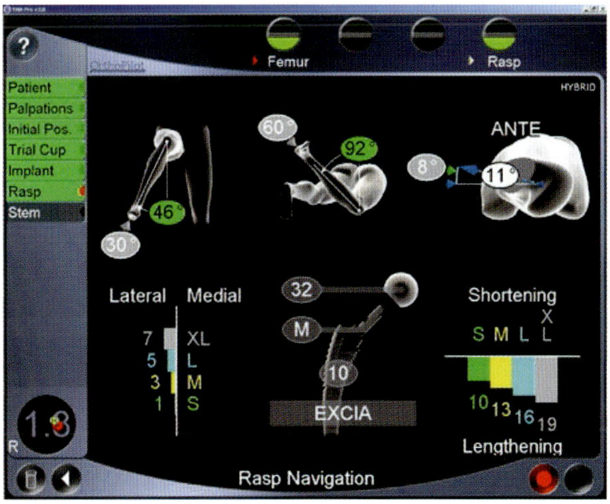

图 9.5　股骨髓腔锉显示屈曲、内旋和外旋，这将通过显示的髋臼锉的前倾的位置实现。屏幕下方显示了一个模拟的试验，包括偏心距，头、颈、柄的型号，以及用不同的颈长时腿长的改变。（S 小号，M 中号，L 长号，XL 加长号）

9.7 CAS 的未来

在我看来，这项技术终将变得越来越简单和方便使用。当前正在设计软件和设备来满足复杂的情况和翻修手术。其中一些设计将用于对运动学和植入物进行术前和术后评估，并追踪他们随着时间的进展，从而可能识别出即将发生的早期失败。它们还将有助于培训外科医生并充当考试时的评估工具。研究和理解人类生物力学的潜力是巨大的，毫无疑问将帮助我们为患者提供更好的结果。

利益冲突：作者所在的部门已获得多家公司的研究资金（非详尽列表：Zimmer；Stryker，BBraun，Mathys，ConvatecBlue, Belt Technology）。作者已收到 BBraun Aesculap 的咨询费。

（Kamal Deep 著 王鑫光 译）

参考文献

1. Wixson RL. Computer-assisted total hip navigation. Instr Course Lect. 2008;57:707–20.
2. Ecker TM, Murphy SB. Application of surgical navigation to total hip arthroplasty. Proc Inst Mech Eng H. 2007;221(7):699–712.
3. Sugano N, Nishii T, Miki H, Yoshikawa H, Sato Y, Tamura S. Mid-term results of cementless total hip replacement using a ceramic-on-ceramic bearing with and without computer navigation. J Bone Joint Surg Br. 2007;89(4):455–60.
4. Murali R, Bonar SF, Kirsh G, Walter WK, Walter WL. Osteolysis in third-generation alumina ceramic-on-ceramic hip bearings with severe impingement and titanium metallosis. J Arthroplasty. 2008;23(8):1240.e13–9.
5. Onda K, Nagoya S, Kaya M, Yamashita T. Cup-neck impingement due to the malposition of the implant as a possible mechanism for metallosis in metal-on-metal total hip arthroplasty. Orthopaedics. 2008;31(4):396.
6. Langton DJ, Joyce TJ, Jameson SS, et al. Adverse reaction to metal debris following hp resurfacing – the influence of component type, orientation and volumetric wear. J Bone Joint Surg Br. 2011;93B(2):164–71.
7. Lewinnek GE, Lewis JL, Tarr R, Compere CL, Zimmerman JR. Dislocations after total hip-replacement arthroplasties. J Bone Joint Surg Am. 1978;60(2):217–20.
8. Hakki S, Bilotta V, Oliveira D, Dordelly L. Acetabular central axis; Is it the future of hp navigation? Orthopaedics. 2010;33(10 Suppl):43–7.
9. Pinoit Y, May O, Girard J, Laffargue P, Ala Eddine T, Migaud H. Low accuracy of anterior pelvic plane to guide the position of the cup with imageless computer assistance. Variation of position in 106 patients. Rev Chir Orthop Reparatrice Appar Mot. 2007;93(5):455–60.
10. Deep K, Ward N, Donnelly W, Tevelan G, Crawford R. Biomechanical force displacement analysis of strength of fixation of tracker holding devices to bone in computer aided joint replacements. J Bone Joint Surg Br. 2006;88B(Supp):439.
11. Barrack R. Dislocation after total hip arthroplasty: implant design and orientation. J Am Acad Orthop Surg. 2003;11:89.
12. McCollum DE, Gray WJ. Dislocations after total hip arthroplasty: causes and prevention. Clin Orthop. 1990;261:159.
13. Di Gioia AM, Jaramaz B, Blackwell M, et al. The Otto Aufranc Award. Image guided navigation system to measure intraoperatively acetabular implant alignment. Clin Orthop Relat Res. 1998;355:8–22.

14. Kalteis T, Handel M, Herold T, et al. Greater accuracy in positioning of the acetabular cup by using an image-free navigation system. Int Orthop. 2005;29(5):272–6.
15. Najarian BC, Kilgore JE, Markel DC. Evaluation of component positioning in primary total hip arthroplasty using an imageless navigation device compared with traditional methods. J Arthroplasty. 2009;24(1):15–21.
16. Saxler G, Marx A, Vandevelde D, et al. The accuracy of free-hand cup positioning: a CT based measurement of cup placement in 105 total hip arthroplasties. Int Orthop. 2004;28:198–201.
17. Hassan DM, Johnston GH, Dust WN, Watson G, Dolovich AT. Accuracy of intraoperative assessment of acetabular prosthesis placement. J Arthroplasty. 1998;13(1):80–4.
18. Callanan MC, Jarrett B, Bragdon CR, Zurakowski D, Rubash HE, Frieberg AA, Malchau H. Risk factors for cup malpositioning: quality improvement through a joint registry in a tertiary hospital. Clin Orthop Relat Res. 2011;469(2):319–29.
19. Deep K, Khan MS, Deakin A. Assessment of precision and accuracy of computer navigation in total hip Arthroplasty. Bone Joint J. 2013;95-B(Suppl 28):47.
20. Lecerf G, et al. Femoral offset: anatomical concept, definition, assessment, implications of preoperative templating and hip arthroplasty. Orthop Traumatol Surg Res. 2009;95:210–9.
21. Sakalkale DP, Sharkey PF, Eng K, et al. Effect of femoral component offset on polyethylene wear in total hip arthroplasty. Clin Orthop Relat Res. 2011;388:125.
22. Little NJ, Busch CA, Gallagher JA, Rorabeck CH, Bourne RB. Acetabular polyethylene wear and acetabular inclination and femoral offset. Clin Orthop Relat Res. 2009;467:2895–900.
23. Maloney WJ, Keeney JA. Leg length discrepancy after total hip arthroplasty. J Arthroplasty. 2004;19(Suppl 1):108.
24. Konyves A, Bannister GC. The importance of leg length discrepancy after total hip replacement. J Bone Joint Surg. 2005;87B(2):155–7.
25. Dolhain P, et al. The effectiveness of dual offset stems in restoring offset during total hip replacement. Acta Orthop Belg. 2002;68:490–9.
26. Dastane M, Dorr LD, Tarwala R, Wan Z. Hip offset in total hip arthroplasty: quantitative measurement with navigation. Clin Orthop Relat Res. 2011;469:429–36.
27. Ellapparadja P, Mahajan V, Deakin AH, Deep K. Reproduction of hip offset and leg length in navigated total hip arthroplasty: how accurate are we? J Arthroplasty. 2015;30(6):1002–7.
28. Confalonieri N, Manzotti A, Montironi F, Pullen C. Leg length discrepancy, dislocation rate, and offset in total hip replacement using a short modular stem: navigation vs conventional freehand. Orthopaedics. 2008;31(10 Suppl 1)
29. Ellapparadja P, Mahajan V, Atiya S, Sankar B, Deep K. Leg length discrepancy in computer navigated total hip arthroplasty - how accurate are we? Hip Int. 2016;26(5):438–43.
30. Gofton W, Dubrowski A, Tabloie F, Backstein D. The effect of computer navigation on trainee learning of surgical skills. J Bone Joint Surg Am. 2007;89(12):2819–27.
31. Deep K, Picard F. Computer assisted navigation in primary total hip arthroplasty. Orthopaedics Trauma. 2014;28(5):309–14.
32. Picard F, Deep K. Role of Computer assisted surgery in training and outcomes. Orthopaedics Trauma. 2014;28(5):322–6.
33. Judet H. Five years of experience in hip navigation using a mini-invasive anterior approach. Orthopaedics. 2007;30(10 Suppl):S141–3.

第 10 章

全髋关节置换术中患者个性化手术导板

【摘要】随着 3D 打印技术的发展，患者个性化手术导板（patient-specific surgical guide, PSG）已经成为了全髋关节置换术（THA）中一种便捷的工具，它可以用于对髋臼和股骨等假体进行合适的定位安放。PSG 根据术前计算机断层扫描（CT）和磁共振成像（MRI）的数据进行设计和制造。用于 THA 的 PSG 主要分为三类：用于导线插入的 PSG，用于截骨的 PSG，以及用于磨锉和假体固定的 PSG。PSG 定位的精确性取决于它的设计以及其与骨骼的接触面。目前，髋臼假体、传统股骨假体和用于表面置换的股骨假体的 PSG 已经得到了临床使用。由于需要去除软组织等额外的准备工作，在 THA 中使用 PSG 并不总意味着可以让手术微创化。

【关键词】患者个性化手术导板 · 全髋关节置换术 · 导线插入 · 截骨 · 准确性

10.1 引言

作为一种计算机辅助手术工具，Radermacher 等学者将 PSG 引入骨科手术领域 [1]。在全髋关节置换术（THA）中，理想的假体安放位置对于预防术后假体脱位 [2, 3] 以及提高患者生活质量 [4] 和假体使用寿命 [5] 至关重要。随着 3D 打印技术的发展，PSG 已经成为了 THA 中一种便捷的手术工具，它基于术前的计划，可以将髋臼或股骨假体安放到理想的位置（图 10.1）[6-15]。

10.2 PSG 的设计与制造

基于术前的 CT 或 MRI 数据，可以得到患者的三维骨骼模型，再根据这一模型的表面进行匹配就可以设计出患者的 PSG。PSG 的制作材料多种多样，其中包括树脂。我们采用螺旋 CT 的数据，以 1 mm 的层厚进行重建，并以 STL 格式传输到工作站。用于全髋关节置换的 PSG 是根据术前计划采用图像处理软件（例如 Mimics, Materialise, Leuven, Belgium）进行设计的。PSG 由树脂制造，通过机器（例如 FORMIGA, EOS GmbH, Krailling, Germany）使用快速成型法制成。PSG 生产时的操作误差为（0.048 ± 0.25）mm[14]。

10.3 THA 中不同功能 PSG 的分类

用于 THA 的 PSG 主要分为三类：用于导线插入的 PSG[6-15]，用于截骨的 PSG[14]，以及

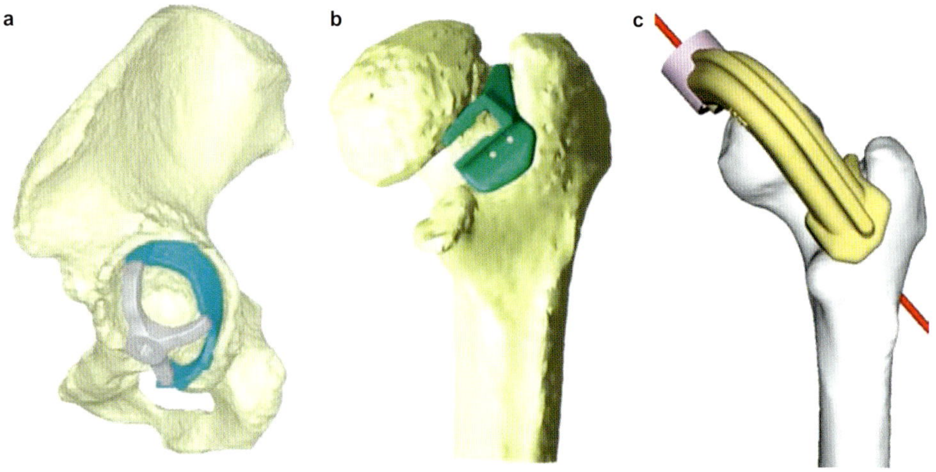

图 10.1　用于 THA 的 PSG。(a) 用于髋臼假体的 PSG，(b) 用于股骨颈截骨的 PSG，(c) 用于全髋关节表面置换的 PSG

用于磨锉和假体固定的 PSG[14]。用于导线插入的 PSG 被用来调节髋臼假体和表面置换中股骨假体的方向。这类导板调节的不是假体的三维位置，而是二维的位置和方向。在表面置换中股骨假体的导线位于假体的中心，并以此调节假体的二维方位 [8, 9, 11, 13, 14]。用于髋臼假体的导线则有两种，第一种导线与表面置换中股骨假体的导线相同 [10, 12]，第二种导线则仅能调节髋臼假体的方向 [6, 7, 15]。对于第二种导线，手术医生会在髋臼环上平行于插入的导线固定髋臼假体。

用于截骨的 PSG 一般会在传统的 THA 中被用于股骨颈的截骨，它们可以调节截骨的高度和方向 [14, 18]。当手术医生插入并固定股骨假体时，一些导板还有额外的装置可以对股骨柄的前倾角进行调节。还有一类 PSG 被特别报道可以用于髋臼侧的磨锉和假体固定 [14]。尽管这类导板被安装在髋臼边缘，但它们可能会因髋臼锉的震动以及髋臼假体持器的撞击而受到影响，从而导致位置的变化。

10.4　在骨表面定位 PSG

基于术前计划在骨表面进行精确的 PSG 定位，是使用 PSG 实现 THA 假体准确安放的保障。必须彻底清除将要固定 PSG 的骨表面上覆盖的软组织，包括关节囊、髋臼盂唇和滑膜。否则，PSG 就不能准确地固定在骨表面上，也无法根据术前计划精确地进行导线的插入和（或）截骨。此外，手术医生还必须确认 PSG 与骨表面之间没有任何间隙。由于需要进行去除软组织，以及确认 PSG 固定可靠这些额外的操作，在 THA 中使用 PSG 并不总意味着可以使手术微创。

10.5　PSG 定位的精确性

目前尚没有关于 PSG 在骨表面定位精确性的临床数据。在对尸体进行的研究中 [14, 18]，为

PSG 安装 4 枚金属球状标记物（直径 2 mm）用于评估其在骨表面定位的精确性。术前计划与 PSG 实际定位的精确程度，取决于 PSG 的设计以及其与骨表面的接触面积。

在用于后入路股骨颈截骨的 PSG 中，宽基底接触型的 PSG 和窄基底接触型的 PSG 在定位的精确性上并无显著性差异 [14]。股骨颈截骨角度在冠状面上的绝对误差为（宽基底对比窄基底）1.6° ±0.7° 对比 1.6° ±1.3°，在矢状面上的绝对误差为 1.0° ±0.4° 对比 0.7° ±0.7°，股骨颈内侧的截骨高度为（1.2±0.8）mm 对比（0.8±0.5）mm。

在用于髋臼假体植入的 PSG 中，与非髋臼前缘接触型相比，全髋臼缘接触型的 PSG 显示出了更高的定位精确性 [14]。髋臼假体外展角的绝对误差为（全缘接触型对比非前缘接触型）1.0° ±0.9° 对比 3.4° ±2.4°，前倾角的绝对误差为 1.7° ±1.1° 对比 3.6° ±2.8°（P=0.03）。

10.6 用于髋臼假体的 PSG

根据不同的功能，PSG 可以分为三种类型：①导线位于髋臼外侧（髋臼缘），调节髋臼假体方向（外展角和前倾角）的 PSG[6, 7, 15]；②导线位于髋臼内部，除了调节髋臼假体的方向，还可以调节其二维位置的 PSG[10, 12]；③可以调节髋臼假体的方向和三维位置的 PSG[14]。表 10.1 列出了在计算机辅助下，术前计划与实际操作之间精确性的差异。

表 10.1 计算机辅助的 THA 精确性对比

THA 中髋臼杯的植入				
	例数（髋）	器械	外展角（°）	前倾角（°）
Hananouchi 等 [6]	24	PSG[a]（平行导线）	2.8±2.1	3.7±2.7
Hananouchi 等 [7]	38	PSG[a]（平行导线）	3.2±2.3	3.7±2.7
Zhang 等 [10]	11	PSG[a]（磨锉导线）	1.6±0.4	1.9±1.1
Buller 等 [12]	14（骨模型）	PSG[a]（持器导线）	1.4±0.2	5.2±5.5
Sakai 等 [14]	16（尸体）	PSG[a]（持器导线，非前缘接触型）	6.7±4.2	8.4±4.8
		PSG[a]（持器导线，前缘接触型）	3.4±2.1	6.6±4.7
Small 等 [15]	18	PSG[a]（平行导线）	-1.96±7.3	-0.22±6.9
Steppacher 等 [17]	70	机械式导航器械	1.3±3.4	1.0±4.1
Kitada 等 [18]	30	基于 CT 的导航	1.5±3.5	1.4±5.6

表中数值为平均数 ± 标准差

[a] 患者个性化手术导板

10.6.1 在髋臼环边缘的导线

这类 PSG 设计为需要与髋臼环和（或）髋臼内骨质表面相匹配，避免接触残余的退变软骨 [6, 7, 15]。PSG 有一个孔，用于导线插入并固定在髋臼环边缘。该导线可根据术前计划调节假体的方向，即髋臼假体的外展角和前倾角。在对髋臼骨面进行磨锉并准备好髋臼假体后，把臼杯持器与导线平行放置，术者敲击持器将髋臼假体植入。通过比较术前和术后的 CT 数据，可以判断术前计划和实际假体植入位置之间的精确性，有报道显示，髋臼假体外展角的绝对误差为 3.2° ± 2.3°，前倾角的绝对误差为 3.7° ± 2.7° [7]。

10.6.2　在髋臼内的导线

这类 PSG 的设计和制造过程与前面提到的类型相同。PSG 上也有一孔，可以插入导线或者插入磨锉的手柄以及臼杯的持器，让它们进入到髋臼内 [10, 12]。该导线可根据术前计划调节髋臼假体的二维位置和方向（外展和前倾）。术者可以将空心磨锉的手柄穿过导线以处理髋臼表面，为假体的植入做准备。磨锉完成后，医生再将臼杯的持器穿过导线，植入髋臼假体。术前计划和实际假体植入位置之间的精确性，同样通过比较术前和术后的 CT 数据来进行判断。据报道，髋臼假体外展角的绝对误差为 1.6° ± 0.4°，前倾角的绝对误差为 1.9° ± 1.1° [10]。

10.6.3　髋臼的磨锉导板和臼杯持器（图 10.2）

这类 PSG 设计为与髋臼环边缘的骨表面相匹配，避免接触残余的退变软骨。PSG 上同样有一孔洞，供磨锉的手柄和臼杯持器穿过 [14]。其根据术前计划，可以调节磨锉手柄和臼杯持器的二维位置和方向（外展和前倾）。尽管此类 PSG 在理论上还可以调节髋臼假体的三维位置（髋臼假体的深度），但是在打入臼杯的过程中，PSG 的固定位置可能会受到影响。一项尸体研究发现，髋臼假体外展角的绝对误差为 3.4° ± 2.1°，前倾角的绝对误差为 6.6° ± 4.7° [14]。同时也发现，这类 PSG 受到磨锉的震动和臼杯打入时撞击的影响，有移位的风险。

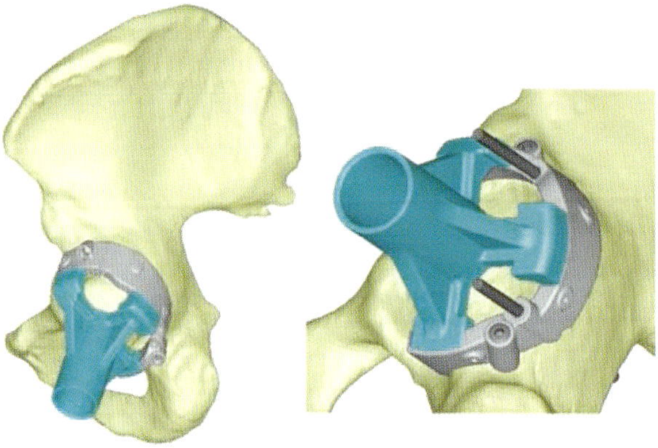

图 10.2　用于髋臼假体的 PSG。这类 PSG 可调节髋臼磨锉及臼杯持器的方向和三维位置

10.7　用于传统股骨假体的 PSG（图 10.3）

根据功能，这类 PSG 可以分为两类：①调节股骨颈截骨高度和方向的 PSG[14, 16]；②调节冠状位或矢状位力线和股骨假体前倾角的 PSG。

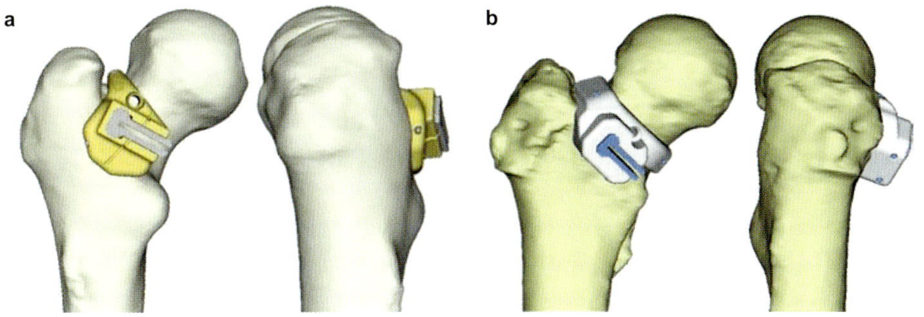

图 10.3　用于传统股骨假体的 PSG，可调节股骨颈截骨的高度和方向。(a) 用于后入路的 PSG，(b) 用于前入路的 PSG

10.7.1　调节股骨颈截骨高度和方向的 PSG

这类 PSG 设计为与股骨颈的骨表面相匹配 [14]。在后入路手术中，选择股骨颈的后侧作为 PSG 安放的位置；而在前入路手术中，则相应选择前侧作为安放位置 [16]。这类 PSG 可以调节股骨颈截骨的高度和方向。术中，将锯片穿过导板上的金属槽，对股骨颈进行截骨。截骨完成后，术者基于截骨线的高度和方向插入并固定传统的股骨柄。在尸体研究中发现，通过比较术前和术后的 CT 数据，术前计划和术后股骨柄实际植入位置之间的绝对误差为：冠状位力线 (内翻或外翻) 1.4° ±0.8°，矢状位力线 (屈曲或伸展) 3.0° ±1.4°，股骨颈内侧截骨高度 (后入路)(0.7±0.5) mm[14]。

10.7.2　调节冠状位或矢状位力线和股骨假体前倾角的 PSG

这类 PSG 的设计和制造过程与前面提到的类型相同。其通过贴附在股骨颈截骨面上的附加部件，可调节截骨的高度、冠状位或矢状位力线以及股骨假体的前倾角。在截骨完成后，术者基于截骨线的高度、方向以及前倾角插入并固定传统的股骨柄。

10.8　用于表面置换中股骨假体的 PSG (图 10.1c)

此类 PSG 设计为与股骨颈后侧以及鞍区的骨表面相匹配，其可以调节导线插入股骨头的位置和方向 (柄干角和前倾角)。这种用于表面置换中股骨假体的 PSG 是被使用最多的 PSG[8, 9, 11, 13, 14]，并已得到了一些较好的结果 (表 10.2)。有报道称，使用这种 PSG 的手术精度可以和基于 CT 的导航结果相媲美 [13]。

10.9　用于 THA 中联合矫形和短缩截骨的 PSG

对于部分接受过股骨截骨的髋关节骨关节炎患者，他们在进行 THA 时可能需要联合进行矫形和短缩截骨。对于这些病例，PSG 也能发挥出类似于在上肢畸形矫形截骨中的优势[19]。这类 PSG 设计为与畸形的股骨表面相匹配，它可以调节矫形截骨的角度和缩短截骨的距离。

表 10.2 与计算机辅助下全髋关节表面置换的精确性对比

全髋关节表面置换中插入股骨导线					
	例数（髋）	器械	柄干角（°）	前倾角（°）	插入点（mm）
Kunz 等[8]	45	PSG[a]	平均 1.14	平均 4.49	
Raaijmaakers 等[9]	5	PSG[a]		平均 2.02（1.5～2.9）	平均 1.84(1.6～2.1)
Andenaert 等[11]	6	PSG[a]		4.1 ± 1.8	2.7 ± 2.0
Sakai 等[14]	16（尸体）	PSG[a]（窄基底）	2.6 ± 2.8	2.4 ± 1.8	3.7 ± 2.6
		PSG[a]（宽基底）	0.8 ± 0.6	1.7 ± 2.0	2.6 ± 1.5

表中数值为平均数 ± 标准差
[a] 患者个性化手术导板

（Takashi Sakai 著 李 杨 译）

参考文献

1. Radermacher K, Portheine F, Anton M, Zimolong A, Kaspers G, Rau G, Staudte HW. Computer assisted orthopaedic surgery with image based individual templates. Clin Orthop Relat Res. 1998;354:28–38.
2. Widmer KH, Zurfluh B. Compliant positioning of total hip components for optimal range of motion. J Orthop Res. 2004;22:815–21.
3. Miki H, Yamanashi W, Nishii T, Sato Y, Yoshikawa H, Sugano N. Anatomic hip range of motion after implantation during total hip arthroplasty as measured by a navigation system. J Arthroplasty. 2007;22:946–52.
4. Jolles BM, Zangger P, Leyvraz PF. Factors predisposing to dislocation after primary total hip prosthesis. J Arthroplasty. 2002;17:282–8.
5. Kennedy JG, Rogers WB, Soffe KE, Sullivan RJ, Griffen DG, Sheehan LJ. Effect of acetabular component orientation on recurrent dislocation, pelvic osteolysis, polyethylene wear, and component migration. J Arthroplasty. 1998;13:530–4.
6. Hananouchi T, Saito M, Koyama T, Hagio K, Murase T, Sugano N, Yoshikawa H. Tailor-made surgical guide based on rapid prototyping technique for cup insertion in total hip Arthroplasty. Int J Med Robot. 2009;5:164–9.
7. Hananouchi T, Saito M, Koyama T, Sugano N, Yoshikawa H. Tailor-made surgical guide reduces incidence of outliers of cup placement. Clin Orthop Relat Res. 2010;468:1088–95.
8. Kunz M, Rudan JF, Xenoyannis GL, Ellis RE. Computer-assisted hip resurfacing using individualized drill templates. J Arthroplasty. 2010;25:600–6.
9. Raaijmaakers M, Gelaude F, De Smedt K, Clijmans T, Dille J, Mulier M. A custom-made guide-wire positioning device for hip surface replacement Arthroplasty: description and first results. BMC Musculoskelet Disord. 2010;11:161–7.
10. Zhang YZ, Chen B, Lu S, Yang Y, Zhao JM, Liu R, Li YB, Pei GX. Preliminary application of computer-assissted patient-specific acetabular navigational template for total hip arthroplasty in adult single development dysplasia of the hip. Int J Med Robot Comput Assist Surg.

2011;7:469–74.
11. Andenaert E, De Smedt K, Gelaude F, Clijmans T, Pattyn C, Geebelen B. A custom-made guide for femoral component positioning in hip resurfacing arthroplasty: development and validation study. Comput Aided Surg. 2011;16:304–9.
12. Buller L, Smith T, Bryan J, Klika A, Barsoum W, Ianntti JP. The use of patient-specific instrumentation improves the accuracy of acetabular component placement. J Arthroplasty. 2013;28:631–6.
13. Kitada M, Sakai T, Murase T, Hanada T, Nakamura N, Sugano N. Validation of the femoral component placement during hip resurfacing: a comparison between the conventional jig, patient-specific template, and CT-based navigation. Int J Med Robot. 2013;9:223–9.
14. Sakai T, Hanada T, Murase T, Kitada M, Hamada H, Yoshikawa H, Sugano N. Validation of patient specific surgical guides in total hip arthroplasty. Int J Med Robot. 2014;10:113–20.
15. Small T, Krebs V, Molloy R, Bryan J, Klika AK, Barsoum WK. Comparison of acetabular shell position using patient specific instruments vs. standard surgical instruments: a randomized clinical trial. J Arthroplasty. 2014;29:1030–7.
16. Sakai T, Hamada H, Takao M, Murase T, Yoshikawa H, Sugano N. Validation of patient-specific surgical guides for femoral neck cutting in total hip arthroplasty through the anterolateral approach. Int J Med Robot. 2017;13(3)
17. Steppacher SD, Kowal JH, Murphy SB. Improving cup positioning using a mechanical navigation instrument. Clin Orthop Relat Res. 2011;469:423–8.
18. Kitada M, Nakamura N, Iwana D, Kakimoto A, Nishii T, Sugano N. Evaluation of the accuracy of computed tomography-based navigation for femoral stem orientation and leg length discrepancy. J Arthroplasty. 2011;26:674–9.
19. Murase T, Oka K, Moritomo H, Goto A, Yoshikawa H, Sugamoto K. Three-dimensional corrective osteotomy of malunited fractures of the upper extremity with use of a computer simulation system. J Bone Joint Surg Am. 2008;90:2375–89.

第11章

机器人辅助初次和翻修全髋关节置换术——股骨侧

【摘要】 机器人辅助全髋关节置换术在股骨侧是机器人技术在骨科手术中的最古老的应用之一了。第一个主动机器人系统 ROBODOC 已经在许多国家使用。最初，它使用基于定位针的注册系统，并要求在全髋关节置换术前在患者股骨上植入定位针。随后，开发了免定位针的表面注册技术，消除了对定位针的需要以及相关的并发症。除了在初次全髋关节置换术中股骨的铣削功能之外，该系统还可以在全髋关节翻修术中对股骨髓腔内的骨水泥进行选择性地去除。尽管一项研究显示机器人股骨手术的翻修率高于传统手术，但许多研究显示，与传统技术相比，使用机器人股骨手术具有精确的股骨准备、相同或稍好的术后功能、更好的假体柄对线、更少的脂肪栓塞、更少的应力遮挡和更低的股骨骨折发生率。

【关键词】 机器人 · 初次全髋关节置换术 · 全髋关节翻修术 · 股骨

11.1 引言

在历史上，全髋关节置换手术（THA）中有两种用于股骨铣削的机器人辅助系统：ROBODOC（Think Surgical, Fremont, CA, USA）和 CASPAR（URS Ortho, Rastatt, Germany）。ROBODOC 是第一款主动机器人系统，旨在通过减少技术误差来改善非骨水泥型全髋关节置换股骨侧的结果[1]。在 20 世纪 80 年代，由于骨长入失败和持续性大腿疼痛，使用非骨水泥型全髋关节置换术的临床结果并不稳定。人工准备股骨髓腔被认为是问题的主要原因之一[2]。最初的预备研究是在狗身上进行的，该系统应用于临床是始于 1992 年[2]。

美国食品和药品管理局（FDA）授权了一项始于 1994 年的多中心研究，尽管在该研究中始于的机器人系统需要插入 3 枚定位针，并且平均手术时间超过 240 分钟，但是该研究证明在机器人辅助组中股骨假体更好地匹配和定位[1]。后来，有更进一步的系统改进，包括减少使用的定位针的数量（从 3 个减少到 2 个），提高铣削的速度和切削的路径，以减少手术的损伤和机器人铣削时间[1]。

欧盟 1994 年批准了这一系统[3]。虽然早期在德国的试验因为高并发症率导致了多重诉讼和负面的媒体报道[4]。在日本，2000 年启动了一项多中心临床试验，以获得卫生、劳动和福利部的批准。随后，开发了利用骨表面的免定位针的注册系统。2008 年，它获得了美国 FDA 的批准，可以在全髋关节置换术中使用。ROBODOC 系统现已用于超过 28 000 例关节置换术，也包括了膝关节置换术。

CASPAR 是另一个基于图像的主动机器人系统。尽管初步的体外研究显示比手动操作有更好的骨和假体的接触[5]，精确度与 ROBODOC 系统相当[6]。与术前计划相比，CASPAR

系统显示出术后股骨柄的前倾角准确性较低[7]。此外，在一项前瞻性试验中，在平均 18 个月的随访中，CASPAR 系统在失血量、脱位、翻修率和异位骨化的结果方面比常规组差[8]。该系统不再临床使用[4]，因此，在本章中，我们将讨论 ROBODOC 系统。

11.2 技术

11.2.1 使用基于定位针系统的初次全髋关节置换术

ROBODOC 是一个基于基准的注册系统，它由三个单元组成：一个带有高速末端铣削装置的机械臂、一个控制柜和一个术前计划工作站（ORTHODOC; Think Surgical）（图 11.1）。每次机器人手术还要用上额外的一次性工具（如无菌钻头和手术铺单）。

使用这种基于定位针的系统时，每次使用过程包括了定位针植入、CT 扫描、使用工作站的术前计划、机器人诊断和准备、手术显露和定位针的注册、股骨的机器人铣削。对于股骨注册，需要植入 2 个定位针，一个在大粗隆上，一个在股骨外髁上（图 11.2）。定位针的植入是在全髋关节置换术前局麻下完成，然后根据厂家的特定要求进行 CT 扫描。

在工作站，使用患者的 CT 图像数据，手术医生可以创建一个三维的术前计划，可以在股骨上选择假体的大小及其位置（图 11.3a）。由于工作站可以显示三维的切割图像，医生可以识别出任何外展肌腱和大粗隆损伤的风险（图 11.3b）。当假体在工作站上定位满意后，术前计划数据被记录到光盘上。在手术之前，医生将患者数据从光盘上传到机器人辅助系统，开启机器人的自检。

在手术过程中，医生显露出定位针，用股骨定位夹将患者的下肢固定住（图 11.4）。接下来医生可以移动机械臂，引导探针与定位针相接触（图 11.5）。机器人辅助系统的电脑记录下定位针的位置，自动进行注册并确定精确度。

然后，医生安装上钻头，引导机械臂在骨前面开始铣削股骨（图 11.6a），当机器人铣削股骨髓腔时，显示器显示着铣削的过程（图 11.6b），过程中医生可以随时按下暂停按钮

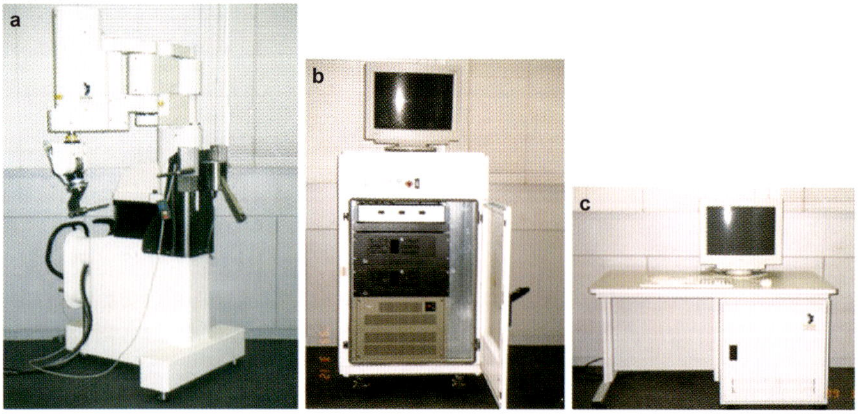

图 11.1 ROBODOC 手术机器人系统。（a）ROBODOC 手术助手是一个五轴的 SACARA 型手术机器人；（b）控制柜；（c）ORTHODOC 3D 术前计划工作站

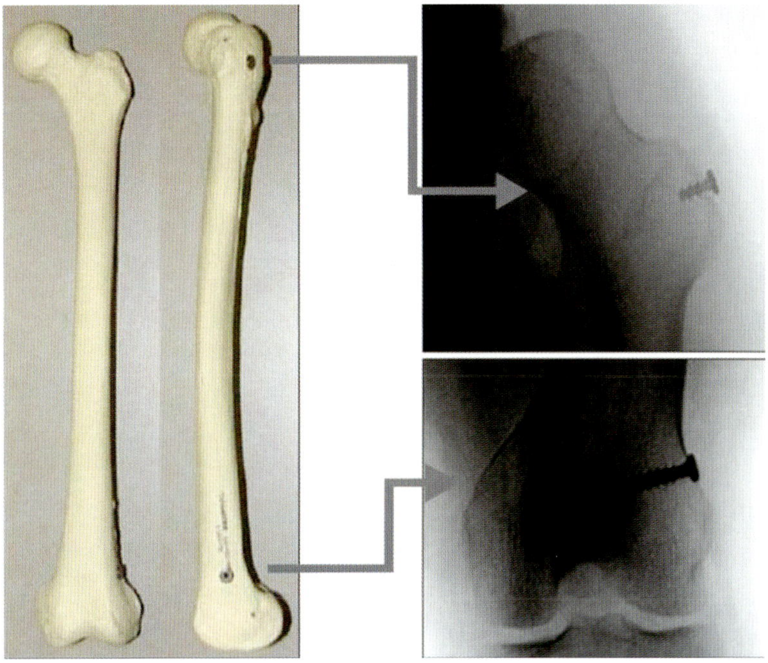

图 11.2　注册用的基准螺钉。螺钉拧入大粗隆和股骨髁，然后扫描 CT

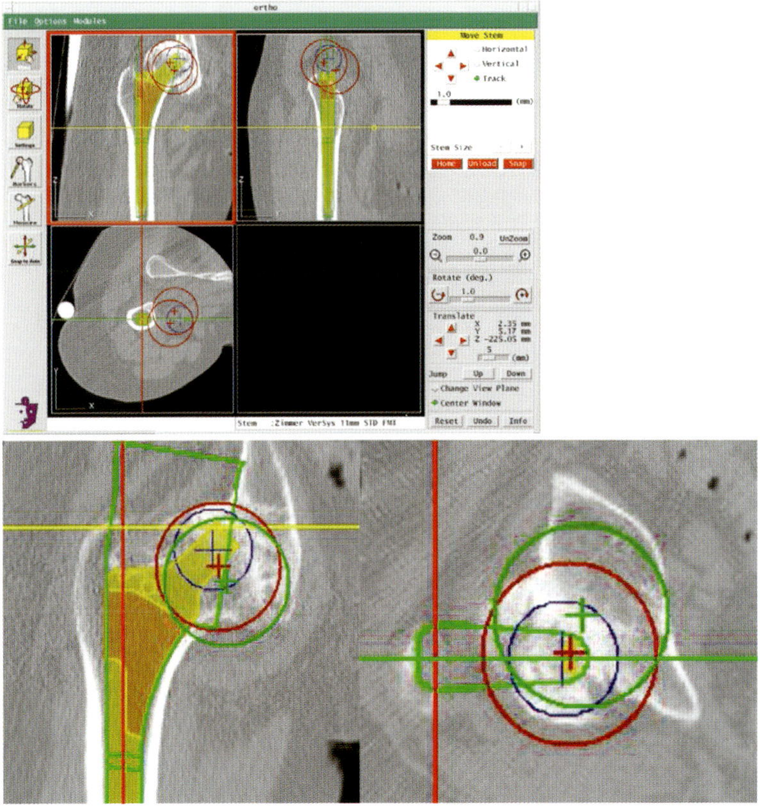

图 11.3　使用工作站进行术前计划。（a）利用 CT 数据，手术医生为假体植入建立三维计划；（b）围绕假体柄的绿线提示切割的通路，据此医生可以确定软组织和骨组织的损伤风险

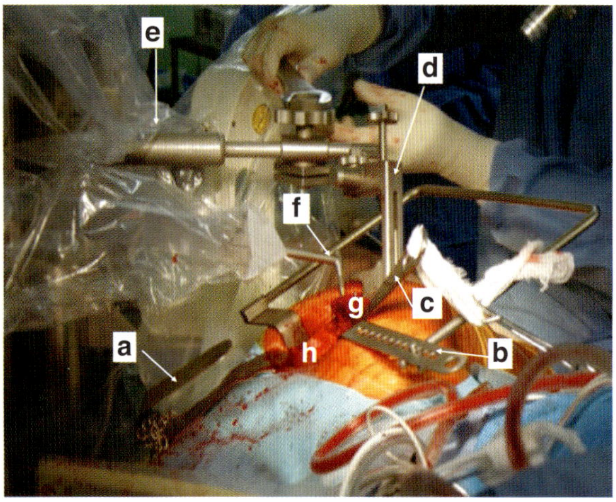

图 11.4 经后侧入路显露左髋关节，用腹部压板将股骨头和股骨颈抬起（a），臀大肌用 Charnley 拉钩拉开（b），臀中肌和臀小肌用一把 Hohmann 拉钩拉开（c），然后用股骨定位夹（d）固定股骨近端（小粗隆下方），将其与机器人（e）连接，最后，将骨移动监视器（f）放在骨表面上。（g）大粗隆，（h）股骨头

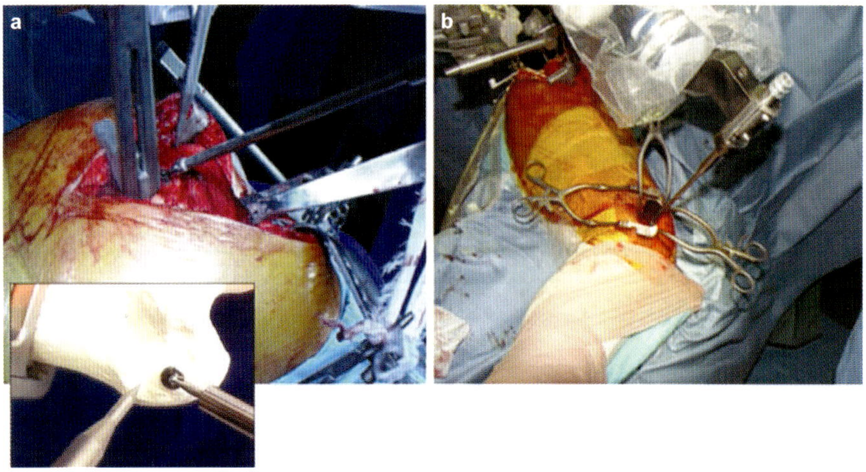

图 11.5 两个定位针的显露与注册。一枚在大粗隆上（左图），另一枚在股骨的外侧髁上（右图），框图示机器人探针触及定位针以注册

来停下机器。我们喜欢用后入路，这样臀中肌和臀小肌可以容易地向前牵开，避免损伤（图 11.6a）。铣削完成后，手术医生可以用常规方法植入股骨柄。确定股骨颈的截骨平面是容易的，因为这个平面的内侧皮质已经被机器人铣削过了。

11.2.2 使用无定位针系统的初次全髋关节置换术

为了消除对定位针植入的需求以及其潜在的相关并发症（如植入部位的术后疼痛[9]），制造商在 2000 年开发了一种专有的不需要定位针的表面注册技术。首先，根据制造商制定

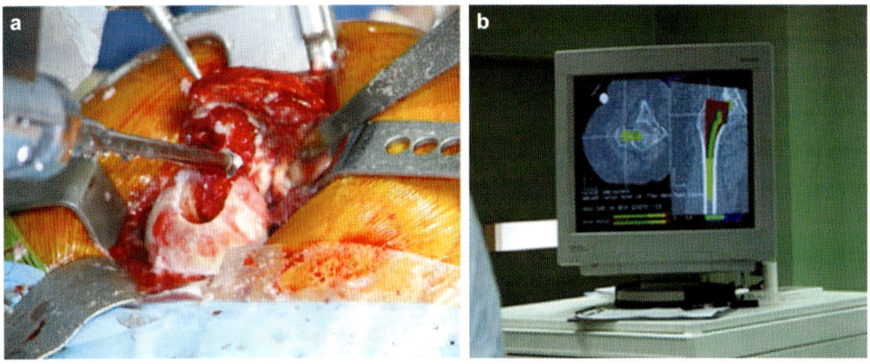

图 11.6 （a）近端股骨的机器人铣削，臀中肌和臀小肌拉向前方避免损伤。（b）控制柜上的显示器实时显示机器人的铣削过程

的要求对股骨进行 CT 扫描，然后将 CT 数据导入工作站，并为表面注册创建近端股骨和远端股骨的表面模型（图 11.7）。术前计划的创建方式和基于定位针的注册系统相同（见图 11.3）。一旦成功创建骨骼表面模型并完成理想的手术计划，医生可以将数据传到光盘上。

在手术前，手术医生将光盘信息加载到机器人系统中，并执行常规设置和自检。在手术过程中，手术医生将患者的腿固定在机器人的股骨固定器中，然后使用注册笔针（Think Surgical）（图 11.8a）定位股骨表面上的定位点。在本研究中，来自股骨近端的 14 个点和股骨远端的 3 个点被数字化（图 11.8b）。机器人计算机记录下骨表面定位点的空间信息，并将它们与术前在工作站上创建的表面模型进行匹配。这个过程叫做表面注册。注册完成后，手术医生可以用注册探针点触骨表面来验证其准确性，如果基于数字化的表面轮廓和基于计算机 CT 扫描的表面轮廓之间的差异在 1 mm 以内，被认为注册是可接受的（图 11.8c）。然后安装钻头，开始铣削。

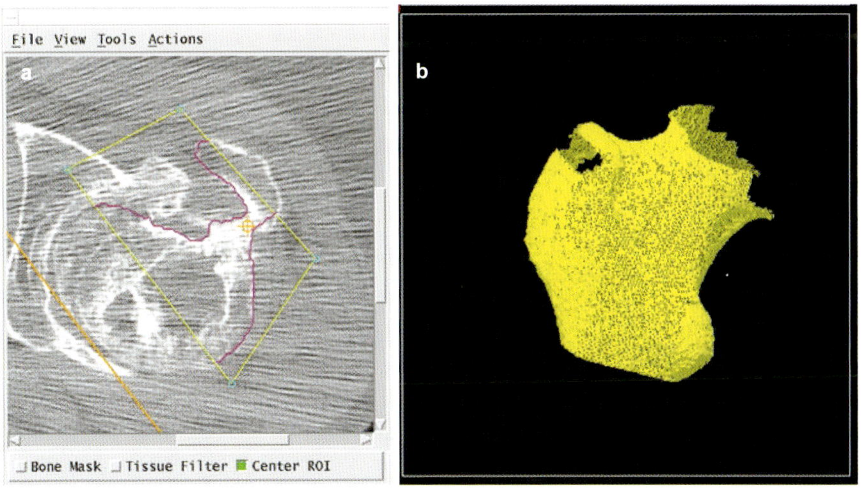

图 11.7　免定位针注册的工作站术前创建股骨的表面模型。（a）每一张 CT 片的骨表面用粉色线标记出来。（b）获得的股骨近端骨表面模型。ROI：兴趣区

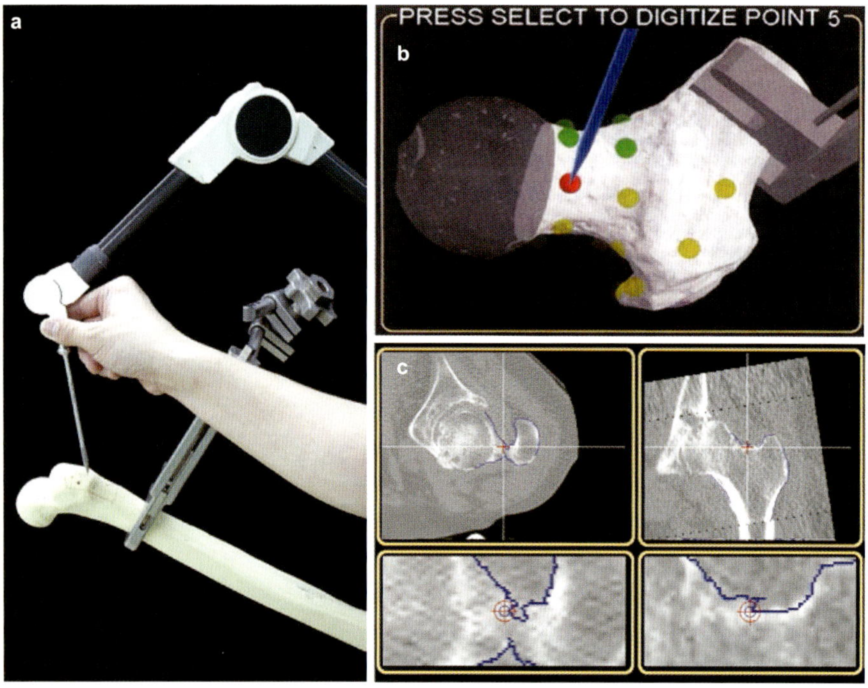

图 11.8 免定位针注册技术。(a) 手术中医生用注册笔针在股骨表面的注册点进行匹配。(b) 股骨近端的注册，要注册 14 个点，如显示器上显示的，手术医生可以通过用注册笔针在骨表面触点来验证注册的准确性。(c) 如果显示的和实际骨表面能够吻合，手术医生即可接受注册结果

11.2.3 利用免定位针系统在翻修髋关节中去除骨水泥

基于定位针的注册系统还可以用于翻修髋关节手术中从股骨髓腔选择性地去除骨水泥。手术前，在局麻下，将 2 枚定位针植入患侧股骨。接受 CT 扫描，并将数据导入术前计划工作站，找出股骨的长轴，定义至少 8 个横截面，然后在股骨的横断面上描出需要去除的骨水泥的边界，工作站程序会自动创建一个 3D 切割通道用于去除骨水泥 (图 11.9)。此时，医生可以检查和修改切割通道。这些术前计划数据被记录到光盘上。在手术中，将股骨显露出来，用传统方法取出股骨假体。在把患者的腿固定到机器人和手术台之后，用那两枚定位针完成注册。在将软组织牵开后，机器人铣削股骨髓腔来去除骨水泥。最后，手术医生手动磨锉髓腔后植入股骨柄。

11.3 临床结果

11.3.1 基于定位针系统的初次全髋关节置换术

使用术后 CT 图像对基于定位针系统的临床准确性 (75 髋) 是髓腔填充小于 5%，缝隙小于 1 mm，内外侧和前后对线小于 1° [10]。在我们的前瞻性随机研究中 (78 髋采用机器人铣

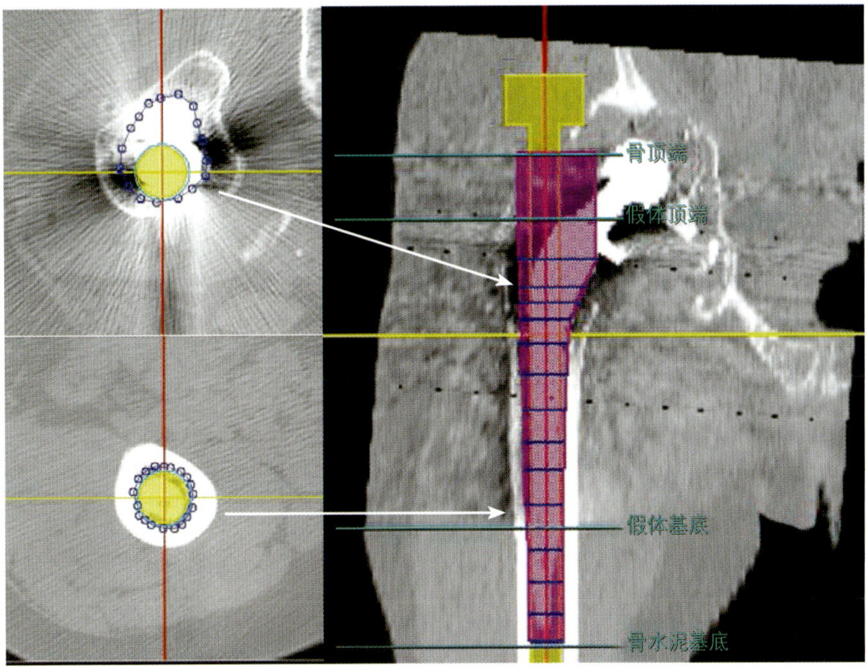

图 11.9　在工作站，近端股骨的多平面重建图像被用来计划机器人骨水泥去除。在冠状面上定义最少 8 个横截面，在每一个截面上勾画出要去除的骨水泥的轮廓（蓝线），切割通道（紫色）会自动生成

削，78 髋采用手工锉），采用后外侧入路，机器人铣削组在术后 2 年的时候 Merle d'Aubigne 髋关节评分明显更好。与机器人铣削组相比，手锉组的术中股骨骨折更多（0 比 5），更多的股骨柄过小，更大的股骨前倾导致假体匹配不好[11]。在 5 年的随访中（71 髋采用机器人铣削，75 髋采用手锉），机器人铣削组的肢体不等长明显更小，以及更小的股骨近端应力遮挡，但是临床评分的区别不明显[12]。这一趋势在 10 年的随访中也是如此[13]。在术后 2 年，一项双能 X 线吸收测量研究表明，机器人铣削能有效地促进股骨假体周围负荷的传递，使生物型 THA 术后的骨流失最小化[14]。

据报道，机器人股骨铣削系统减少了术中肺栓塞的发生。Hagio 等使用经食管超声心动图发现（46 髋采用机器人铣削，25 髋采用手锉），机器人铣削组严重栓塞事件的发生率低于手锉组[15]。相反，Honl 等进行的一项为期 2 年的前瞻性随机研究（74 髋采用机器人铣削，80 髋前外侧入路采用手锉），发现 18% 的机器人植入尝试需要转换为手工植入，因为机器人系统失败了。他们还发现机器人铣削组有更多的并发症，包括神经麻痹（7%）、脱位（18%）和需要再次手术的外展肌失能[16]。

造成这种差异的一个原因可能是手术的入路。后外侧入路可能比前外侧入路允许更好地将外展肌牵开，从而更好地进行机器人铣削。然而，Bach 等报告说，当髋关节外展肌肉止点得到适当的保护时，步态分析显示机器人手术后没有功能障碍，甚至是前外侧入路也是如此[17]。另一个原因可能是医生对这套系统的学习曲线。术前计划的工作站显示了三维的切割通道，接受良好训练的医生术前可以做出合适的判断以及术中通过选择合适的假体和入路来避免外展肌腱的损伤[12]。

11.3.2 使用免定位针系统的初次全髋关节置换术

我们已经报道了免定位针系统（40 髋）和针基系统（78 髋）的比较研究。免定位针系统平均手术时间延长了 25 分钟，因为需要更多的时间进行注册，包括验证。平均失血量和并发症（如神经麻痹、股骨劈裂、脱位、大腿痛）的差异不显著。平均术后 38 个月，日本骨科协会髋关节评分在免定位针组明显好于针基组，可能是因为免定位针系统的患者没有定位针相关的膝关节疼痛。术后假体柄对线的准确性方面两组是相当的 [18]。

免定位针系统在 2008 年获得了美国食品和药品管理局的批准。该系统的优点是不需要预先进行定位针的植入手术，也不需要担心定位针相关的膝关节疼痛。

11.3.3 翻修髋关节手术

Yamamura 等报道了 19 例机器人从股骨髓腔中去除骨水泥的病例，平均机器人铣削时间为 34 分钟（17 ~ 51 分钟），没有患者在手术中或随访中出现股骨的穿孔或骨折，没有患者出现神经麻痹或感染，1 例患者出现脱位。X 线片显示所有病例的骨水泥都被完全去除。2 例出现股骨柄的下沉。在最后的随访时（76 ~ 150 个月），所有的股骨柄都认为是稳定的。因为股骨皮质环保留完整，是可能早期负重的。9 例术后 1 周内完全负重，这优于大粗隆延长截骨。这么看机器人骨水泥去除似乎是安全有效的 [19]。

11.4 讨论

机器人铣削系统有几个优点：它能够实现精确的术前 3D 计划和计划的执行，它能使假体和宿主骨之间更好地匹配并增加骨长入，它可以降低并发症，如术中肺栓塞、股骨骨折和肢体不等长。这个系统的缺点是增加了手术的创伤、手术时间延长、学习曲线延长和成本增加。此外，手术医生不能在术中修改手术计划 [4]。

也有一些关于技术相关并发症的报道，例如由于切割过程中骨移位而不得不停止手术，从而需要重新注册；股骨干开裂需要环扎；铣削过程中髋臼缘的损伤；铣削的大粗隆缺损和注册失败 [20, 21]。为了避免这些错误和并发症，手术医生和工作人员必须接受关于机器人铣削系统使用的全面教育。熟悉设备及其使用可以最大限度地减少负面事件，优化机器人的安全性和实用性。手术医生应该记住，在这个系统中，术前计划是手术的一部分，不恰当的计划会导致失败。在手术过程中，手术医生需要了解患者和机器人的工作空间和适当的定位，仔细观察刀具的移动路径，并倾听铣削的声音，以觉察到任何异常情况 [22]。

机器人系统的未来设计应该包括故障安全机制和追踪，以防止意外伤害。例如，将其与导航系统相结合将有助于避免由于骨移动而需要重新注册；一个改进的用户 - 机器界面可以减少注册失败和随后的手术执行错误的发生率。

（Nobuo Nakamura 著　李子剑 译）

参考文献

1. Bargar WL, Bauer A, Borner M. Primary and revision total hip replacement using the Robodoc system. Clin Orthop. 1998:82–91.
2. Paul HA, Bargar WL, Mittlestadt B, Musits B, Taylor RH, Kazanzides P, Zuhars J, Williamson B, Hanson W. Development of a surgical robot for cementless total hip arthroplasty. Clin Orthop. 1992:57–66.
3. Bargar WL. Robots in orthopaedic surgery: past, present, and future. Clin Orthop Relat Res. 2007;463:31–6.
4. Jacofsky DJ, Allen M. Robotics in arthroplasty: a comprehensive review. J Arthroplasty. 2016;31:2353. https://doi.org/10.1016/j.arth.2016.05.026.
5. Wu LD, Hahne HJ, Hassenpflug J. The dimensional accuracy of preparation of femoral cavity in cementless total hip arthroplasty. J Zhejiang Univ Sci. 2004;5:1270–8. https://doi.org/10.1631/jzus.2004.1270.
6. Schneider J, Kalender W. Geometric accuracy in robot-assisted total hip replacement surgery. Comput Aided Surg. 2003;8:135–45.
7. Mazoochian F, Pellengahr C, Huber A, Kircher J, Refior HJ, Jansson V. Low accuracy of stem implantation in THR using the CASPAR-system: anteversion measurements in 10 hips. Acta Orthop Scand. 2004;75:261–4. https://doi.org/10.1080/00016470410001178.
8. Siebel T, Kafer W. Clinical outcome following robotic assisted versus conventional total hip arthroplasty: a controlled and prospective study of seventy-one patients. Z Orthop Ihre Grenzgeb. 2005;143:391–8. https://doi.org/10.1055/s-2005-836776.
9. Nogler M, Maurer H, Wimmer C, Gegenhuber C, Bach C, Krismer M. Knee pain caused by a fiducial marker in the medial femoral condyle: a clinical and anatomic study of 20 cases. Acta Orthop Scand. 2001;72:477–80.
10. Nishihara S, Sugano N, Nishii T, Tanaka H, Nakamura N, Yoshikawa H, Ochi T. Clinical accuracy evaluation of femoral canal preparation using the ROBODOC system. J Orthop Sci. 2004;9:452–61.
11. Nishihara S, Sugano N, Nishii T, Miki H, Nakamura N, Yoshikawa H. Comparison between hand rasping and robotic milling for stem implantation in cementless total hip arthroplasty. J Arthroplasty. 2006;21:957–66.
12. Nakamura N, Sugano N, Nishii T, Kakimoto A, Miki H. A comparison between robotic-assisted and manual implantation of cementless total hip arthroplasty. Clin Orthop Relat Res. 2010;468:1072–81.
13. Nakamura N, Sugano N. Sakai T. Nakahara I. Comparison between robotic-assisted and manual implantation of primary cementless total hip arthroplasty; minimum ten years follow-up results. Proceedings of International CAOS meeting, 2014. 2014.
14. Hananouchi T, Sugano N, Nishii T, Nakamura N, Miki H, Kakimoto A, Yamamura M, Yoshikawa H. Effect of robotic milling on periprosthetic bone remodeling. J Orthop Res. 2007;25:1062–9.
15. Hagio K, Sugano N, Takashina M, Nishii T, Yoshikawa H, Ochi T. Effectiveness of the ROBODOC system in preventing intraoperative pulmonary embolism. Acta Orthop Scand. 2003;74:264–9.
16. Honl M, Dierk O, Gauck C, Carrero V, Lampe F, Dries S, Quante M, Schwieger K, Hille E, Morlock MM. Comparison of robotic-assisted and manual implantation of a primary total hip replacement. A prospective study. J Bone Joint Surg Am. 2003;85:1470–8.
17. Bach CM, Winter P, Nogler M, Gobel G, Wimmer C, Ogon M. No functional impairment after Robodoc total hip arthroplasty: gait analysis in 25 patients. Acta Orthop Scand. 2002;73:386–91.
18. Nakamura N, Sugano N, Nishii T, Miki H, Kakimoto A, Yamamura M. Robot-assisted primary cementless total hip arthroplasty using surface registration techniques: a short-term clinical report. Int J Comput Assist Radiol Surg. 2009;4:157–62.
19. Yamamura M, Nakamura N, Miki H, Nishii T, Sugano N. Cement removal from the femur using the ROBODOC system in revision total hip arthroplasty. Adv Orthop. 2013;2013: 347–58. https://doi.org/10.1155/2013/347358.
20. Schulz AP, Seide K, Queitsch C, von Haugwitz A, Meiners J, Kienast B, Tarabolsi M, Kammal

M, Jurgens C. Results of total hip replacement using the Robodoc surgical assistant system: clinical outcome and evaluation of complications for 97 procedures. Int J Med Robot. 2007;3:301–6.
21. Chun YS, Kim KI, Cho YJ, Kim YH, Yoo MC, Rhyu KH. Causes and patterns of aborting a robot-assisted arthroplasty. J Arthroplasty. 2011;26:621–5. https://doi.org/10.1016/j.arth.2010.05.017.
22. Sugano N. Computer-assisted orthopaedic surgery and robotic surgery in total hip arthroplasty. Clin Orthop Surg. 2013;5:1–9. https://doi.org/10.4055/cios.2013.5.1.1.

第 12 章

计算机辅助髋部截骨矫形手术

【摘要】 发育性髋关节发育不良（developmental dysplasia of the hip, DDH）是继发性骨关节炎的常见病因。不同类型的髋臼周围截骨术可以重新定位髋臼，以预防继发性骨关节炎的早期发生。Bernese 髋臼周围截骨术和髋臼旋转截骨术是目前治疗有症状的髋臼脱位的常用手术方法。髋臼周围截骨术是一项技术要求很高的手术，需要详细的骨盆解剖学知识和三维（3D）认知技能，因为外科医生必须避免关节内穿孔、髋臼片段过薄、后柱骨折、血管和神经损伤。术前三维模拟截骨手术可有效避免这些围术期并发症的发生。计算机辅助系统，如导航和个体化切骨导板将是准确执行三维截骨计划的强大工具。一些报告描述了导航系统或个体化切骨导板在髋臼周围截骨术中的临床应用。但是，目前还没有能够跟踪髋臼片段运动的导航系统。一些研究人员已经开发了这种导航系统以跟踪髋臼片段。

【关键词】 Bernese 髋臼周围截骨术 · 髋臼旋转截骨术 · 髋臼周围弧形截骨术 · 导航 · 患者个性化手术导板

12.1 髋臼周围截骨术中的计算机技术

发育性髋关节发育不良（DDH）是继发性骨关节炎的常见原因。为了预防继发性骨关节炎的早期发生，人们开发了各种类型的髋臼周围截骨术来重新定位发育不良的髋臼[1-3]，包括 Eppright 的拨号盘式截骨术[4]、Wagner 的球形髋臼截骨术[5]、Ganz 的 Bernese 髋臼周围截骨术[1]、髋臼旋转截骨术（rotational acetabular osteotomy, RAO）[2]、髋臼周围弧形截骨术（curved periacetabular osteotomy, CPO）[6]。Bernese 髋臼周围截骨术和髋臼旋转截骨术目前在欧洲、北美和日本被广泛用于有症状的发育性髋发育不良的外科治疗[7]。计算机技术的临床应用也有报道，主要用于 Bernese 髋臼周围截骨术、髋臼旋转截骨术和髋臼周围弧形截骨术。

1988 年，Ganz 等[1]首次描述了 Bernese 髋臼周围截骨术，并已在欧洲和北美实施。其多边形截骨设计包括通过改良的 Smith-Petersen 入路在髂骨、耻骨和坐骨处进行三处截骨，并保持后柱的完整性，是一种重新定位的髋臼周围截骨术。髋臼旋转截骨术最早由 Ninomiya 和 Tagawa 在 1984 年提出[2]。髋臼旋转截骨术的手术方法和步骤已经被改进，目前在日本广泛应用于发育性髋关节发育不良的继发骨性关节炎早期患者。截骨的设计是球形的，使得髋臼片段可以很容易地旋转，增加骨块之间的接触面积，以达到稳定和骨愈合的目的（图 12.1）。髋臼旋转截骨术还保持了后柱的完整性。Naito 等对髋臼周围截骨术后的髋臼周围球形截骨术进行了改良；截骨设计为球形，采用改良的 Smith-Petersen 方法。

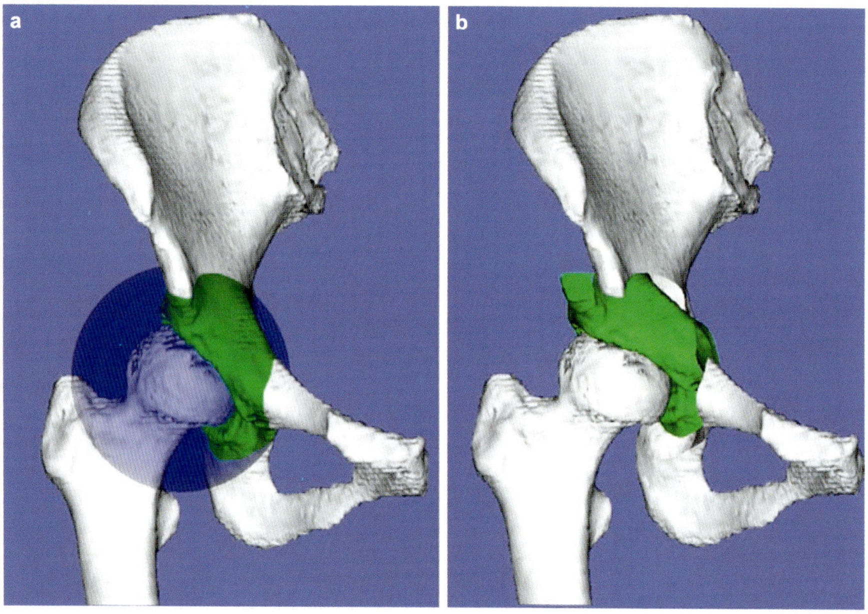

图 12.1 （a）髋臼旋转截骨的设计；（b）三维模拟髋臼重新定位的位置和对线（Reprinted from[32]）

这些技术的共同目的是提高关节软骨对股骨头的垂直覆盖，恢复半脱位的股骨头。大部分截骨术都有严格的技术要求。据报道，髋臼周围截骨术后，髋臼外侧覆盖和前覆盖不足以及前覆盖过多都会导致早期骨关节炎[8]。因此，许多研究人员试图建立一个三维（3D）系统来评估髋臼覆盖[9-13]，实施术前立体计划[10, 14, 15]和髋臼周围截骨术术中实时导航，其包括导航系统和一个个性化的导板[23, 24]。髋臼周围截骨术需要详细的骨盆解剖学知识和三维认知技能，因为外科医生必须避免关节内穿孔、髋臼片段过薄、后柱骨折、血管和神经损伤[25-27]。

术前三维模拟截骨术有助于避免这些围术期并发症。计算机辅助系统，如导航和个体化切骨导板将是强大的工具，以准确执行三维截骨计划。许多作者报道了导航在全髋关节置换术中的作用，以减少部件的错误定位和使腿长差异最小化，无论切口长度、手术入路或外科医生的经验如何[28]。一些报告描述了导航系统或个体化切骨导板在髋臼周围截骨术中的临床应用（表 12.1）[16-19, 22-24, 29-32]。

12.2 使用导航的髋臼周围截骨术

Langlotz 等[16]开发了其独创的手术器械图像引导导航系统，并将其应用于 12 例髋臼发育不良患者的 Bernese 髋臼周围截骨术中。他们的系统没有纳入截骨、重新定位或重新固定的术前计划，但使得骨刀实现了实时可视化。通过实时可视化来改变耻骨截骨方向，从而改进了现有的手术技术。该系统表明，在截骨过程中，通过减少明显偏斜的切口可以减少对髋关节的损害。作者还报告了 14 例计算机导航截骨术的结果[17]。他们发现，虽然手术时间延长了 20 ~ 30 min，术中出血量高于无影像引导的手术，但未出现术中或术后并发症，可以进

表 12.1　导航在髋臼周围截骨术中的临床应用文献

作者	研究设计	患者数（髋）	随访期	截骨术	截骨设计	方法	导航系统	规划软件	计划显示
Langlotz F（1997）[16]	病例	12（12）	平均 10.5 个月	Bernese 髋臼周围截骨术	多边形	改良 Smith-Petersen	原始的	+	无
Langlotz F（1998）[17]	病例	14（14）	平均 10.5 个月	Bernese 髋臼周围截骨术	多边形	改良 Smith-Petersen	原始的	+	无
Nakahodo K（2000）[18]	病例	2	N/A	髋臼旋转截骨术	球形	经大转子	原始的	+	截骨线和髋臼重新定位
Mayman DJ（2002）[19]	病例	7（8）	N/A	Kingston 髋臼周围截骨术	多边形	经大转子	原始的	+	截骨线（髂骨及坐骨截骨术）
Hsieh PH（2006）[30]	对比研究	18（18）导航，18（18）非导航	最少 24 个月	改良髋臼周围截骨术	球形	经大转子	Vector Vision 髋部导航（Brainlab）	-	无
Akiyama H（2010）[29]	病例	3（3）	平均 28 个月（12～37 个月）	弧形髋臼周围截骨术	球形	改良 Smith-Petersen	Stealth Station TRIA Plus（Medtronic）	-	无
Sugano N（2016）[22]	病例	29（36）	平均 8 年（5～15 年）	髋臼旋转截骨术	球形	经大转子	原始的	+	截骨线和髋臼重新定位
Inaba Y（2016）[31]	对比研究	22（23）导航，20（23）非导航	N/A	髋臼旋转截骨术	球形	经大转子	OrthoMap 3D（Stryker）	+	截骨线和髋臼重新定位
Takao M（2016）[32]	病例	24（25）	平均 3.2 年（2～5.1 年）	髋臼旋转截骨术	球形	经大转子	OrthoMap 3D（Stryker）	+	截骨线和髋臼重新定位

行准确、安全的骨盆截骨术。

Mayman 等[19]开发了一种原始的基于 CT 的导航系统，并将其应用于髋臼周围截骨术，采用经大转子入路治疗了 7 例（8 髋）髋臼发育不良的患者。根据术前计划，使用光学示踪钻对髂骨和坐骨截骨进行三维标记。耻骨上支截骨术是在透视指导下进行的。他们报告说，计算机增强髋臼周围截骨术可以使外科医生将术前计划带到手术室，并以准确、可靠和安全的方式实施该计划。即使计算机增强失败，充分的暴露也可使有经验的髋关节外科医生在直视下安全地进行手术。

Nakahodo 和 Sugano 等[18]开发了一种原始的基于 CT 的导航系统，可以指导手术器械和片段的运动，重建髋臼片段模型的术中变化。截骨前在髋臼边缘周围放置 3 颗螺钉，通过测量每个螺钉头位置的移动来确定髋臼片段的移动。他们不仅将导航系统应用于 2 例髋臼旋转截骨术病例，还应用于 2 例 Chari 内移截骨术病例。Sugano 等[22]报告了使用基于 CT 的导航系统的髋臼旋转截骨术的 8 年随访结果。通过导航探头接触髋臼边缘点和截骨线来判断髋臼片段的位置。围术期未发生感染、骨折不愈合、缺血性坏死、神经和血管损伤等并发症，但术后中心 - 边缘（center-edge, CE）角、髋臼顶角变化不小于术前设定的 35° 目标 CE 角。这表明，用于评估复位髋臼位置的标记匹配技术不如导航下骨刀的实时跟踪准确。另外一种跟踪髋臼片段的工具，如基准标记器或示踪器，可以提高再定位的准确性。对该方法的随访，仅 1 例患者髋关节表现出放射学进展，但没有患者最终接受全髋关节置换手术。

Hsieh 等[30]对 36 例髋臼周围截骨术患者进行了随机对照研究，这些患者均采用经大转子入路，使用的是商用的基于 CT 的导航系统（矢量视觉髋关节导航系统；Brainlab Inc., Westchester, IL）或传统技术。他们报告说，使用导航系统比使用传统技术减少了术中 X 线的辐射，缩短了手术时间。随访 2 年后，在手术失血量、输血量、影像学畸形矫正、临床功能改善等方面均无明显差异。作者的结论是，当手术由一个有经验的外科医生施行时，导航系统提供的额外益处很少。然而，他们的导航系统并没有显示骨模型数据上叠加的术前计划，只有骨刀的尖端在显示器上显示为一条线。因此，少数病例和使用未经术前规划的原始用户界面导航可能没有显示出益处。

Akiyama 等[29]将一种商用的基于 CT 的导航系统（Stealth Station TRIA Plus; Medtronic Surgical Navigation Technologies, Louisville, CO, USA）应用于经改良的 Smith-Petersen 入路的髋臼旋转截骨术，获得了准确的截骨且无术中并发症。导航系统既不显示骨刀的骨内位置和方向，也不显示截骨过程中的截骨线。它不能跟踪截下来的髋臼片段的旋转运动。

Inaba 等[31]将商用的基于 CT 的导航系统（OrthoMap 3D Navigation System; Stryker Orthopaedics, Mahwah, NJ, USA）应用于 23 例 23 髋的髋臼旋转截骨术，并与 20 例未导航的 23 髋在导航系统引入前的临床和影像学结果进行了比较。两组手术时间及出血量无明显差异。另外，导航组和非导航组在放射学评估方面没有显著差异。作者进行了精确的三维术前规划，导航系统可以跟踪骨刀尖端位置，激活截骨线和髋臼碎片的目标位置；然而，它却不能追踪髋臼片段的运动。

Takao 等[32]也将上述基于 CT 的导航系统（OrthoMap 3D Navigation System; Stryker Orthopaedics）应用于 24 例 25 髋的髋臼旋转截骨术。他们比较了经验丰富的外科医生（16 髋）和经验较少的外科医生（9 髋）使用这种导航系统的髋臼旋转截骨术结果。导航系统可以跟踪骨刀的尖端位置，激活截骨线和髋臼片段的目标位置（图 12.2），但它无法跟踪髋臼片段

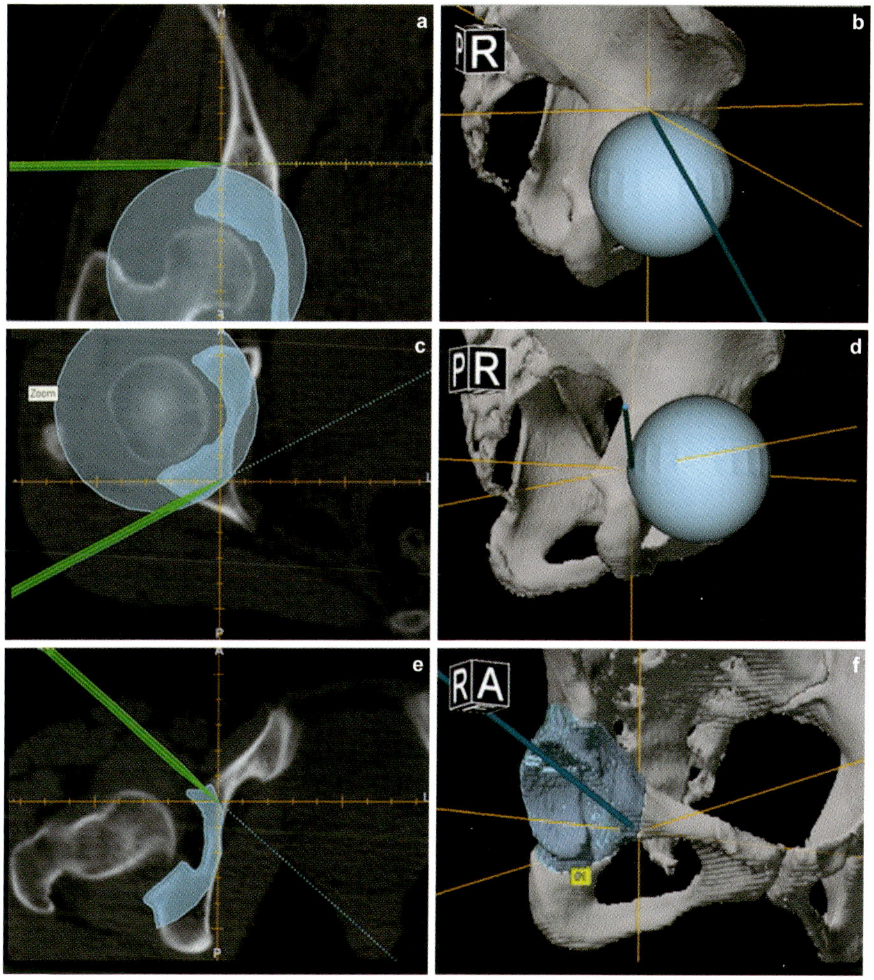

图 12.2 导航系统显示了（a, b）髂骨截骨术、（c, d）坐骨截骨术、（e, f）耻骨截骨术在（a）冠状位、（c）轴位图像和（e）矢状位图像弧形骨凿的位置和方向。（b, d, f）三维视图。（a, c, e）绿线和（b, d, f）蓝线表示弧形骨凿的方向（Reprinted from[32]）

的运动。随访至少 2 年后，经验丰富医生组和经验较少医生组的临床或影像学结果无显著差异。导航系统的使用与术前基于 CT 的计划相结合，使得经验较少的外科医生可以通过一个小切口进行髋臼旋转截骨术，其安全性和可靠性与经验丰富的外科医生相同。作者还使用术前和术后 CT 数据之间的图像配准评估了截骨位置和髋臼运动的准确性。

术前计划和精确切骨是 CT 导航的主要优点。然而，目前还没有商用的导航系统可以跟踪髋臼片段的移动。Sugano 等 [22] 试图通过用导航探头接触髋臼边缘点和截骨线来估计髋臼片段的位置。然而，有两个异常值（6%）与目标 CE 角 35° 有 > 10° 的差异。Takao 等 [32] 通过在导航监视器上显示髋臼片段的计划位置，证实了移动的髋臼片段覆盖了股骨头的前外侧。参照导航显示器上的三维平面图，用导航指针触摸复位髋臼的前缘和外侧缘，评估复位髋臼的位置（图 12.3）。然而，有 5 个过度校正（20%）的病例显示 CE 角 > 40° 。为了提高髋臼片段旋转和股骨头复位的准确性，需要一种能够跟踪髋臼片段的导航系统 [20, 21]。

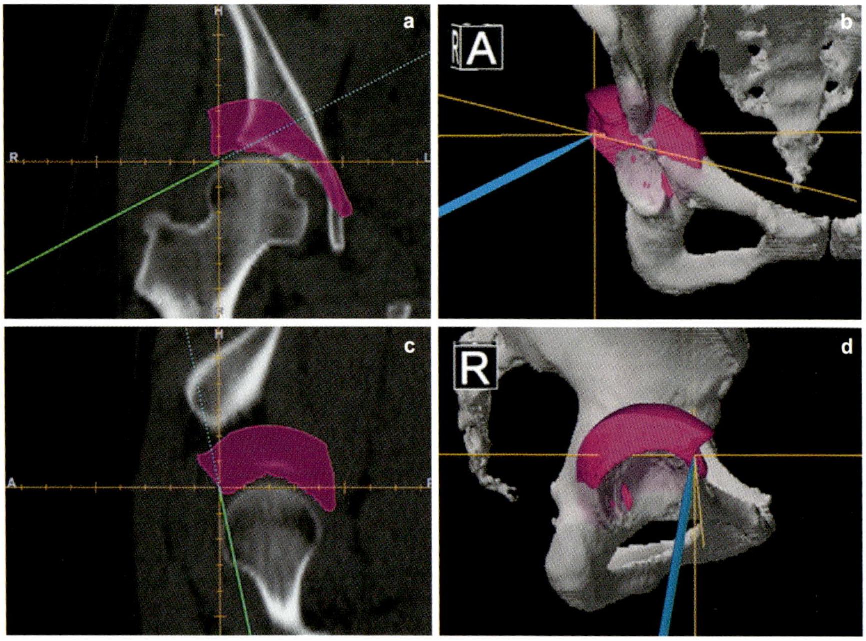

图 12.3 用导航指针触摸复位后的髋臼外侧缘，在（a）冠状位图像和（b）三维图像上检查髋臼获得的股骨头外侧覆盖度。用导航指针触摸复位髋臼的前缘，分别在（c）矢状面图像和（d）三维图像检查获得的股骨头前覆盖度。（a, c）绿线和（b, d）蓝线表示导航指针（Reprinted from[32]）

一些研究人员已经开发出一种专注于髋臼片段跟踪的导航系统。Pflugi 等[20]开发了一种具有成本效益的手术导航系统，使用商业上可用的惯性测量单元测量 Bernese 髋臼周围截骨术中髋臼片段的方向。他们在手术室中使用塑料骨骼来比较先前开发的光学导航系统和惯性导航系统，平均绝对差＜4°。Murphy 等[21]开发了一种生物力学指导系统，该系统结合了术中髋臼片段的跟踪和髋臼的影像学角度及关节生物力学特征，并将该系统应用于 11 例（12 髋）接受了 Bernese 髋臼周围截骨术的患者。该系统通过数字化髋臼片段上由骨钻产生的 4 个凹陷来收集髋臼定位信息。测量的髋臼定位与术后 CT 测量结果显示出高度的一致性（-0.3°～9.2°；平均 3.7°）。

12.3 髋臼周围截骨术定制切骨导板

导航具有手术工具的实时跟踪、利用标志进行术中定位的验证和髋臼重新定位的术中确认等优点。然而，它也有一些缺点，如昂贵的设备和注册的学习曲线。一些研究人员试图使用 3D 打印技术为髋关节周围截骨开发一种定制导板，以克服这些缺点。

Radermacher 等[23]开发了个性化的模板，创建了三联截骨的切骨导板，包括髂骨、耻骨和坐骨三个个性化的截骨。他们在髂骨截骨术中应用了个性化模板，并将使用个性化模板的 13 例手术与 11 例常规手术进行了比较。术中平均有效时间与常规方法相比，X 线监测量降低＞75%，平均手术时间减少了 25%。他们的结论是，截骨术的准确定位促成了髋臼的最佳重新定位。

Otsuki 等为髋臼周围球形截骨术设计了一个定制的钛制截骨导板，并将其应用于 7 名患者的 C 形截骨。他们通过测量 C 形截骨术三个不同点的实际截骨半径和计划截骨半径来评估截骨位置的准确性。所有测量值的差值都小于 5 mm。

12.4　髋臼周围截骨术中的目标三维髋臼覆盖

导航系统和定制手术导航系统的技术进步可能会降低术后矫正不足或过度旋转造成撞击，因此可以达到改善临床结果的目的。然而，髋臼覆盖股骨头的最佳范围仍不清楚。术后股骨头的外侧髋臼覆盖是一个非常重要的因素，因为据报道它是决定髋臼周围截骨远期疗效的一个因素 [8, 33]。Hartig-Andreasen 等 [34] 报道，在 4 ~ 12 年的随访评估中，髋臼周围截骨术后外侧 CE 角应为 30° ~ 40° 。他们发现，如果髋臼的重新定位不限制在这个范围，那么转为全髋关节置换术的风险将增加一倍。Albers 等 [8] 发现外侧 CE 角＜22° 是失败的危险因素。Tannast 等 [35] 报道，正常的外侧 CE 角范围在 23° ~ 32° 范围内，这是髋臼周围截骨的最窄范围。

髋臼周围截骨术后适当的髋臼前覆盖也是一个有争议的话题。据报道，髋臼前区过度矫正可能导致运动范围缩小 [36] 和术后股骨髋臼撞击 [8]。Nakahara 等 [37, 38] 在 3D CT 图像上分析了髋臼和股骨的形态，发现正常髋臼和发育不良髋臼的前覆盖和外侧覆盖范围差异很大。在正常髋部，平均外侧 3D CE 角为 35.6° （范围为 21.4° ~ 59.2° ），平均前 3D CE 角为 58.6°（34.6° ~ 73.9° ）。Hamada 等 [36] 用几种股骨头覆盖模式模拟了 52 例先天性发育不良髋关节在髋臼旋转截骨术后的运动范围，并与 73 例正常髋在 CT 图像重建的计算机模型进行了比较。在施行外侧 3D CE 角为 30° 、前 3D CE 角为 55° ，且覆盖范围与正常髋部相似的髋臼旋转截骨术后，110° 屈曲、20° 内收时的最大屈曲与最大内旋均明显小于正常组。Yasunaga 等 [39] 报道，在平均 13 年的随访时间内，X 线交叉征不影响髋臼旋转截骨术后骨关节炎的 X 线进展速度。Imai 等 [40] 报道，髋臼旋转截骨术后 VCA 角（vertical center anterior angle，垂直中心前角）＞46° 的患者，日常活动能力受到损害，与髋关节屈曲受限相关。前 CE 角由取站立位患者的蛙式位 X 线片测得；因此，在基于 CT 的术前计划中，有必要估计骨盆矢状倾角从仰卧位到站立位的变化。术后活动范围由髋臼和股骨的形态决定，因此在日常生活中，根据活动度模拟和峰值接触压力的估计进行个人生物力学规划是必要的。

12.5　计算机辅助股骨近端截骨矫形手术

股骨转子间截骨术主要用于治疗股骨粗隆的成人先天性髋臼发育不良的后遗症（内翻，外翻，或根据股骨近端最终几何形状的反旋）。由于髋臼周围截骨术的成功，单独的转子间截骨术仅偶尔遇见 [41]。采用经大转子旋转截骨术（TRO）、弧形内翻截骨术（CVO）[43] 对股骨头坏死患者的关节进行保护。由于全髋关节置换术的成功、手术的技术要求以及不确定的临床结果，有时也会进行经大转子旋转截骨术和弧形内翻截骨术。导航系统已应用于股骨近端区域的手术中，包括全髋关节置换术中股骨柄的定位、髋关节表面置换中股骨部件的放置 [45-48]、全髋关节置换翻修术中移除骨水泥、股骨近端骨折的切开复位和固定 [50, 51]。据我们所知，目前还没有关于导航系统在股骨近端截骨术中的临床应用的报道。在治疗股骨头骨坏死的经大转子旋转截骨术和弧形内翻截骨术中，股骨头移位后完整关节面与髋臼负重面在术后正位片上的比值（术后完整比）是预防股骨头塌陷进展最关键的因素[42, 43, 52-56]。经大转子旋转截骨术和弧形内翻截骨术需要适当的适应证和手术方法来获得良好的术后结果。据报道，使用 3D CT 图像和（或）3D 磁共振图像进行经大转子旋转截骨术的 3D 术前模拟，对手术程序有适当的指示作用[57]。

（Masaki Takao, Takashi Sakai, Hidetoshi Hamada, Nobuhiko Sugano 著　李　锋 译）

参考文献

1. Ganz R, Klaue K, Vinh TS, Mast JW. A new periacetabular osteotomy for the treatment of hip dysplasias. Technique and preliminary results. Clin Orthop Relat Res. 1988;232:26–36.
2. Ninomiya S, Tagawa H. Rotational acetabular osteotomy for the dysplastic hip. J Bone Joint Surg Am. 1984;66(3):430–6.
3. Murphy SB, Ganz R, Muller ME. The prognosis in untreated dysplasia of the hip. A study of radiographic factors that predict the outcome. J Bone Joint Surg Am. 1995;77(7):985–9.
4. Eppright RH. Dial osteotomy of the acetabulum in the treatment of dysplasia of the hip. J Bone Joint Surg Am. 1975;57(8):1172.
5. Wagner H. Experiences with spherical acetabular osteotomy for the correction of the dysplastic acetabulum. In: Weil UH, editor. Acetabular dysplasia: skeletal dysplasias in childhood. Berlin: Springer; 1978. p. 131–45. https://doi.org/10.1007/978-3-642-66737-4_7.
6. Naito M, Shiramizu K, Akiyoshi Y, Ezoe M, Nakamura Y. Curved periacetabular osteotomy for treatment of dysplastic hip. Clin Orthop Relat Res. 2005;433:129–35.
7. Yasunaga Y, Yamasaki T, Ochi M. Patient selection criteria for periacetabular osteotomy or rotational acetabular osteotomy. Clin Orthop Relat Res. 2012;470(12):3342–54. https://doi.org/10.1007/s11999-012-2516-z.
8. Albers CE, Steppacher SD, Ganz R, Tannast M, Siebenrock KA. Impingement adversely affects 10-year survivorship after periacetabular osteotomy for DDH. Clin Orthop Relat Res. 2013;471(5):1602–14. https://doi.org/10.1007/s11999-013-2799-8.
9. Klaue K, Wallin A, Ganz R. CT evaluation of coverage and congruency of the hip prior to osteotomy. Clin Orthop Relat Res. 1988;232:15–25.
10. Millis MB, Murphy SB. Use of computed tomographic reconstruction in planning osteotomies of the hip. Clin Orthop Relat Res. 1992;274:154–9.
11. Dutoit M, Zambelli PY. Simplified 3D-evaluation of periacetabular osteotomy. Acta Orthop Belg. 1999;65(3):288–94.
12. Mechlenburg I, Nyengaard JR, Romer L, Soballe K. Changes in load-bearing area after Ganz periacetabular osteotomy evaluated by multislice CT scanning and stereology. Acta Orthop Scand. 2004;75(2):147–53. https://doi.org/10.1080/00016470412331294395.
13. Armiger RS, Armand M, Lepisto J, Minhas D, Tallroth K, Mears SC, Waites MD, Taylor RH. Evaluation of a computerized measurement technique for joint alignment before and during periacetabular osteotomy. Comput Aided Surg. 2007;12(4):215–24. https://doi.org/10.3109/10929080701541855.
14. Hipp JA, Sugano N, Millis MB, Murphy SB. Planning acetabular redirection osteotomies based on joint contact pressures. Clin Orthop Relat Res. 1999;364:134–43.
15. Liu L, Ecker TM, Schumann S, Siebenrock KA, Zheng G. Evaluation of constant thickness cartilage models vs. patient specific cartilage models for an optimized computer-assisted planning of periacetabular osteotomy. PLoS One. 2016;11(1):e0146452. https://doi.org/10.1371/journal.pone.0146452.
16. Langlotz F, Stucki M, Bachler R, Scheer C, Ganz R, Berlemann U, Nolte LP. The first twelve

cases of computer assisted periacetabular osteotomy. Comput Aided Surg. 1997;2(6):317–26. https://doi.org/10.1002/(sici)1097-0150(1997)2:6<317::aid-igs1>3.0.co;2-2.
17. Langlotz F, Bachler R, Berlemann U, Nolte LP, Ganz R. Computer assistance for pelvic osteotomies. Clin Orthop Relat Res. 1998;354:92–102.
18. Nakahodo K, Sasama T, Sato Y, Sugano N, Ohzono K, Nishii T, Nishihara S, Yonenobu K, Ochi T, Tamura S. Intraoperative update of 3D bone model during computer navigation of pelvic osteotomies using real-time 3D position data. In: Lemke H, Vannier M, Inamura K, Farman A, Doi K, editors. Computer assisted radiology and surgery. 14th International Symposium and Exhibition (CARS 2000), San Francisco, CA, 2000. Amsterdam: Elsevier; 2000. p. 252–6.
19. Mayman DJ, Rudan J, Yach J, Ellis R. The Kingston periacetabular osteotomy utilizing computer enhancement: a new technique. Comput Aided Surg. 2002;7(3):179–86. https://doi.org/10.1002/igs.10041.
20. Pflugi S, Liu L, Ecker TM, Schumann S, Larissa Cullmann J, Siebenrock K, Zheng G. A cost-effective surgical navigation solution for periacetabular osteotomy (PAO) surgery. Int J Comput Assist Radiol Surg. 2016;11:271. https://doi.org/10.1007/s11548-015-1267-1.
21. Murphy RJ, Armiger RS, Lepisto J, Mears SC, Taylor RH, Armand M. Development of a biomechanical guidance system for periacetabular osteotomy. Int J Comput Assist Radiol Surg. 2015;10(4):497–508. https://doi.org/10.1007/s11548-014-1116-7.
22. Sugano N, Takao M, Sakai T, Nishii T, Miki H. Safety and accuracy of CT-based navigation for rotational acetabular osteotomy. Formosan J Musculoskelet Disord. 2016;7(1):44–50. https://doi.org/10.6492/fjmd.20151007.
23. Radermacher K, Portheine F, Anton M, Zimolong A, Kaspers G, Rau G, Staudte HW. Computer assisted orthopaedic surgery with image based individual templates. Clin Orthop Relat Res. 1998;354:28–38.
24. Otsuki B, Takemoto M, Kawanabe K, Awa Y, Akiyama H, Fujibayashi S, Nakamura T, Matsuda S. Developing a novel custom cutting guide for curved peri-acetabular osteotomy. Int Orthop. 2013;37(6):1033–8. https://doi.org/10.1007/s00264-013-1873-x.
25. Azuma H, Taneda H. Rotational acetabular osteotomy in congenital dysplasia of the hip. Int Orthop. 1989;13(1):21–8.
26. Kambe T, Naito M, Asayama I, Koga K, Fujisawa M, Yamaguchi T, Yatsunami M. Vascular anatomy for rotational acetabular osteotomy: cadaveric study. J Orthop Sci. 2003;8(3):323–8. https://doi.org/10.1007/s10776-002-0630-7.
27. Matsui M, Masuhara K, Nakata K, Nishii T, Sugano N, Ochi T. Early deterioration after modified rotational acetabular osteotomy for the dysplastic hip. J Bone Joint Surg. 1997;79(2):220–4.
28. Xu K, Li YM, Zhang HF, Wang CG, Xu YQ, Li ZJ. Computer navigation in total hip arthroplasty: a meta-analysis of randomized controlled trials. Int J Surg (London, England). 2014;12(5):528–33. https://doi.org/10.1016/j.ijsu.2014.02.014.
29. Akiyama H, Goto K, So K, Nakamura T. Computed tomography-based navigation for curved periacetabular osteotomy. J Orthop Sci. 2010;15(6):829–33. https://doi.org/10.1007/s00776-010-1520-y.
30. Hsieh PH, Chang YH, Shih CH. Image-guided periacetabular osteotomy: computer-assisted navigation compared with the conventional technique: a randomized study of 36 patients followed for 2 years. Acta Orthop. 2006;77(4):591–7. https://doi.org/10.1080/17453670610012656.
31. Inaba Y, Kobayashi N, Ike H, Kubota S, Saito T. Computer-assisted rotational acetabular osteotomy for patients with acetabular dysplasia. Clin Orthop Surg. 2016;8(1):99–105. https://doi.org/10.4055/cios.2016.8.1.99.
32. Takao M, Nishii T, Sakai T, Sugano N. Comparison of rotational acetabular osteotomy performed with navigation by surgeons with different levels of experience of osteotomies. Int J Comput Assist Radiol Surg. 2017;12:841. https://doi.org/10.1007/s11548-016-1494-0.
33. Hasegawa Y, Iwase T, Kitamura S, Kawasaki M, Yamaguchi J. Eccentric rotational acetabular osteotomy for acetabular dysplasia and osteoarthritis: follow-up at a mean duration of twenty years. J Bone Joint Surg Am. 2014;96(23):1975–82. https://doi.org/10.2106/jbjs.m.01563.
34. Hartig-Andreasen C, Troelsen A, Thillemann TM, Soballe K. What factors predict failure 4 to 12 years after periacetabular osteotomy? Clin Orthop Relat Res. 2012;470(11):2978–87. https://doi.org/10.1007/s11999-012-2386-4.

35. Tannast M, Hanke MS, Zheng G, Steppacher SD, Siebenrock KA. What are the radiographic reference values for acetabular under- and overcoverage? Clin Orthop Relat Res. 2015;473(4):1234–46. https://doi.org/10.1007/s11999-014-4038-3.
36. Hamada H, Takao M, Nakahara I, Sakai T, Nishii T, Sugano N. Hip range-of-motion (ROM) is less than normal after rotational acetabular osteotomy for developmental dysplasia of the hip: a simulated ROM analysis. J Orthop Res. 2016;34:217. https://doi.org/10.1002/jor.23024.
37. Nakahara I, Takao M, Sakai T, Miki H, Nishii T, Sugano N. Three-dimensional morphology and bony range of movement in hip joints in patients with hip dysplasia. Bone Joint J. 2014;96-b(5):580–9. https://doi.org/10.1302/0301-620x.96b5.32503.
38. Nakahara I, Takao M, Sakai T, Nishii T, Yoshikawa H, Sugano N. Gender differences in 3D morphology and bony impingement of human hips. J Orthop Res. 2011;29(3):333–9. https://doi.org/10.1002/jor.21265.
39. Yasunaga Y, Yamasaki T, Matsuo T, Ishikawa M, Adachi N, Ochi M. Crossover sign after rotational acetabular osteotomy for dysplasia of the hip. J Orthop Sci. 2010;15(4):463–9. https://doi.org/10.1007/s00776-010-1489-6.
40. Imai H, Kamada T, Takeba J, Shiraishi Y, Mashima N, Miura H. Anterior coverage after eccentric rotational acetabular osteotomy for the treatment of developmental dysplasia of the hip. J Orthop Sci. 2014;19(5):762–9. https://doi.org/10.1007/s00776-014-0592-5.
41. Turgeon TR, Phillips W, Kantor SR, Santore RF. The role of acetabular and femoral osteotomies in reconstructive surgery of the hip: 2005 and beyond. Clin Orthop Relat Res. 2005;441: 188–99.
42. Sugioka Y. Transtrochanteric anterior rotational osteotomy of the femoral head in the treatment of osteonecrosis affecting the hip: a new osteotomy operation. Clin Orthop Relat Res. 1978;130: 191–201.
43. Sakano S, Hasegawa Y, Torii Y, Kawasaki M, Ishiguro N. Curved intertrochanteric varus osteotomy for osteonecrosis of the femoral head. J Bone Joint Surg Br. 2004;86(3):359–65.
44. Kitada M, Nakamura N, Iwana D, Kakimoto A, Nishii T, Sugano N. Evaluation of the accuracy of computed tomography-based navigation for femoral stem orientation and leg length discrepancy. J Arthroplasty. 2011;26(5):674–9. https://doi.org/10.1016/j.arth.2010.08.001.
45. Kitada M, Sakai T, Murase T, Hanada T, Nakamura N, Sugano N. Validation of the femoral component placement during hip resurfacing: a comparison between the conventional jig, patient-specific template, and CT-based navigation. Int J Med Robot Comput Assist Surg. 2013;9(2):223–9. https://doi.org/10.1002/rcs.1490.
46. Bailey C, Gul R, Falworth M, Zadow S, Oakeshott R. Component alignment in hip resurfacing using computer navigation. Clin Orthop Relat Res. 2009;467(4):917–22. https://doi.org/10.1007/s11999-008-0584-x.
47. Olsen M, Schemitsch EH. Avoiding short-term femoral neck fracture with imageless computer navigation for hip resurfacing. Clin Orthop Relat Res. 2011;469(6):1621–6. https://doi.org/10.1007/s11999-010-1607-y.
48. Schnurr C, Michael JW, Eysel P, Konig DP. Imageless navigation of hip resurfacing arthroplasty increases the implant accuracy. Int Orthop. 2009;33(2):365–72. https://doi.org/10.1007/s00264-007-0494-7.
49. Akiyama H, Kawanabe K, Goto K, Ohnishi E, Nakamura T. Computer-assisted fluoroscopic navigation system for removal of distal femoral bone cement in revision total hip arthroplasty. J Arthroplasty. 2007;22(3):445–8. https://doi.org/10.1016/j.arth.2006.11.010.
50. Hamelinck HK, Haagmans M, Snoeren MM, Biert J, van Vugt AB, Frolke JP. Safety of computer-assisted surgery for cannulated hip screws. Clin Orthop Relat Res. 2007;455:241–5. https://doi.org/10.1097/01.blo.0000238815.40777.d2.
51. Liebergall M, Ben-David D, Weil Y, Peyser A, Mosheiff R. Computerized navigation for the internal fixation of femoral neck fractures. J Bone Joint Surg Am. 2006;88(8):1748–54. https://doi.org/10.2106/jbjs.e.00137.
52. Zhao G, Yamamoto T, Ikemura S, Motomura G, Mawatari T, Nakashima Y, Iwamoto Y. Radiological outcome analysis of transtrochanteric curved varus osteotomy for osteonecrosis of the femoral head at a mean follow-up of 12.4 years. J Bone Joint Surg Br. 2010;92(6):

781–6. https://doi.org/10.1302/0301-620x.92b6.23621.
53. Atsumi T, Kajiwara T, Hiranuma Y, Tamaoki S, Asakura Y. Posterior rotational osteotomy for nontraumatic osteonecrosis with extensive collapsed lesions in young patients. J Bone Joint Surg Am. 2006;88(Suppl 3):42–7. https://doi.org/10.2106/jbjs.f.00767.
54. Zhao G, Yamamoto T, Ikemura S, Motomura G, Iwasaki K, Yamaguchi R, Nakashima Y, Mawatari T, Iwamoto Y. Clinico-radiological factors affecting the joint space narrowing after transtrochanteric anterior rotational osteotomy for osteonecrosis of the femoral head. J Orthop Sci. 2012;17(4):390–6. https://doi.org/10.1007/s00776-012-0238-4.
55. Hamanishi M, Yasunaga Y, Yamasaki T, Mori R, Shoji T, Ochi M. The clinical and radiographic results of intertrochanteric curved varus osteotomy for idiopathic osteonecrosis of the femoral head. Arch Orthop Trauma Surg. 2014;134(3):305–10. https://doi.org/10.1007/s00402-013-1919-y.
56. Sugano N, Takaoka K, Ohzono K, Matsui M, Saito M, Saito S. Rotational osteotomy for non traumatic avascular necrosis of the femoral head. J Bone Joint Surg Br. 1992;74(5):734–9.
57. Koyama T, Sugano N, Nishii T, Miki H, Takao M, Sato Y, Yoshikawa H, Tamura S. MRI-based surgical simulation of transtrochanteric rotational osteotomy for femoral head osteonecrosis. J Orthop Res. 2009;27(4):447–51. https://doi.org/10.1002/jor.20568.

第 13 章

计算机辅助骨科手术在骨肿瘤手术中的应用

【摘要】 在骨肿瘤手术中，关键的一步是病灶边缘足够的扩大局部切除。如果切除部分不足，会导致较高的复发风险，降低患者的存活率。骨肿瘤专家往往面临一个难题，就是需要保留多少正常组织以便维持良好的器官功能，同时又要切除足够的病灶边缘。随着医学影像和计算机技术的发展，越来越多的骨科手术开始应用计算机辅助来进行骨肿瘤切除术。计算机辅助骨科手术帮助外科医师反复调整术前方案，从而提高临床手术的精确度。本章介绍了近几十年在骨肿瘤手术中技术的使用概况，包括：①三维（3D）外科手术方案设计，术中计算机导航，个性化截骨导板（patient-specific instrumentation, PSI）辅助骨肿瘤切除；②计算机导航辅助手术技术的临床适应证和早期应用效果；③未来的发展可能性。流程包括3D 手术方案设计、术前 CT/MRI 联合计算机辅助设计肿瘤假体或同种异体移植骨移植。计算机导航和PSI是实施3D手术方案的必需工具。目前计算机辅助肿瘤手术（computer-assisted tumor surgery, CATS）在骨肿瘤患者中的应用指征包括：①在解剖学上邻近复杂部位和重要组织的骨盆、骶骨肿瘤；②关节保留肿瘤切除术；③切除区域适合肿瘤假体或同种异体骨的植入。早期的临床试验结果显示这种方法是安全可行的，并且能够提高手术精确度。但是，医师也需要注意计算机技术的潜在误差。建立适合所有用户的多功能一体化手术方案平台或者在 CATS 工作流程中融合 3D 打印技术，这些都是该领域未来的发展趋势。同时，需要进行更大规模的试验，延长随访期，才能进一步验证技术的临床应用效果。

【关键词】 计算机导航 · 个性化截骨导板 · 3D 手术方案 · 计算机辅助肿瘤手术 · 影像融合 · 计算机辅助设计（CAD）假体

13.1 引言

在关节肿瘤切除术中，需要对病灶边缘的部分正常组织实施切除。边缘部分切除范围的判断要基于术前的医学影像分析。对于骨肿瘤患者来说，切除足够的边缘组织是关键的一个环节。如果切除的边缘组织不足，会导致较高的局部复发风险，降低患者的存活率[1]。为了避免误判，医师往往被迫切除更多的正常组织，这样就会导致一部分正常组织的不必要的损伤，影响患者术后的恢复或者机体的功能。

因此，在骨肿瘤手术中，医师往往面临需要保留多少正常组织以便维持良好的器官功能，同时又要切除足够的病灶边界这个难题。要达到切除骨肿瘤同时修复缺损的目的，手术计划需要对术前影像进行详细分析。医师需要把二维（2D）影像融合成三维（3D）的手术方案，清晰地界定切除边界。对于在解剖学上邻近关键组织的复杂部位，比如骨盆、骶骨的骨肿瘤切除手术，或关节保留肿瘤切除术，这样的术前规划方案和术中的实施操作尤其困难。因此，医师切除肿瘤时候的主要任务在于保证方案中的切除区域的精确性。如果遇到罕见骨肿瘤，或者这些骨肿瘤的严重程度和位置不同，医师有可能由于经验不足，无法避免产生误差。

直到 2008 年，在一次试验研究中，4 位经验丰富的肿瘤科医师在模拟骨盆肿瘤手术中，首次提出了骨肿瘤手术中的切除精确性的问题。对于经验丰富的医师，只有 52% 的概率在切除 10 mm 边缘组织的手术中把误差控制在 5 mm 内（95% 的置信区间为 37 ~ 67），而且移植物 - 宿主的术后重建程度很弱[2]。近几十年，先进的计算机辅助骨科手术（computer-assisted orthopedic surgery, CAOS）被应用于骨肿瘤手术中，经过持续观察，该技术在关节置换术和脊柱手术中已成熟使用并取得良好的临床效果。据报道，基于 CT 导航的骨盆、骶骨肿瘤切除术最早应用于 2004 年[3, 4]。这些作者介绍了应用导航工具实施截骨术，提出计算机辅助手术可能有助于在术中提高切除骨肿瘤边缘组织在解剖和手术上的精确度。该报道引起骨肿瘤学界的极大关注，因为该技术很有可能解决长期存在的骨肿瘤切除精确度的问题。

本章介绍了近几十年应用于骨肿瘤手术中的 CAOS 技术的使用概况，包括：3D 外科手术方案，术中计算机导航辅助切除，PSI 辅助骨肿瘤切除；临床适应证和以上技术的早期应用效果以及未来的发展可能性。

13.2 计算机辅助肿瘤切除手术

对于 CATS，计算机辅助术前方案制订和术中操作一样重要。只有在术前准备一个详细、精确的手术方案，医师才能在在手术中实施精准切除。计算机导航在方案设定和术中操作都有应用。近期经观察发现，PSI 可能会代替计算机导航协助手术方案的制订。CATS 的临床工作流程如图 13.1。

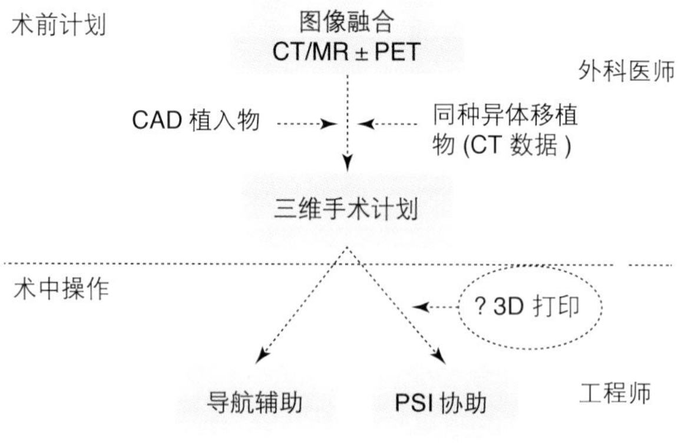

图 13.1 CATS 的临床工作流程，从术前 3D 手术方案制订到术中方案的实施操作。该流程需要外科医师和工程师的通力协作。3D 打印技术有利于辅助 PSI 的操作或 CAD 植入

13.2.1　3D 手术方案的制订

与其他关节手术方案的制订不同，骨肿瘤手术往往涉及对多模式医学影像进行详细分析来制订骨肿瘤切除术的方案。手术方案需要综合所有的信息，如帮助骨骼重建的植入物或同种异体骨。导航系统可以设计 3D 手术方案并帮助完成复杂操作 [5-8]。CT 和 MRI 为骨肿瘤切除术前方案的制订提供影像参考 [9]。CT 能够清晰显示骨骼的细节，而 MRI 显示病灶的范围及其与周边主要组织的情况，在此基础上就可建立一个 3D 骨肿瘤模型。通过对以上所有的 2D 和 3D 影像分析后设计形成手术方案，医师就可以得到手术的完整规划，包括手术入路、病灶的情况、切除的方向和位置，然后在手术室成功实施操作（图 13.2）。

由此，在导航软件的辅助下，医师可以设计在肿瘤切除后对关节缺失部分进行功能重建的手术方案。工程师按照医师设定的缺失部位定制种植假体 [6, 10, 11]。假体的尺寸和宿主骨缺失部分一致，因此切除术的影像数据同样适用于移植术。这样，假体能够和宿主骨的形状更为契合，骨接触更充分，降低愈合不良的概率 [12-14]。

虽然当下的 CAD 技术支持先进的手术方案（如模拟切除术、CAD 辅助定制、骨骼重建

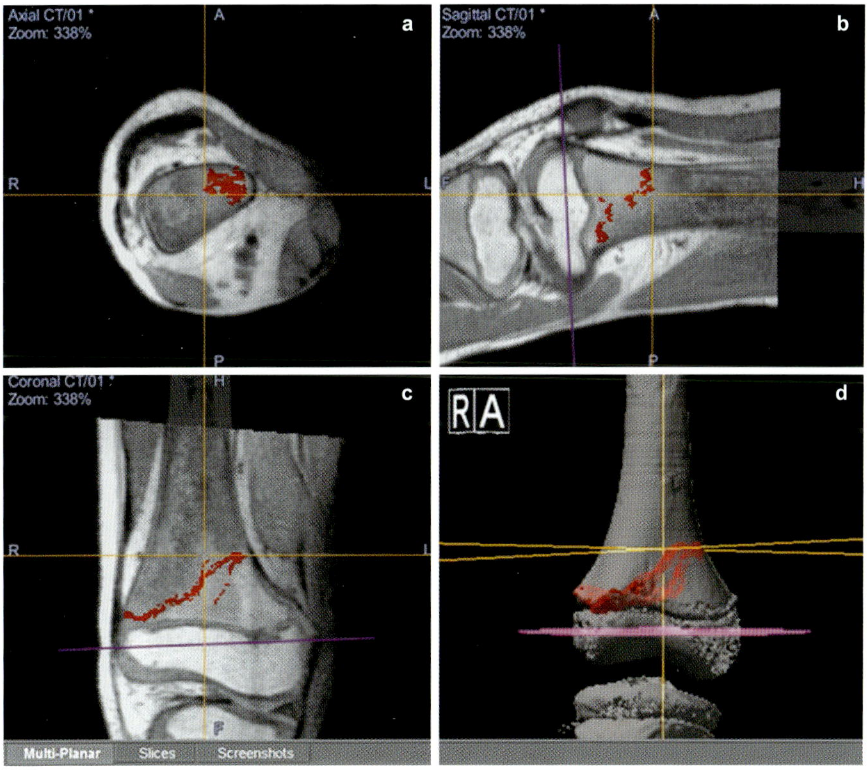

图 13.2　该图为一例患有右股骨远端骨肿瘤的 9 岁男孩的医学影像。上图的导航显示了 CT/MRI 的影像融合，在导航辅助下，实施了保留关节同时进行关节功能重建的肿瘤切除术。在 2D 影像的基础上，覆盖 MRI 影像并调整位置，使得股骨的空间位置在两个影像上保持一致。股骨远端的病灶（红色区域）在 MRI 中标出，轴位图（a）、重构冠状图（b）、矢状图（c）和 3D 骨肿瘤模型（d）4 个影像共同用于界定手术方案中骨骺的截骨平面（紫色区域）

的生物力学分析等），但是由于系统的不兼容性，获取的信息还不能直接迅速应用于导航方案。因此，我们发明了将 CAD 数据融入导航系统的技术[10]，使得 CAD 方案和假体定制在导航系统中转换并显示出来（图 13.3），由此大大提高了导航辅助骨肿瘤手术的效果。

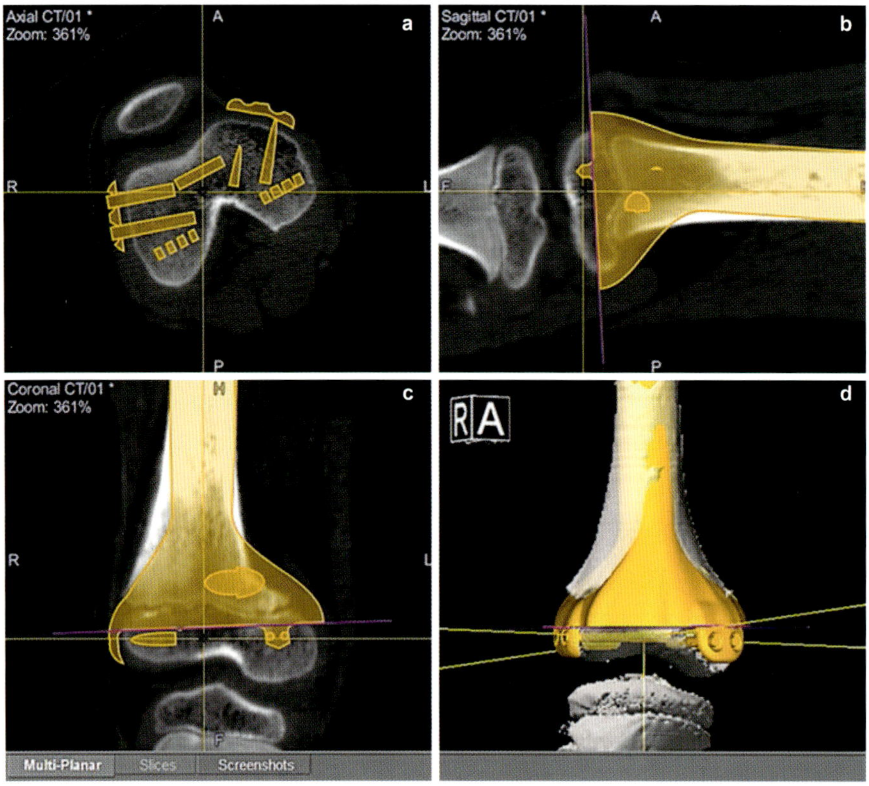

图 13.3 该图为一例患右股骨远端骨肿瘤的 9 岁男孩的医学影像。导航显示器上可见术前轴位图（a）、重构冠状图（b）、矢状图（c）和导航方案 3D 模型（d）。CAD 移植（黄色区域）得以融入导航方案并显示在 CT 影像上，从而精确界定手术方案中骨骺的截骨平面（紫色区域）

13.2.2 CATS 的实施工具

13.2.2.1 基于影像的导航

在辅助实施骨肿瘤切除手术方案的导航系统中，基于 CT 的导航已有应用[15-17]。CT 影像拥有多角度的视野和 3D 模型，比 MRI 更易生成，在观察和展示患者的局部解剖图和病理方面更有优势。通过影像 - 患者配准这个过程，可以匹配手术部位的解剖图和术前获取的影像数据。这是术中 CATS 最关键的一步。基于 CT 的导航系统包含精确的影像 - 患者配准程序，这是决定整个 CATS 技术精确度的主要因素。在手术时，只有患者的手术解剖部位精准匹配术前影像，导航系统正确跟踪到术中的骨骼位置，医师才能信赖虚拟的影像从而按照 3D 手术方案顺利实施手术操作。目前，虽然还未界定可接受的 CATS 中的配准误差率，但是据报道，实际的平均误差小于 2 mm[15, 16, 8-21]。

在骨肿瘤周围组织暴露后，在手术骨的位置会放置一个跟踪器，接下来就可以通过配对点和表面匹配，进行手动操作。为了弥补导航仪器导致的配准误差，还可以通过核对解剖标志或利用导航探针追踪暴露的骨表面来提高精确度（图 13.4）。由于该导航系统不支持自动截骨，只能通过导航来预判截骨位置，然后在导航监控下实施徒手操作（图 13.5）。

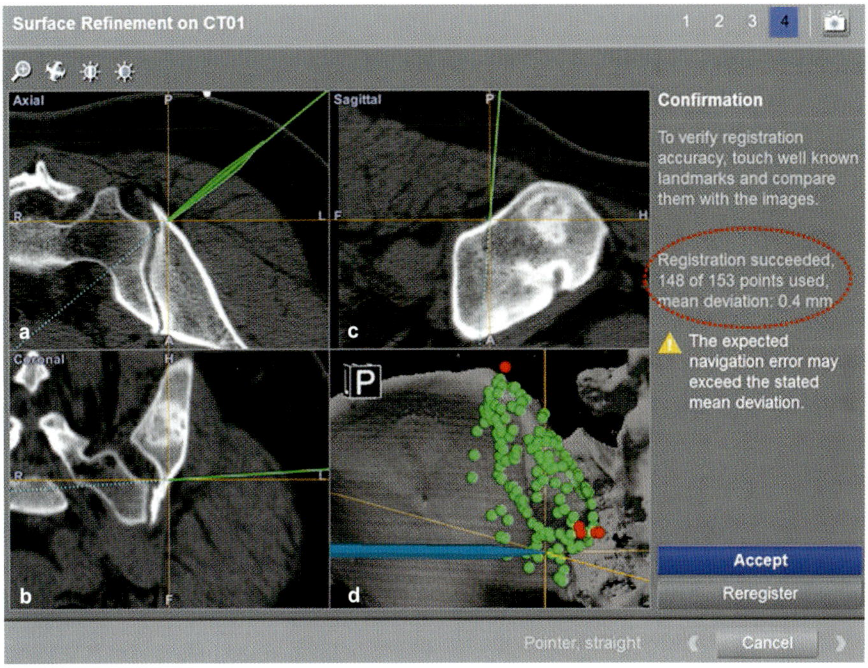

图 13.4　患者是一个 27 岁的女士，左侧髂骨恶性骨肿瘤。导航监视器中显示了轴位图（a）、重构冠状图（b）、矢状图（c）和 3D 骨肿瘤模型（d）四个影像。通过配对点和平面匹配，配准的误差为 0.4 mm。通过导航仪接触骨表面可以进一步提高平面配准精确度。导航仪的虚拟尖端刚好就在骨表面。只有当导航监视器的影像精准匹配患者的骨骼解剖部位，导航系统才会是精确的

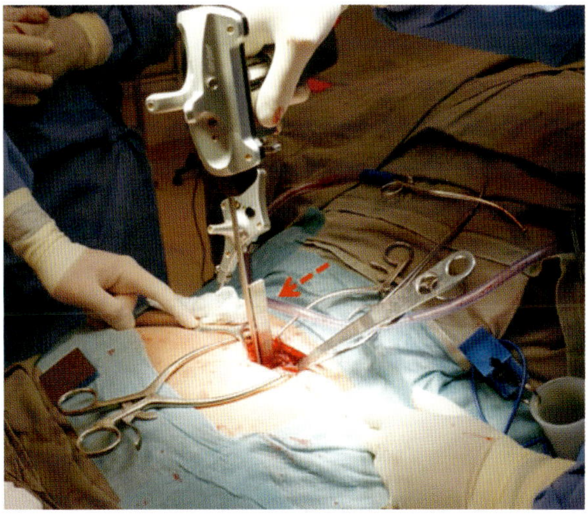

图 13.5　导航系统不支持导航锯，因此使用有定向功能的骨凿（红色箭头）在导航的引导下对髂骨肿瘤患者实施手术

13.2.2.2 个性化截骨导板（PSI）

根据患者的影像数据，可以建立骨骼的3D模型，基于此进行PSI定制[22]。除了导航截骨术的切割平台，PSI的运行轨迹也可以精确地定位骨骼表面。所选择接触的骨骼表面要足够光滑以使PSI获得稳定、一致的定位区域（图13.6）。与导航手术相比，PSI骨肿瘤手术需要的工具少，操作设置简单，因此能够提供更为简便的手术方案。近期出现了一些PSI应用于骨肿瘤手术的研究。在一个尸体模拟骨盆瘤切除手术中，PSI技术可以帮助医师制定一个和导航辅助手术同样精确而且手术时间更短的手术方案[23]。以下案例显示该技术有助于提高手术精确度和肿瘤清除率[24]，同时有助于定制假体和切除后骨缺损部位的匹配[25-26]。

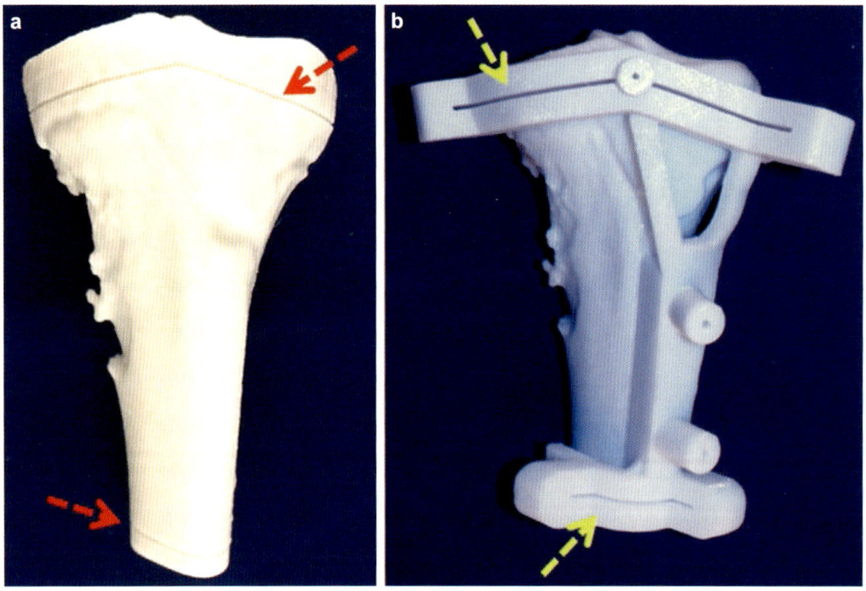

图13.6 患者是一个10岁女孩，左侧近端胫骨骨肿瘤，接受保留自身关节的肿瘤切除和定制物植入功能重建手术。应用3D打印骨肿瘤模型（a）和PSI（b）。目标切除平面（红色区域）在模型中标出，以方便手术的时候参照。PSI切口（黄色箭头）定位的设计用以防止锯刀振动偏离预期手术切除位置

13.2.3 研究意义和临床效果

由于3D手术方案的复杂性，术中所需时间长且设备要求较高，CATS技术目前还没有广泛应用于骨肿瘤切除术，而是主要用于解决以下困难：①确认清晰的肿瘤切除边缘；②获取正确的截骨平面来进行定制物植入；③定制移植物来重构术后骨缺损[5, 27]。相较而言，用以提高手术精确度而发明的计算机辅助方法，更能够达到明确肿瘤切除边缘和更好的手术效果。与普通的外科肿瘤手术相比，由于该技术仍处于早期发展阶段，还没有随机的试验能够证明其有效性。手术精确度是否能带来较好的肿瘤学和实践结果还有待进一步验证。

早期的实验结果很令人期待。各个研究中心的一些短期临床研究报告显示，CATS 有助于制订精确的手术方案，确保骨肿瘤手术的安全性，并且能够在骨肿瘤切除术中保护未受影响的神经根[15-17, 28]。近期，一个涉及 31 位骨盆或骶骨恶性肿瘤患者的临床研究显示，应用 CATS 技术进行骨肿瘤切除术具备提高手术精确度的优势。使用该技术可将病灶内切除率从 29.0% 降低到 8.7%[17]。CATS 使得医师能够完成复杂的截骨术，因此，越来越多的对技术要求较高的手术，如保留患者关节手术[11, 20, 29]、多平面骨肿瘤切除术[7, 16, 17]等成为可能。更多的保守手术得以实施，保护了正常的骨骼，更有利于术后功能恢复（图 13.7）。

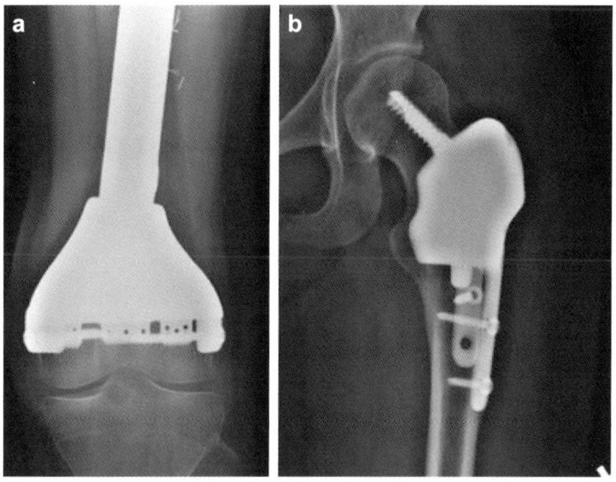

图 13.7　X 线片显示了保留患者关节的股骨远端肿瘤切除术后 1 年定制假体的状态（a）和术后 5 年半定制假体的状态（b）

3D 导航系统也被用于良性肿瘤的治疗。近期一项研究中，应用 3D 导航对 32 位骨样骨瘤患者进行射频消融[30]。在骨皮质中对骨样骨瘤病灶进行精确定位非常困难，而据该研究报道，实时影像导航技术是可行和安全的，可引导医师将射频消融针精确地定位于细小的、解剖位置非常难触及的病灶。成功率达到 96.8%。

13.2.4　局限性

在导航辅助的肿瘤手术中，医师依靠术前影像来制订手术方案，实施术中肿瘤切除操作。但是对于软组织手术来说，由于软组织会变形，术前虚拟影像不能代表术中软组织的实际位置，因此，该技术只适用于骨肿瘤切除术来避免病灶内切除，软组织切除术仍然只能应用传统的手术方法。

肿瘤手术医师应该了解 CATS 的工作流程，以及在 3D 手术方案和术中操作时该技术可能存在的误差。减少误差的方法在其他部分已经讨论过[11, 31]。对导航信息的不正确解读可能导致切除术失去精确度，带来相反的手术后果。

作为导航技术，PSI 技术在手术方案中也会带来同样的误差，因为其不能提供术中影像反馈来正确定位术中 PSI 在骨骼表面的位置[25]。因此，PSI 的精确定位主要依赖于手术医师在术中的主观经验，目前还没有定量的客观方法。

该方法需要更多的手术时间，并且需要安装调试手术室设备。一项包含 78 位骨肿瘤患者的试验研究证实了该技术的学习曲线[21]。由于导航技术问题，78 例手术中有 4 例没有成功，都是发生于前 20 例中。随着医师越来越多地使用该技术，手术的时间开始减少。作者最后得出结论，需要更大规模的研究才能证实这一技术在骨肿瘤手术中进行常规应用的价值[21]。

13.3 CATS 的发展潜力

CATS 骨肿瘤切除术的工作流程涉及各方参与人，包括手术医师、放射科医师、工程师和定制假体的公司。虽然目前的工作流程提供沟通的平台，但是需要不同的软件。为了改善学习曲线，提高该技术在骨肿瘤手术中的受欢迎程度，有必要建立一个多元一体化的计算机平台，以实现更便捷的 3D 手术方案和各方面无缝衔接的沟通。因此，骨肿瘤患者关节的电子化数据也应整合进来以便进行个性化治疗[22]。

近 10 年来，3D 打印的应用越来越广泛，在医学应用中也越来越普遍。在构建物体的数字模型方面，这种制造技术拥有更高的灵活性。通过 3D 打印，能够使定制假体更好匹配骨肿瘤切除术后患者个性化的骨缺损形态。定制假体是一个有着多孔结构的金属块，这样不仅能够降低硬度，而且有利于骨骼和假体更好地连接[26]。由于手术医师越来越擅长应用导航技术进行有难度的骨肿瘤切除术，随着技术的进步，3D 打印定制种植体在骨肿瘤手术中的应用将越来越广泛。

CATS 带来的手术精确度提高是否能够转化成更好的临床效果还有待观察。未来需要进行更大规模的、多中心研究，延长随访观察时间，才能进一步验证 CATS 技术的临床应用效果。

13.4 结论

随着医学影像和技术的进步，开始越来越多地应用计算机辅助进行骨肿瘤切除术。CATS 帮助医师进行术前手术方案设计，提高手术精确度，这可能会带来较好的临床效果。其工作流程包括 3D 手术方案设计、术前 CT/MR 影像融合，以及 CAD 肿瘤定制种植体或同种移植物的数字化数据整合。计算机导航和 PSI 是 3D 手术方案制订中需要应用的工具。目前，应用 CATS 进行骨肿瘤切除术的指征包括：①骨盆、骶骨等在解剖学上邻近关键组织的复杂部位的骨肿瘤；②关节保留肿瘤切除术；③需要留置肿瘤假体或者进行同种异体骨移植以进行功能重建的切除术。早期临床效果显示该技术是安全可行的，提高了手术精确度，但是医师需要了解其潜在的误差。建立适合所有用户的多功能一体化手术方案平台或者在 CATS 工作流程中融合 3D 打印技术都是该领域未来的发展趋势。需要进行更大规模的多中心研究，延长观察期，才能进一步验证新技术的临床应用效果。

权益冲突声明：作者 Kwok Chuen Wong 声明，本文不存在权益冲突。Stryker, Materialise 以及 Stanmore Implants 公司未向本研究提供任何形式的赞助。

（Kwok Chuen Wong 著　王　程 译）

参考文献

1. Picci P, Sangiorgi L, Rougraff BT, Neff JR, Casadei R, et al. Relationship of chemotherapy-induced necrosis and surgical margins to local recurrence in osteosarcoma. J Clin Oncol. 1994;12:2699–705.
2. Cartiaux O, Docquier PL, Paul L, Francq BG, Cornu OH, Delloye C, et al. Surgical inaccuracy of tumor resection and reconstruction within the pelvis: an experimental study. Acta Orthop. 2008;79(5):695–702.
3. Krettek C, Geerling J, Bastian L, Citak M, Rücker F, Kendoff D, Hüfner T. Computer aided tumor resection in the pelvis. Injury. 2004;35(Suppl 1):S-A79–83.
4. Hüfner T, Kfuri M Jr, Galanski M, Bastian L, Loss M, Pohlemann T, Krettek C. New indications for computer-assisted surgery: tumor resection in the pelvis. Clin Orthop Relat Res. 2004;426:219–25.
5. Wong KC, Kumta SM, Chiu KH, et al. Precision tumour resection and reconstruction using image-guided computer navigation. J Bone Joint Surg Br. 2007;89:943–7.
6. Wong KC, Kumta SM, Chiu KH, Cheung KW, Leung KS, Unwin P, Wong MC. Computer assisted pelvic tumor resection and reconstruction with a custom-made prosthesis using an innovative adaptation and its validation. Comput Aided Surg. 2007;12(4):225–32.
7. Aponte-Tinao LA, Ritacco LE, Ayerza MA, Muscolo DL, Farfalli GL. Multiplanar osteotomies guided by navigation in chondrosarcoma of the knee. Orthopedics. 2013;36(3):e325–30.
8. Ritacco LE, Milano FE, Farfalli GL, Ayerza MA, Muscolo DL, Aponte-Tinao LA. Accuracy of 3-D planning and navigation in bone tumor resection. Orthopedics. 2013;36(7):e942–50.
9. Wong KC, Kumta SM, Antonio GE, Tse LF. Image fusion for computer-assisted bone tumor surgery. Clin Orthop Relat Res. 2008;466:2533–41.
10. Wong KC, Kumta SM, Leung KS, Ng KW, Ng EW, Lee KS. Integration of CAD/CAM planning into computer assisted orthopaedic surgery. Comput Aided Surg. 2010;15:65–74.
11. Wong KC, Kumta SM. Joint-preserving tumor resection and reconstruction using image-guided computer navigation. Clin Orthop Relat Res. 2013;471(3):762–73.
12. Docquier PL, Paul L, Cartiaux O, Delloye C, Banse X. Computer-assisted resection and reconstruction of pelvic tumor sarcoma. Sarcoma. 2010;2010:125162. https://doi.org/10.1155/2010/125152.
13. Gerbers JG, Ooijen PM, Jutte PC. Computer-assisted surgery for allograft shaping in hemicortical resection: a technical note involving 4 cases. Acta Orthop. 2013;84(2):224–6.
14. Aponte-Tinao L, Ritacco LE, Ayerza MA, Muscolo DL, Albergo JI, Farfalli GL. Does intraoperative navigation assistance improve bone tumor resection and allograft reconstruction results? Clin Orthop Relat Res. 2015;473(3):796–804. https://doi.org/10.1007/s11999-014-3604-z.
15. Cho HS, Oh JH, Han I, Kim HS. The outcomes of navigation assisted bone tumour surgery: minimum three-year follow-up. J Bone Joint Surg Br. 2012;94(10):1414–20.
16. Wong KC, Kumta SM. Computer-assisted tumor surgery in malignant bone tumors. Clin Orthop Relat Res. 2013;471(3):750–61.
17. Jeys L, Matharu GS, Nandra RS, Grimer RJ. Can computer navigation-assisted surgery reduce the risk of an intralesional margin and reduce the rate of local recurrence in patients with a tumour of the pelvis or sacrum? Bone Joint J. 2013;95-B(10):1417–24.
18. So TY, Lam YL, Mak KL. Computer-assisted navigation in bone tumor surgery: seamless workflow model and evolution of technique. Clin Orthop Relat Res. 2010;468(11):2985–91. https://doi.org/10.1007/s11999-010-1465-7.
19. Ieguchi M, Hoshi M, Takada J, Hidaka N, Nakamura H. Navigation-assisted surgery for bone and soft tissue tumors with bony extension. Clin Orthop Relat Res. 2012;470:275–83.
20. Li J, Wang Z, Guo Z, Chen GJ, Yang M, Pei GX. Irregular osteotomy in limb salvage for juxta-articular osteosarcoma under computer-assisted navigation. J Surg Oncol. 2012;106(4):411–6.
21. Farfalli GL, Albergo JI, Ritacco LE, Ayerza MA, Milano FE, Aponte-Tinao LA. What is the expected learning curve in computer-assisted navigation for bone tumor resection? Clin Orthop Relat Res. 2017;475:668.
22. Wong KC. 3D-printed patient-specific applications in orthopaedics. Orthopaedic Res Rev. 2016;8:57–66. dx.doi.org. https://doi.org/10.2147/ORR.S99614.

23. Wong KC, Sze KY, Wong IO, Wong CM, Kumta SM. Patient-specific instrument can achieve same accuracy with less resection time than navigation assistance in periacetabular pelvic tumor surgery: a cadaveric study. Int J Comput Assist Radiol Surg. 2016;11(2):307–16. https://doi.org/10.1007/s11548-015-1250-x.
24. Gouin F, Paul L, Odri GA, Cartiaux O. Computer-assisted planning and patient-specific instruments for bone tumor resection within the pelvis: a series of 11 patients. Sarcoma. 2014;9:842709.
25. Wong KC, Kumta SM, Sze KY, Wong CM. Use of a patient-specific CAD/CAM surgical jig in extremity bone tumor resection and custom prosthetic reconstruction. Comput Aided Surg. 2012;17(6):284–93.
26. Wong KC, Kumta SM, Geel NV, Demol J. One-step reconstruction with a 3D-printed, biomechanically evaluated custom implant after complex pelvic tumor resection. Comput Aided Surg. 2015;20(1):14–23.
27. Wong KC, Kumta SM. Use of computer navigation in orthopedic oncology. Curr Surg Rep. 2014;2:47. Review
28. Yang YK, Chan CM, Zhang Q, Xu HR, Niu XH. Computer navigation-aided resection of sacral chordomas. Chin Med J (Engl). 2016;129(2):162–8. https://doi.org/10.4103/0366-6999.173465.
29. Cho HS, Oh JH, Han I, Kim HS. Joint-preserving limb salvage surgery under navigation guidance. J Surg Oncol. 2009;100(3):227–32.
30. Outani H, Hamada K, Takenaka S, Imura Y, Oshima K, Sotobori T, Naka N, Araki N, Yoshikawa H, Myoui A. Radiofrequency ablation of osteoid osteoma using a three-dimensional navigation system. J Orthop Sci. 2016;21(5):678–82. https://doi.org/10.1016/j.jos.2016.05.005.
31. Saidi K. Potential use of computer navigation in the treatment of primary benign and malignant tumors in children. Curr Rev Musculoskelet Med. 2012;5(2):83–90. https://doi.org/10.1007/s12178-012-9124-0.

第三篇

计算机辅助髋膝关节置换术的统计形状建模

第 14 章

计算机辅助骨科手术中统计形状建模应用教程

【摘要】统计形状模型（statistical shape models, SSM）应用于退变性疾病（如骨关节炎）以及解剖重建手术（如骨折复位和关节成形术）的术前计划，对于表示主体间解剖形状的差异非常有用。本章介绍 SSM 的这种应用的数学基础，特别是针对直观地理解 SSM 在 Bayes 评估中的作用，这是一个基本的、用于各种估计和预测问题的框架，包括解剖学重建和诊断 / 治疗应用。

【关键词】骨骼肌解剖模型 · Bayes 评估 · 髋关节置换

14.1 引言

统计形状模型（SSM）也称为活动形状模型[1,2]，可用于解决与个体间解剖结构变异相关的多种医学问题。统计形状建模和相关方法通常用于表示这些变量。SSM 由一组来自多个受试者的训练数据组成，通常用于解剖学的特定类别结构（如女性骨盆）。关于它在计算机辅助骨科手术（computer-assisted orthopedic surgery, CAOS）中的应用，有一些良好的经验[3,4]。本章与现有研究的主要区别在于直观地解释其数学基础，特别是在 Bayes 评估中应用 SSM。

从理论上讲，一个理想的形状变量模型必须满足三个标准，即特定性、普遍性和简洁性[5]。这三个标准允许模型仅使用少量参数（简洁性）生成目标类别内的任何形状（普遍性），而不包括在指定范围外的任何形状（特定性）。一个可接受的 SSM 应尽可能满足这些要求，以达到三个标准的平衡。因为这个特点，已知类别的未知形状可以通过 SSM 数据的整合功能，对部分、不完整、退化和（或）干扰数据进行重建和预测。SSM 被认为是可提供基于统计的、类别特定的平均值（甚至推进）方法，不同于传统的基于平滑度的方法（例如样条曲线）或基于函数的分析方法（如线性回归）。使用 CAOS，重建肌肉骨骼解剖，包括骨骼[6-11]、肌肉[12]和软骨[13]以及其他组织。SSM 的数学方面以直观易懂的方式在本章进行描述，介绍了利用 SSM 进行人体解剖形态重建的方法，并强调 SSM 在 Bayes 评估框架中的作用。

外科医生通过获得各种临床病例的经验来提高他们的能力。从临床的观点来看，SSM 用来表示临床病例中的患者间差异并协助提高外科医生的能力。高度的普遍性和特异性对基于患者数据的疾病诊治决定至关重要。与外科医生相似，SSM 的普遍性和特异性通过增加训练数据量逐渐提高。SSM 在 CAOS 的应用包括骨关节炎的诊断[14,15]和关节置换术的治疗计划[16]，以及骨折复位[17]和骨肿瘤的诊疗[18,19]。我们以使用 SSM 指导髋臼杯安放的临床技能作为例子，这也被表述为 Bayes 评估[16]。

14.2 直观理解 SSM 的数学原理

SSM 是从目标解剖形态数据集构建的。图 14.1a 显示了最简单的 SSM，它由两种形状类别的“半骨盆”形成。在这里，我们考虑三维（3D）形状。为了构造 SSM，首先计算它们的平均值。为此，许多研究人员提出构建 SSM 的关键过程是寻找两个形状之间曲面上密集的点对点关系 [20-22]。一旦确定了两个形状之间的点对点关系，则通过连接每对对应点（顶点）的中点生成它们的平均形状。

这里，我们用 S_{ave} 简单表示 S_1 和 S_2 的平均形状，计算为：

$$S_{ave}=\frac{S_1+S_2}{2}$$

使用已建立的对应关系，连续平均值形状可以在 S_1 和 S_2 之间生成（图 14.1a）。也就是说，在两种形状间进行“变形”是可能的，这被认为是最简单的 SSM，表示为：

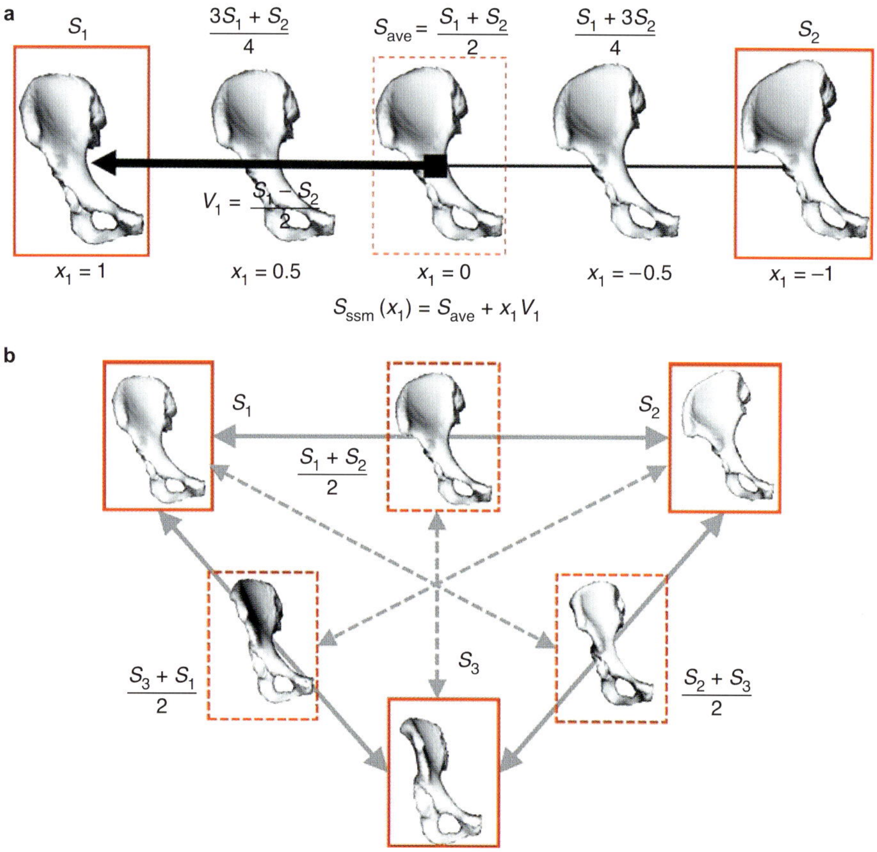

图 14.1 统计形状模型（SSM）简单实例的直观图示。（a）最简单的 SSM 由两种不同的受试者形状构成。在这种情况下，SSM 等价于通过在两个形状之间基于它们表面上密集的点对点关系形成新的形状。（b）在三个形状之间变形。变形不仅可以在三个形状（实线）中的两个之间进行，还可以在其中两个形状形成的平均值形状和另一个形状（虚线）之间共同进行

$$S_{ssm}\left(x_1\right) = S_{ave} + x_1 V_1$$

x_1 是由 V_1 变异的系数，表示为：

$$V_1 = \frac{S_1 - S_2}{2}$$

如图 14.1b 所示，给定三个形状，变形不仅发生在三个形状中的两个形状之间，也可以从两个形状平均值和另一个形状之间衍生出来（图 14.1b）。因此，可以组合三个形状以生成作为其加权平均值的多个平均值形状（图 14.1b 中的虚线），这使得具有两种变异模式的 SSM 失效。

通常，由 n 个训练形状数据构造的 SSM 具有 n-1 个变化模式 V_1，V_2，…，V_{n-1}，其表示为：

$$S_{ssm}\left(X'\right) = S_{ave} + x_1 V_1 + x_2 V_2 \cdots + x_{n-1} V_{n-1} = S_{ave} + \sum_{i=1}^{n-1} x_i V_i$$

其中 $X'=(x_1, x_2, \cdots, x_{n-1})$。通过为 X' 设置某些参数值，$S_{ssm}(X')$ 可生成任何形状，仅表示为训练形状数据的加权平均值，从而确保高指定性。此外，鉴于训练数据涵盖了一个目标类别相当广泛的变异性，其具有高度普遍性。

图 14.2 概述了 SSM 的构造、应用和数学解释。如左上角的框架所示，基本组分数据分析（principal component analysis, PCA）通常用于获得向量相互正交且按标准差（standard deviation, SD）顺序列出的变化模式。SD 是每个模型的变化量，被认为是每个模型的权重。使用 PCA，我们可以使用 m（$m < n$-1）模式。因此，我们可以得到：

$$S_{ssm}\left(X\right) = S_{ave} + x_1 V_1 + x_2 V_2 \cdots + x_m V_m = S_{ave} + \sum_{i=1}^{m} x_i V_i$$

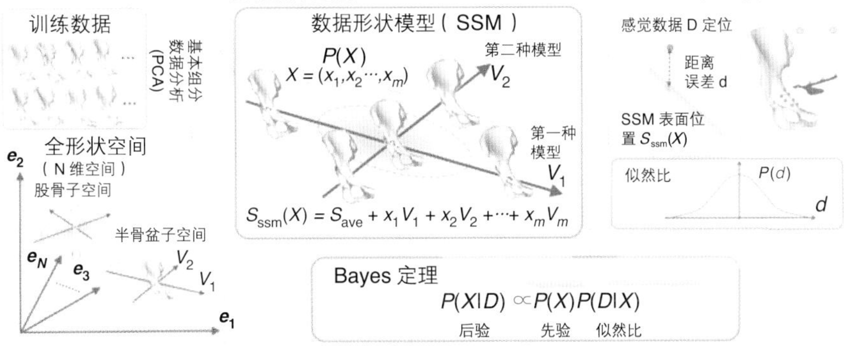

图 14.2 SSM 的构造（左上）和数学解释（左下）及其基于 Bayes 评估的不完全数据解剖学重建（右）。左：先验概率建模。SSM 被认为提供了一个先验概率，Bayes 定理中的 $P(X)$ 分布，$P(X)$ 定义为在整个形状空间的降维子空间。右图：似然比模型。通过对感官数据生成的分析，建立了 Bayes 定理的似然比模型（如加性高斯噪声）

其中 $X=(x_1, x_2, \cdots, x_m)$。此后，X 被称为“SSM 参数”，$S_{ssm}(X)$ 生成训练类别的特定形状，作为训练形状数据的加权平均的近似值。最重要的是，形状类别 $P(X)$ 的概率分布是 m 维高斯分布，由与 SD 值 σ_i（i=1，2，⋯，m）相关的平均形状保存和变化模式 V_i 定义。

图 14.3 显示了 SSM 的示例。SSM 不仅可以表示单个形状的变化，还可以表示多个对象形状的组合形状的变化[23]。在组合形状的 SSM 中，不仅是骨骼的形状，骨与骨的空间关系也可显示出来。在图 14.3 所示的组合形状的示例中，由 SSM 表示的变量在平卧位髋关节 CT 扫描成像中也有所体现。

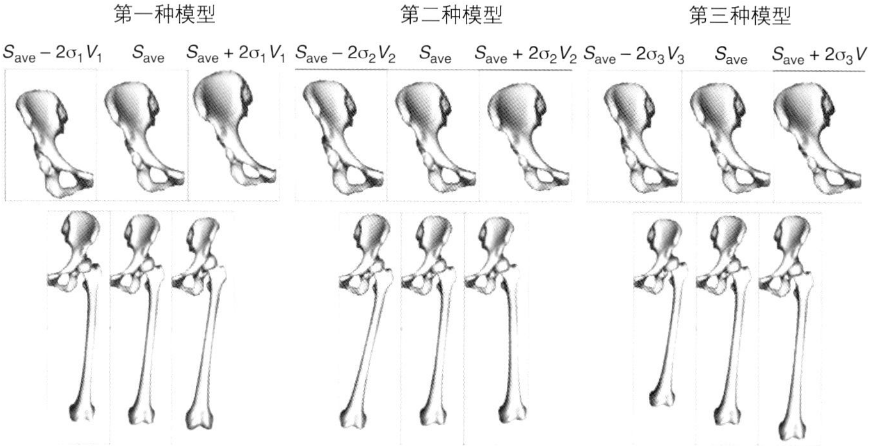

图 14.3 统计形状模型（SSM）的示例。显示前三种模式。顶部：SSM 半骨盆的形状。底部：半骨盆和股骨组合形状的 SSM，两块骨之间空间关系的变化和每块骨的形状变异性均得到显示

三维形状通常由顶点组成的多边形网格（三维点）和面表示。设 N 为顶点数。然后，考虑三维形状作为 $3N$ 维空间中的一个向量，它包含由 N 表示的任何形状顶点（因为 N 个顶点的三个坐标值连接起来产生一个 3 维向量），这里我们称之为“整个形状空间”，如图 14.2 左下框所示。因此，SSM 提供特定形状类别的概率分布，作为整个形状空间内的降维子空间。

在一个例子中[24]，N=1500 个顶点被用来表示半骨盆的形状。n 和 m 的实际值分别为 n=200 和 m=60。这个半骨盆子空间的维数 m=60，与整个外形空间的原始维数 $3N$=4500 相比，大大减小。通常，最早的几种模式对于表示类别中的未知形状来说是必不可少的，而之后的模式变得不那么重要，甚至产生负面影响。因此，一个（远）小于 n-1 的 m 经常出现，较小的维度更加适用。一个合适的 m 通常是通过训练数据集内的交叉验证，由累积贡献率或准确性评估来确定的。在选择 m=60 的模式下[24]，累积贡献率为 99.9%。

14.3 应用 SSM 及 Bayes 评估进行解剖学重建

最早的应用 SSM 的 CAOS 是从术中数字化骨表面三维位置数据得到的胫骨和股骨形态[6, 7]。CT[8] 和 MRI[12, 13] 数据，以及（示踪和校准）平片[9, 10] 和超声[11] 图像数据也用于

SSM 的重建。我们称所有这些数据类型为“感官数据 D”，我们使用 X 来指代“形状 X”，因为 SSM 参数 X 生成一个目标解剖形状。这个问题被看做是基于数据 D 从感官上估计 X 的形状。我们应用 Bayes 定理的概念，写为：

$$P(X|D) \propto P(X)P(D|X)$$

为了解决这个问题，图 14.2 提供了 Bayes 评估的概述。其细节，包括对 $P(X|D)$、$P(X)$ 和 $(X|D)$ 的解释，如下所述。

$P(X|D)$ 被称为“后验概率”，是指将观测到的感官数据 D 考虑在内后 X 形状的概率分布。我们想要找到使 $P(X|D)$ 最大化的形状 X，即目标的最可能形状 X，根据观察到的感觉数据 D 估计解剖。这个估计框架称之为“最大后验概率”估值。尽管直接表述 $P(X|D)$ 并不容易，Bayes 定理保证了 $P(X|D)$ 的最大化等价于 $P(X) \times PP(X|D)$。

图 14.2 的左面板对应于形状 X、$P(X)$ 的“先验概率”分布的建模，该分布表示在没有（先前）观察感官数据的情况下目标解剖的更可能或更不可能的形状。$P(X)$ 被认为是关于目标解剖形状的知识，由高斯模型建模使用 SSM 的函数。

图 14.2 的右面板显示了“似然比”的建模，$P(X|D)$ 表示预期观察到的感官数据 D 的概率分布。根据形状 X，$P(X|D)$ 被认为是关于感觉的产生过程的知识来自解剖形状的数据。当 D 是曲面的一组三维测量位置时对于形状 X，$P(X|D)$ 通常表示为距离的高斯分布错误，d，添加到 $S_{ssm}(X)$ 上的曲面位置。在实际情况下，异常值必须考虑，简单的高斯分布是不充分的。在这种情况下，$P(X|D)$ 通常根据高斯分布进行修改，因此对异常值具有稳定性 [25]。根据 Bayes 定理，$P(X)$ 即目标解剖形状 X 的情况，$P(X|D)$ 是由 X 形数据 D 生成过程的情况，二者相结合以获得根据感官数据 D 形成最佳的解剖形状 X。接下来，成功应用的关键问题是明确有效的方法：①建立 $P(X)$ 和 $P(X|D)$ 的模型；②确定最佳 X 以最大化 $P(X) \times P(D|X)$。这两个问题是相关的。更准确 $P(X)$ 和 $P(X|D)$ 的模型是可取的，但它可能导致寻找最佳 X 的概率降低。在模型稳定性和精确性之间找到一个折中的方法是 P(X) 分层建模的关键。

图 14.4 显示了分层建模的示例，其中骨盆和股骨的组合形状是在最粗的水平上形成的（图 14.4a）。然后对骨盆和股骨的 SSM 分别进行建模。此外，每个模型（骨盆和股骨）在更

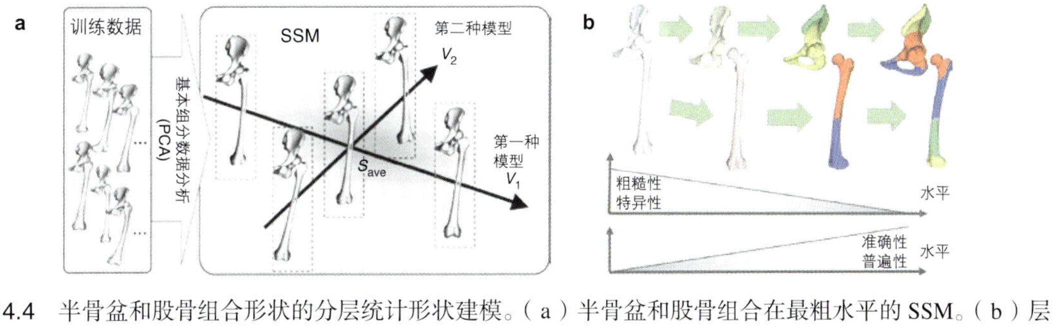

图 14.4　半骨盆和股骨组合形状的分层统计形状建模。（a）半骨盆和股骨组合在最粗水平的 SSM。（b）层次结构在精细水平将 SSM 分解为子形状。稳定性和特异性在较粗的层次上更好，而在精细水平上精度和普遍性更好。SSM：统计形状模型

精细水平上分层分解为子形状（图 14.4b）[8, 24]。X 的初始估计值在最粗糙的层次，优化度是稳定的（即不会犯大错误）。它的特异性很高，但是普遍性不高，重建的精度可能不够。在更精细的水平上，使用更高普遍性的分解模型，精度可以提高，并保持稳定性，因为在较粗的层次上得到了良好的初始估计。

14.4 应用 SSM 协助制订临床诊断与治疗计划

典型的 SSM 在诊断中的辅助应用依赖于确定疾病特定畸形模式与变异系数之间的关系并建立 SSM 的模型[26]。例如，骨关节炎的诊断已有几项研究[14, 15]进行了阐述，这些研究已经得到了很好的总结[3]。在治疗计划方面，SSM 可用于手术计划，包括从术前畸形 / 受伤 / 有缺陷的解剖结构预测理想的术后（假体）解剖结构，如关节置换术[16]、骨折复位[17]和肿瘤切除后的骨缺损重建[18, 19]。

在这里，我们特别描述了在全髋关节置换术（THA）中髋臼杯放置术前自动规划的 Bayes 公式（图 14.5）。髋臼杯的规划问题可以用根据患者骨骼形状数据得出的最佳臼杯尺寸来描述。为计算 $P(X)$，在术前计划中建立骨盆和臼杯的组合形状的 SSM（骨盆 SSM），这被认为是关于髋臼杯相对于骨盆进行校准。X，即骨盆训练数据（用于术前计划）对于不同的患者，先前由有经验的外科医生提供。从 CT 数据中分割出来的患者骨盆的形状作为观测数据 D，$P(D|X)$ 由观测数据 D 与形状为 X 的骨盆部分（不带臼杯）各表面点的距离进行高斯分布建模。也就是说，提供患者的骨盆形状，即可通过 SSM 预测（或推断）臼杯形状[16]。类似的原理也用于其他治疗应用。

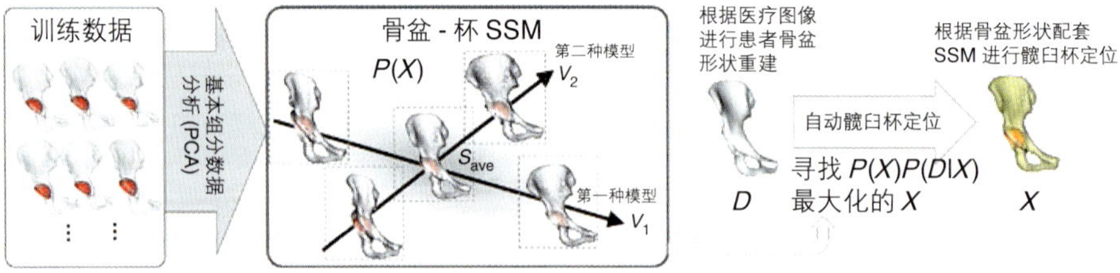

图 14.5 基于 Bayes 评估的髋臼杯定位术前自动规划。患者骨盆和臼杯之间的首选空间关系，X，在 SSM 中编码，其中提供先验概率分布 $P(X)$。考虑到患者的骨盆形状 D，问题是寻找 X 的公式，以最大化 $P(X) \times P(D|X)$

14.5 总结

本章回顾了对 SSM 数学方面的直观理解，特别是在 Bayes 评估框架内讨论的 SSM 的作用。从感官数据重建解剖形态的相关问题以及从患者解剖的数据制订治疗计划被认为是 SSM 在 CAOS 中的代表性应用。SSM 代表解剖学知识形状分类和解剖相关的治疗计划，如定位和髋臼杯位置的校准，在 Bayes 框架内提供“先验概率”分布。虽然这里只讨论了形状建模，统计强度模型可以与 SSM 相结合，SSM 已成功地应用于骨密度三维分布的重建 [27]。SSM 的方法学现在已经相当成熟。训练数据的系统收集和分类将是临床应用的关键。

（Yoshinobu Sato 著　赵　然 译）

参考文献

1. Cootes TF, Taylor CJ, Cooper DH, Graham J. Active shape models-their training and application. Comput Vision Image Understand. 1995;61(1):38–59.
2. Heimann T, Meinzer H-P. Statistical shape models for 3D medical image segmentation: a review. Med Image Anal. 2009;13(4):543–63.
3. Sarkalkan N, Weinans H, Zadpoor AA. Statistical shape and appearance models of bones. Bone. 2014;60:129–40.
4. Lamecker H, Zachow S. Statistical shape modeling of musculoskeletal structures and its applications. In: Computational radiology for orthopaedic interventions. New York, NY: Springer International Publishing; 2016. p. 1–23.
5. Styner MA, Rajamani KT, Nolte L-P, Zsemlye G, Székely G, Taylor CJ, Davies RH. Evaluation of 3D correspondence methods for model building. In: Biennial International Conference on Information Processing in Medical Imaging. Berlin: Springer; 2003. p. 63–75.
6. Fleute M, Lavallée S. Building a complete surface model from sparse data using statistical shape models: application to computer assisted knee surgery. In: Medical Image Computing and Computer-Assisted Intervention—MICCAI'98. London: Springer; 1998. p. 879–87.
7. Fleute M, Lavallée S, Julliard R. Incorporating a statistically based shape model into a system for computer-assisted anterior cruciate ligament surgery. Med Image Anal. 1999;3(3):209–22.
8. Yokota F, Okada T, Takao M, Sugano N, Tada Y, Sato Y. Automated segmentation of the femur and pelvis from 3D CT data of diseased hip using hierarchical statistical shape model of joint structure. Med Image Comput Comput Assist Interv. 2009;12:811–8.
9. Zheng G, Gollmer S, Schumann S, Dong X, Feilkas T, Ballester MAG. A 2D/3D correspondence building method for reconstruction of a patient-specific 3D bone surface model using point distribution models and calibrated X-ray images. Med Image Anal. 2009;13(6):883–99.
10. Baka N, Kaptein BL, de Bruijne M, van Walsum T, Giphart JE, Niessen WJ, Lelieveldt BPF. 2D–3D shape reconstruction of the distal femur from stereo X-ray imaging using statistical shape models. Med Image Anal. 2011;15(6):840–50.
11. Barratt DC, Chan CSK, Edwards PJ, Penney GP, Slomczykowski M, Carter TJ, Hawkes DJ. Instantiation and registration of statistical shape models of the femur and pelvis using 3D ultrasound imaging. Med Image Anal. 2008;12(3):358–74.
12. Baudin P-Y, Azzabou N, Carlier PG, Paragios N. Prior knowledge, random walks and human skeletal muscle segmentation. In: International Conference on Medical Image Computing and Computer-Assisted Intervention. Berlin: Springer; 2012. p. 569–76.
13. Fripp J, Crozier S, Warfield SK, Ourselin S. Automatic segmentation and quantitative analysis of the articular cartilages from magnetic resonance images of the knee. IEEE Trans Med Imaging. 2010;29(1):55–64.
14. Gregory JS, Waarsing JH, Day J, Pols HA, Reijman M, Weinans H, Aspden RM. Early identification of radiographic osteoarthritis of the hip using an active shape model to quantify changes in bone morphometric features: can hip shape tell us anything about the progression of osteoarthritis? Arthritis Rheum. 2007;56(11):3634–43.
15. Bredbenner TL, Eliason TD, Potter RS, Mason RL, Havill LM, Nicolella DP. Statistical shape modeling describes variation in tibia and femur surface geometry between Control and Incidence groups from the osteoarthritis initiative database. J Biomech. 2010;43(9):1780–6.
16. Kagiyama Y, Otomaru I, Takao M, Sugano N, Nakamoto M, Yokota F, Tomiyama N, Tada Y,

Sato Y. CT-based automated planning of acetabular cup for total hip arthroplasty (THA) based on hybrid use of two statistical atlases. Int J Comput Assist Radiol Surg. 2016;11(12):2253–71.
17. Gong RH, Stewart J, Abolmaesumi P. Multiple-object 2-D–3-D registration for noninvasive pose identification of fracture fragments. IEEE Trans Biomed Eng. 2011;58(6):1592–601.
18. Sleiman HB, Ritacco LE, Aponte-Tinao L, Muscolo DL, Nolte L-P, Reyes M. Allograft selection for transepiphyseal tumor resection around the knee using three-dimensional surface registration. Ann Biomed Eng. 2011;39(6):1720–7.
19. Krol Z, Skadlubowicz P, Hefti F, Krieg AH. Virtual reconstruction of pelvic tumor defects based on a gender-specific statistical shape model. Comput Aided Surg. 2013;18(5-6):142–53.
20. Rueckert D, Sonoda LI, Hayes C, Hill DLG, Leach MO, Hawkes DJ. Nonrigid registration using free-form deformations: application to breast MR images. IEEE Trans Med Imaging. 1999;18(8):712–21.
21. Faisal Beg M, Miller MI, Trouvé A, Younes L. Computing large deformation metric mappings via geodesic flows of diffeomorphisms. Int J Comput Vision. 2005;61(2):139–57.
22. Vercauteren T, Pennec X, Perchant A, Ayache N. Diffeomorphic demons: efficient non-parametric image registration. Neuroimage. 2009;45(1):S61–72.
23. Frangi AF, Rueckert D, Schnabel JA, Niessen WJ. Automatic construction of multiple-object three-dimensional statistical shape models: application to cardiac modeling. IEEE Trans Med Imaging. 2002;21(9):1151–66.
24. Yokota F, Okada T, Takao M, Sugano N, Tada Y, Tomiyama N, Sato Y. Automated CT segmentation of diseased hip using hierarchical and conditional statistical shape models. In: International Conference on Medical Image Computing and Computer-Assisted Intervention. Berlin: Springer; 2013. p. 190–7.
25. Huber PJ. Robust statistics. Berlin: Springer; 2011.
26. Golland P, Grimson WEL, Shenton ME, Kikinis R. Detection and analysis of statistical differences in anatomical shape. Med Image Anal. 2005;9(1):69–86.
27. Whitmarsh T, Humbert L, De Craene M, Barquero LMDR, Frangi AF. Reconstructing the 3D shape and bone mineral density distribution of the proximal femur from dual-energy X-ray absorptiometry. IEEE Trans Med Imaging. 2011;30(12):2101–14.

第 15 章

统计形状模型与图集：2D–3D 重建在全髋关节置换术中的应用

【摘要】 本章介绍了基于 2D-3D 重建的全髋关节置换术（total hip arthroplasty, THA）背景之下的一种基于统计形状模型（statistically shaped model, SSM）的表面模型重建方法和一种以图集为基础的强度体积重建方法。结果表明，尽管基于 SSM 的方法成功地应用于 THA 中臼杯的设计，但由于缺少有关髓腔几何形态的信息，其在假体柄的设计中仍存在局限性。这一缺陷促使我们开发了一种基于图集的强度容积重建方法，以获得特定患者股骨近端的强度容积，这有助于精确规划假体柄。

【关键词】 统计形状模型 · 图集 · 2D-3D 重建 · THA

15.1 引言

精心的术前计划和模板制作已成为全髋关节置换术（THA）的重要组成部分。术前的规划和模板制作可使外科医生寻找髋关节假体的最佳匹配，以及重建下肢长度和旋转中心位置的最佳技术，每种技术都取决于假体的大小和位置。成功的术前计划可以避免使用过小或过大的髋关节假体，而术前计划不足和模板不准确可能会导致各种并发症，包括股骨骨折、下肢不等长、偏移不足、不稳定和无法实现骨长入。

在过去，基于数字和模拟放射照相术的术前计划系统已经被引入，但是这些系统所报告的准确性不同。Della Valle 等 [1] 的研究表明，在分别约为 78% 和 83% 的骨水泥型股骨假体和骨水泥与非骨水泥相结合的髋臼假体病例中，模板尺寸与实际应用的假体尺寸一致。Eggli 等 [2] 报道了类似的结果，其中超过 90% 的病例使用了骨水泥固定。对于非骨水泥假体，Carter 等 [3] 报道称，在 74 例患者中约有 50% 被准确预测了股骨假体的大小，Unnanuntana 等 [4] 指出，仅仅准确预测了 42% 的髋臼假体和 68.8% 的股骨假体的大小。在选择准确的射线放大率时的误差和二维（2D）射线照相的投影特性是这些系统的预测误差的重要原因。此外，X 线平片对髓内解剖的定义不足，降低了假体选择的准确性。目前有一种趋势是利用三维（3D）CT 数据进行 THA 的术前规划。

与 X 线平片相比，基于 CT 的 THA 三维规划具有以下优点 [5-8]：避免了因放大和患者体位不正确而产生的误差，提供了基础解剖的真实三维描述和骨骼质量的准确信息。虽然最近引入了一种自动解决方案 [8]，但使用 3D-CT 数据进行 THA 的术前规划通常是以交互方式进行的 [5]。更具体地说，通过这样一个系统，假体的大小及其相对于宿主骨骼的 3D 位置和方向可以基于从 CT 数据中分割出来的 3D 表面模型来自动计算。对基于 3D-CT 和基于 2D 平片的 THA 模板进行随机比较 [6] 的结果表明，基于 3D-CT 的 THA 术中假体柄和臼杯大小的预测准确率是基于 2D 平片的模板的 2 倍。然而，基于 3D-CT 的 THA 计划的焦点在于增加患者的放射剂量和相关的 CT 采集成本 [6, 7]。解决该问题的一种方法是从 2D 平片影像重建患者特异性的 3D 表面模型或强度体积。

然而，从有限数量校准后的 2D 射线照相图像构建 3D 模型或体积是一项挑战。通常需要先验信息来处理这个不适定问题。之前，人们提出了基于图集的方法 [9, 10] 和基于统计形状模型（statistically shaped model, SSM）的方法 [11-13]。更具体地说，基于图集的方法首先需要建立图集（可以是一般对象或通过平均化获得的模板）与给定图像之间的空间对应关系，然后依次按比例缩放刚性和非刚性的配准步骤，直到图集的模拟投影与给定的射线图像相似。相反，第二类方法使用从统计形状分析中获取的 SSM，而不是使用一个一般对象作为先验信息。因此，由于 SSM 使用有限数量的参数来捕捉给定群体的样本模型集合的平均形状和几何变异性，故而可以用于强有力的 2D-3D 重建。

我们介绍了一种基于 SSM 的表面模型重建方法和一种基于图集的强度体积重建方法，并将其应用于基于 2D-3D 重建的 THA 规划中，结果表明，尽管前一种方法在 THA 臼杯的设计中获得了成功的应用，但该方法在假体柄的设计上存在局限性，这是因为缺少有关髓腔几何形态的信息。这一情况促使我们开发了一种基于图集的强度体积重建方法来获得特定患者股骨近端的强度体积，这有助于假体柄的精确规划。

15.2 基于 SSM 的表面模型 2D-3D 重建方法

由于现有的基于特征的 2D-3D 重建算法 [9-11] 是依赖于平片影像中识别的轮廓与 SSM 中提取的轮廓之间的对应区域，所以该算法难以重建凹陷结构。然而关于 THA，外科医生不仅对精确重建解剖结构的整体形态感兴趣，而且对由髋臼表面和股骨近端表面组成的特定髋臼关节感兴趣。髋臼关节重建的准确性取决于术前规划的准确性。尽管我们前期开发的 2D-3D 重建方案可用于重建特定患者的股骨近端表面模型 [11]，但直接应用于髋臼表面的重建可能会导致结果的准确性更小。

为了解释为什么我们需要开发一种新型的 2D-3D 重建方案，我们必须分析建立的 2D-3D 对应关系，从而生成结构轮廓。图 15.1 显示了一例骨盆的计算轮廓。似乎很明显，从该图像来看，任何无法生成轮廓的结构都无法应用于最终方案，因为它不能用来建立对应关系。为了获得更多的对应点，必须在 X 线片上绘制更多的轮廓，并相应地在 SSM 上进行识别，这是通过所谓的“特征” [13] 和“补丁” [14] 来实现的。

通过在内部开发 SSM 重建应用程序，为 SSM 选择了构建对应点并进而用于重建的“特征”。髋臼缘分为前、后两部分，定义了髋臼前缘的起止边界。图 15.2（左）分别显示了髋臼前缘和后缘选定的特征点，以及用于我们方法的“特征”和“补丁”列表。之所以选择边缘点作为特征，是因为边缘相对较锐利，这些边缘点几乎都位于所有视角下的相同位置。

左右半骨盆和髋臼窝被引入为“补丁”，定义为表面的子区域。“补丁”的处理方式与开发应用程序中的特征不同。由于“补丁”描述了表面模型的子区域，因此可根据观察方向来计算轮廓。

所有的其他功能和“补丁”如图 15.2（右）所示。在 X 线片上，与“补丁”“特征”或模型建立对应关系的轮廓之间没有区别。然而，髋臼前缘和后缘的轮廓并未绘制在所有 X 线片

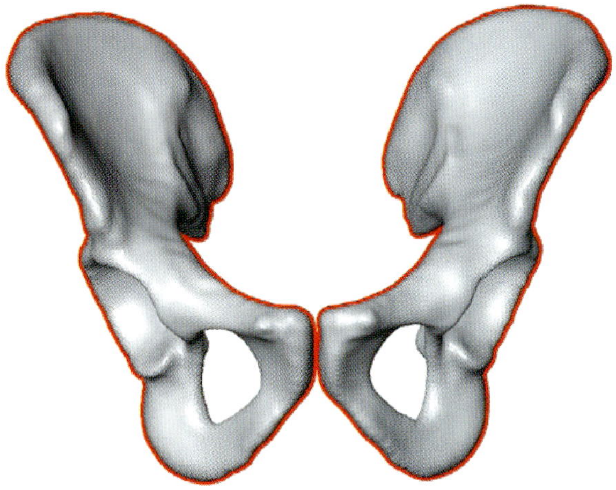

图 15.1　现有的二维 / 三维（2D-3D）重建方案的局限性。该前后位（anteroposterior, AP）视图显示了 3D 骨盆表面模型和计算的轮廓。某些部分（如髋臼前缘）无助于轮廓生成。因此，它们不能参与 2D-3D 重建过程

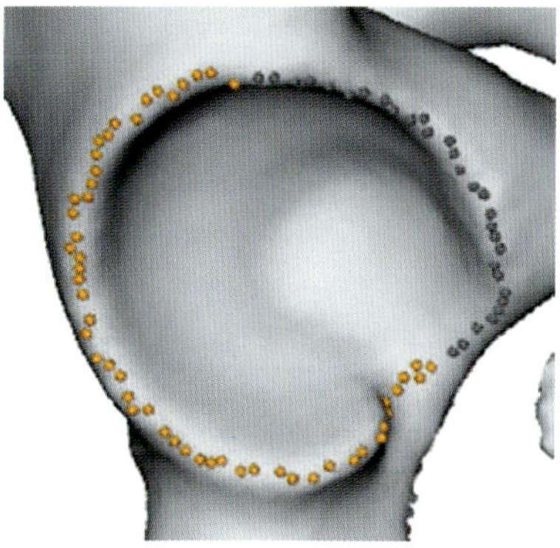

我们的方法中使用的“特征”和“补丁”列表

解剖学名称	特征	补丁
左半骨盆		X
右半骨盆		X
左前缘	X	
左后缘	X	
右前缘	X	
右后缘	X	
左髋臼窝		X
右髋臼窝		

图 15.2　左：在统计形状模型上定义为“特征”的髋臼前缘（灰点）和髋臼后缘（黄点）。右：特征和点的列表

上。虽然髋臼缘位于边缘上，但在这些影像上无法很好地识别轮廓，因为它不一定是最外面的轮廓。因此，除了在前后（AP）位影像上，决定仅仅绘制内部（更内侧）的边缘轮廓；由于在 AP 位图像中可以将最外面的轮廓清楚地分配给边缘，故而可以绘制所有轮廓。AP 位和出口位影像及其所绘轮廓的示例如图 15.3 所示。

由于特征点通常与轮廓点不重合，因此它们被单独投影到平片上。为了确保避免找错对应点，2D 轮廓被专门分配给“特征”或“补丁”。我们不追求在整个轮廓数据集中找到匹配的对应点，而是仅考虑按其名称描绘了该特征的轮廓。由于现在所有相关的“特征”和“补丁”均有助于 2D-3D 重建过程，因此预计将获得更准确的髋关节模型的重建[13, 14]。图 15.4 展示了一个重建的例子。

为了评估重建的准确性，我们基于经校准的平片进行了验证试验。在实验中使用三个骨骼，即两个尸体的髋部（分别为模型 1 和 2，每个尸体都具有股骨）和一个包含两个具有金属涂层的股骨的塑料髋部（模型 3 和 4）。为四个髋关节中的每一个都扫描三个经校准的平片（AP 位、斜位、出口位），并用作重建算法的输入模型。对于模型 1，我们重建了右髋关节，对模型 2 重建了左髋关节。对于塑料“骨骼”，我们重建了双侧髋关节。

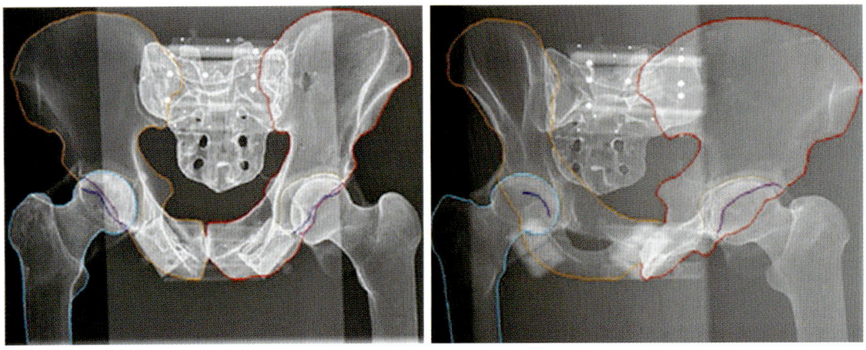

图 15.3 在 AP 位（左）和斜位（右）平片上描绘的用于分层 2D-3D 重建的轮廓。红色，左半骨盆轮廓；橙色，右半骨盆轮廓；浅棕色，左 / 右髋臼窝；蓝色，左 / 右髋臼前缘；深紫色，左 / 右髋臼后缘；青色，股骨轮廓

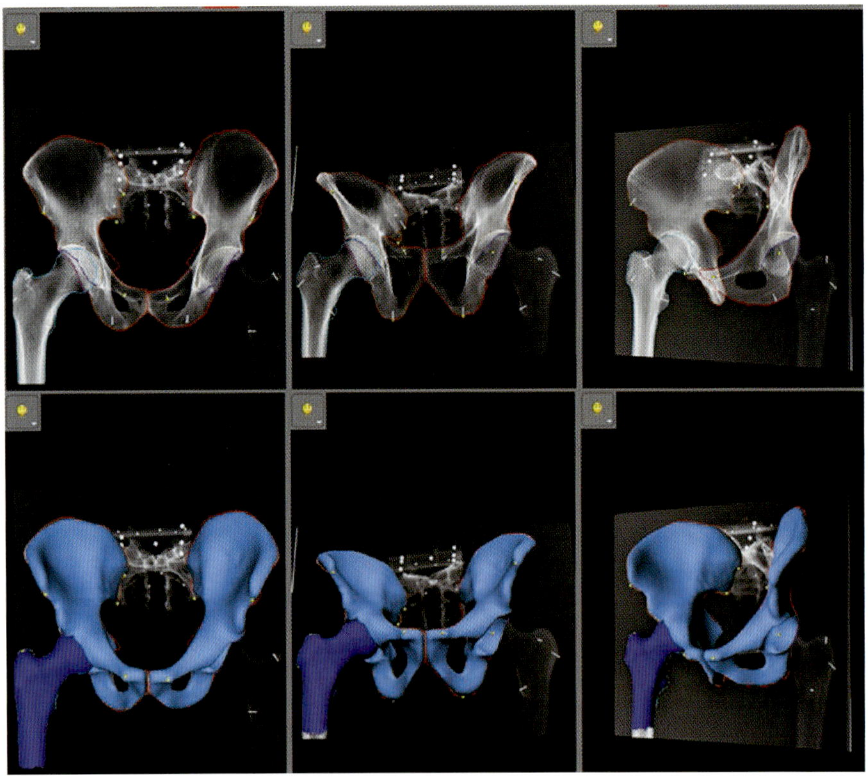

图 15.4 使用我们的分层 2D-3D 重建算法获得的轮廓定义（上）和模型（下）

将这一分层 2D-3D 重建算法与其他地方介绍的 2D-3D 重建算法进行了比较 [11]。从每一骨骼的 CT 图像分割出来的表面模型被认为是基础实况。为了评估重建的准确性，在计算表面至表面的误差之前，需将从平片图像重建的表面模型转换为具有基于表面的刚性配准的相关基础实况模型的坐标系。当使用前文介绍的 2D-3D 重建算法时 [11]，股骨和骨盆的平均表

面重建误差分别为 1.1 mm 和 2.1 mm。使用该 2D-3D 重建算法导致相应的平均表面距离误差分别降至 0.8 mm 和 1.9 mm。

在这里提出的方法可用于获得骨盆和股骨近端的患者特异性表面模型，并已成功用于规划 THA 臼杯 [15]。然而，缺乏强度信息或者关于骨皮质的信息。由于缺少关于股骨近端形态和髓内解剖结构的信息，该方法尚未准备好规划非骨水泥型假体柄。这种信息的缺乏促使我们开发基于图集的强度体积重建方法。

15.3　基于图集的强度体积重建

图 15.5 展示了我们基于图集的 2D-3D 强度体积重建算法的模式，该算法取决于前面描述的基于控制点的 2D-3D 配准过程 [16]。更具体地讲，从体积图集和一对给定的平片图像开始，使用分层的两阶段策略完成非刚性配准：在缩放的刚性 2D-3D 配准之后，进行规范化的可变形 b 样条 2D-3D 配准。在第一阶段，我们估计了给定 X 线片的参考空间与体积图集的空间之间的缩放刚性转换。然后，在第二阶段，我们估计了一个从 X 线片参考空间到体积图集空间的变形场。获得该变形场使我们能够将体积图集转换到 X 线片的参考空间，以获取患者特异性的强度体积。相关具体信息，请参阅我们之前的研究 [16]。

本方法使用 44 名患者的匿名数据进行评估，以每位患者的 CT 扫描测量值作为基础实际值。重建的体积与 CT 的基础实际体积之间的平均绝对表面距离、平均 Dice 系数、平均皮质骨区域绝对表面距离和平均皮质骨区域 Dice 系数分别为（0.9 ± 0.2）mm、94.4% ± 1.1%、（0.7 ± 0.2）mm 和 85.1% ± 2.9%。

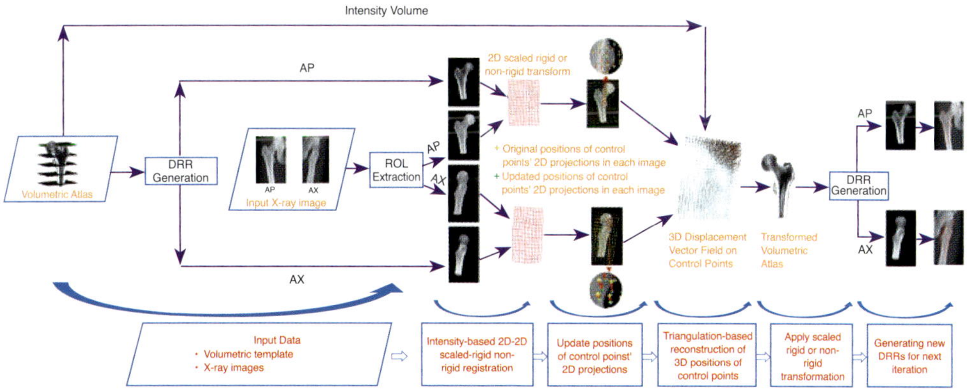

图 15.5　我们基于图集的强度 - 体积重建方法的图解

15.4　结论

我们介绍了两种 2D-3D 重建方法。第一种是基于 SSM 的 2D-3D 表面模型重建方法，由于缺乏髓腔解剖结构的相关信息，该方法可用于规划 THA 臼杯而不能用来规划假体柄。信息的缺乏促使我们开发了基于图集的 2D-3D 强度体积重建方法，这有利于 THA 假体柄规划。

我们相信，基于 SSM 的 2D-3D 重建和基于图集的强度体积 2D-3D 重建将联合为 THA 臼杯和假体柄的精确规划提供解决方案。

（Guoyan Zheng 著　于振国 译）

参考文献

1. Gonzalez Della Valle A, et al. The Precision and usefulness of preoperative planning for cemented and hybrid primary total hip arthroplasty. J Arthroplasty. 2005;20:51–8.
2. Eggli S, Pisan M, Mueller M. The value of preoperative planning for total hip arthroplasty. J Bone Joint Surg Br. 1998;80:382–90.
3. Carter LW, Stovall DO, Young TR. Determination of accuracy of preoperative templating of noncemented femoral prostheses. J Arthroplasty. 1995;10:507–13.
4. Unnanuntana A, Wagner D, Goodman SB. The accuracy of pre-operative templating in cementless total hip arthroplasty. J Arthroplasty. 2009;24:180–6.
5. Viceconti M, Lattanzi R, et al. CT-based surgical planning software improves the accuracy of total hip replacement preoperative planning. Med Eng Phys. 2003;25:371–7.
6. Sariali E, Mauprivez R, et al. Accuracy of the preoperative planning for cementless total hip arthroplasty. A randomized comparison between three-dimensional computerized planning and conventional templating. Orthop Traumatol Surg Res. 2012;98:151–8.
7. Huppertz A, Radmer S, et al. Computed tomography for preoperative planning in minimal-invasive total hip arthroplasty: radiation exposure and cost analysis. Eur J Radiol. 2011;78:406–13.
8. Otomaru I, Nakamoto M, et al. Automated preoperative planning of femoral stem in total hip arthroplasty from 3D CT data: atlas-based approach and comparative study. Med Image Anal. 2012;16:415–26.
9. Mitton D, Deschenes S, et al. 3D reconstruction of the pelvis from bi-planar radiography. Comput Methods Biomech Biomed Engin. 2006;9:15.
10. Kadoury S, Cheriet F, et al. Three-dimensional reconstruction of the scoliotic spine and pelvis from uncalibrated biplanar X-ray images. J Spinal Disord Tech. 2007;20:160–7.
11. Zheng G, Gollmer S, Schumann S, et al. A 2D/3D correspondence building method for reconstruction of a patient-specific 3D bone surface model using point distribution models and calibrated X-ray images. Med Image Anal. 2009;13:883–99.
12. Zheng G. Personalized X-ray reconstruction of the proximal femur via intensity- based non-rigid 2D-3D registration. Med Image Comput Comput Assist Interv. 2011;14(2):598–606.
13. Schumann S, Liu L, Tannast M, Bergmann M, Nolte L-P, Zheng G. An integrated system for 3D hip joint reconstruction from 2D X-rays: a preliminary validation study. Ann Biomed Eng. 2013;41:2077–87.
14. Balestra S. Statistical shape model-based articulated 2D-3D reconstruction. Master thesis, Institute for Surgical Technology and Biomechanics, University of Bern, 2013.
15. Schumann S, Sato Y, Nakanishi Y, Yokota F, Takao M, Sugano S, Zheng G. Cup implant planning based on 2-D/3-D radiographic pelvis reconstruction - first clinical results. IEEE Trans Biomed Eng. 2015;62:2665–73.
16. Yu W, Chu C, Tannast M, Zheng G. Fully automatic reconstruction of personalized 3D volumes of the proximal femur from 2D X-ray images. Int J Comput Assist Radiol Surg. 2016;11:1673–85.

第 16 章

骨科大型影像数据库的构建与应用

【摘要】 医学影像数据库不仅是疾病进展分析、大规模人群形态特征分析等临床研究的宝贵资源，也是进行影像分析的重要资源。数据库可以作为概要对新开发的算法进行测试，也可以作为通用平台与现有最先进的算法进行性能比较。几个侧重于某些目标模式和疾病的数据库项目已经被成功开发，包括癌症成像档案、阿尔茨海默病神经成像计划和骨关节炎计划。本文介绍了我们在建立一个医学影像和治疗记录数据库方面所做的努力，其对象是接受髋关节手术的日本患者。该数据库目前包含计算机断层图像、X 线片和手术导航系统的记录文件，包括术前计划、术中程序和术后结果（对线）。在此，还介绍了我们在 3 个应用程序中的尝试：功能体位（站立位）对线的统计分析、肌肉功能、从手术记录中统计分析外科医生的专业知识。开放获取是研究通用性的一个重要方面，但隐私是一个问题，特别是对于很难获得每位患者同意的大规模数据库，对患者的特定疾病的图像实现匿名化也是极其困难的。我们相信，我们的努力有助于提高医学影像数据库的社会可接受性，加速先进医疗的发展。

【关键词】 图像数据库 · 图像分割 · 2D-3D 配准 · 肌纤维分析 · 自动手术计划

16.1 引言

许多医学图像数据库，如癌症成像档案 [1]、阿尔茨海默病神经成像计划 [2] 和骨关节炎计划 [3]，为临床和工程研究人员从事各种疾病的人群分析、病理学分析、和（或）开发和验证新的分析或诊断工具和技术算法提供了宝贵的机会。本章介绍了我们在建立一个日本髋关节疾病患者队列图像数据库方面所做的尝试。

16.2 数据库概述

该数据库由计算机断层扫描（computed tomography, CT）图像、X 线平片和外科导航系统的记录文件组成，包括术前手术计划和术中程序（注册结果和转换数据代表了假体在骨上的实际位置）。到目前为止，在 2005 年至 2015 年进行了 1147 例全髋关节置换术。该数据库包含了 70 例患者的 4 个时间阶段的图像（图 16.1），这些图像对分析治疗后的疾病进展和肌肉恢复非常有用。

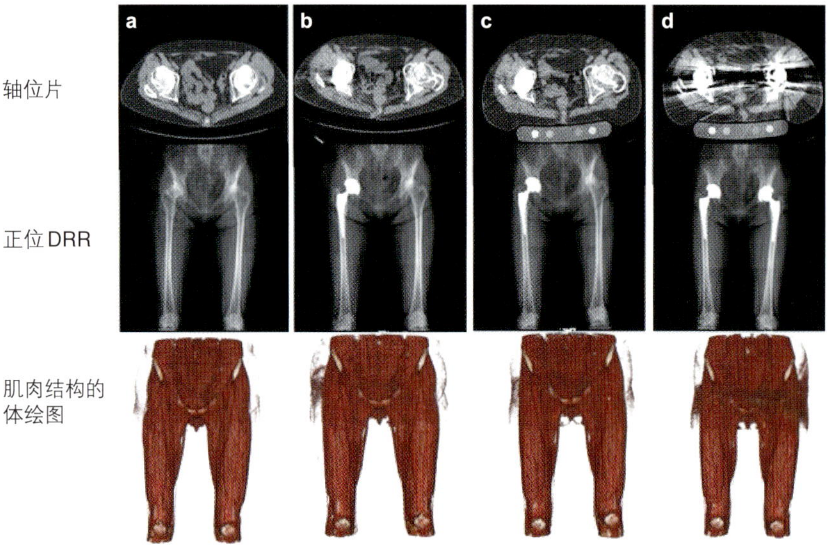

图 16.1 一例患者数据集里的一系列计算机断层扫描（CT）图像示例。（a）右髋关节手术前。（b）手术后。（c）对侧髋关节手术前。（d）第二次手术后。这些图像允许各种后续分析，如疾病进展、肌肉萎缩和（或）恢复情况。DRR，数字重建放射影像

16.3 解剖结构分割

我们利用研发的自动分割算法来重建骨骼（图 16.2a）和肌肉（图 16.2c）的解剖结构[4,5]。确定股骨头和髋臼之间的界限并不容易，特别是对于终末期骨关节炎患者或由于骨坏死或关节炎侵蚀而导致髋塌陷的患者。我们在研究[4]中使用的方法是统计形状模型 (statistical shape models, SSM)，称为层次 SSM 和条件 SSM。通过对目标结构进行层次划分，降低了模型的特殊性和通用性。每块肌肉的分割是使用多图谱法实现的，多图谱法最初是为了大脑分层分割而开发的，使用的训练数据集包括 20 名患者的 19 块臀部和大腿肌肉。

16.4 应用领域

16.4.1 站立位的统计建模

功能体位的骨骼对线是我们的目标应用领域之一（图 16.3）。例如，患者站立位的髋关节 X 线片可以用来测量髋关节的功能对线。骨盆矢状面倾角的测量通常是通过从不同倾角的 CT 图像生成多个虚拟射线图像（数字重建放射影像），并将骨盆孔的形状与所获得的 X 线片进行比较，以找到真实的倾角[6]。

我们所采用的骨骼结构自动分割[4]与二维 / 三维 (2D-3D) 图像配准[7,8]相结合的方法允许在各种姿势下全自动分析骨盆矢状倾角。它适用于大规模的人群分析[9]。该方法在几分钟内将数字重建放射影像与获得的 X 线片进行了一百多万次比较，并提供了目标骨在 X 线探

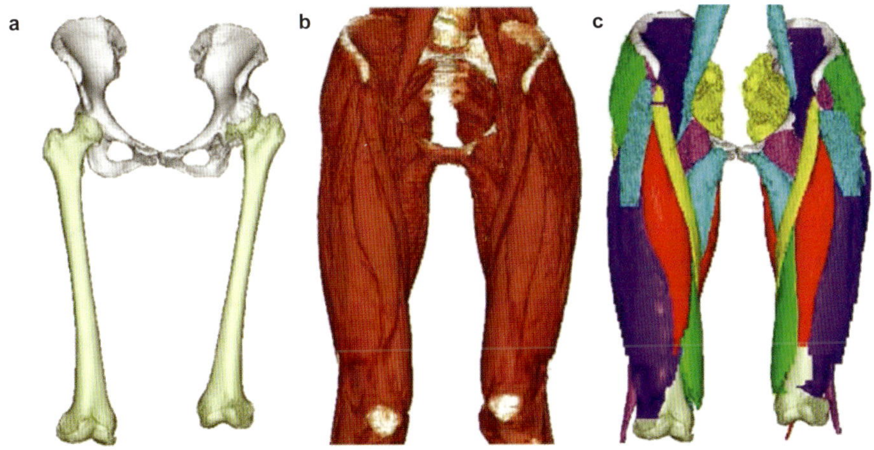

图 16.2　骨骼（a）、肌肉（b）和肌肉各单元（c）的分割结果。使用分割模型可以对解剖结构进行定量分析

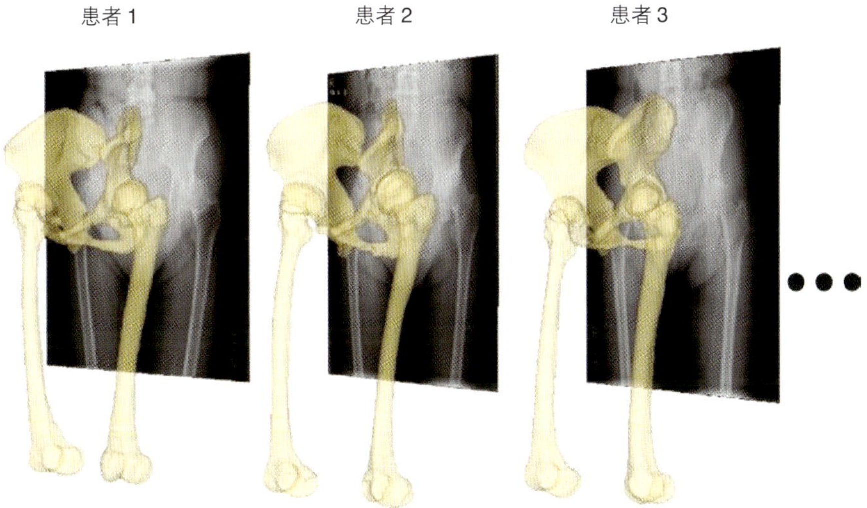

图 16.3　采用 CT 图像与 X 线片的二维 / 三维（2D-3D）图像配准方法分析站立位的髋关节角度。我们的全自动分析模式对于大规模人群分析尤其有利

测器坐标系下的精确三维位置。同样的方法也适用于其他解剖结构，如脊柱 [10]、髌骨 [11] 和肋骨 [12]。

16.4.2　肌肉解剖和功能的统计建模

分析肌肉解剖和功能是我们应用数据库的一个重点领域。例如，使用 CT 图像（图 16.4）分析人群中某一肌肉的肌纤维排列变化 [13]。对于这种分析，我们首先使用前面描述的自动分割方法创建骨骼和单个肌肉的模型。然后我们使用之前提出的方法来识别肌肉附着区域 [14]，

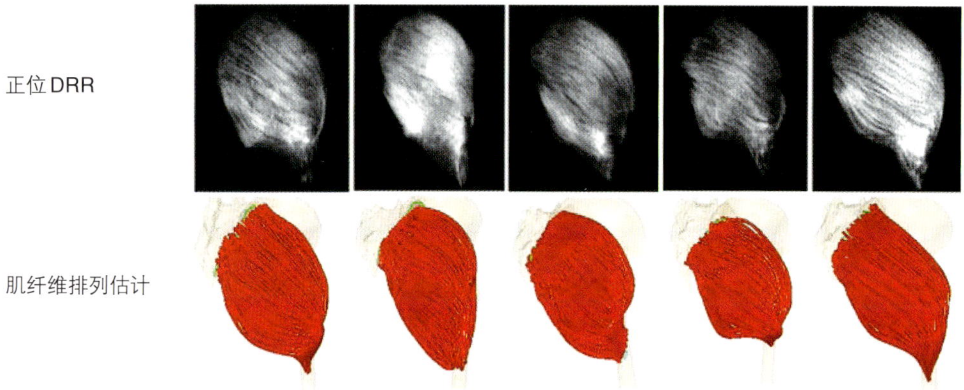

图 16.4 5 例患者的臀大肌肌纤维排列分析。我们提出的算法允许仅使用 CT 图像进行肌纤维分析，这将为构建可用于生物力学模拟等方面的精确的患者特异性肌肉骨骼模型提供可能性

其中，我们创建了一个基于测量尸体标本附着区域的概率图谱，以确定最有可能的肌肉附着区域。然后，通过计算 CT 图像的结构张量得到每个体素的局部方位信息，将表示肌肉纤维排列的几何模板映射到肌肉区域。利用患者特异性纤维排列不仅可以在体内详细分析肌肉解剖结构，还可以进行患者个体化生物力学分析，例如为需要骨科手术的患者制订治疗和康复计划（见参考文献 [15]）。

16.4.3 外科医生在手术计划方面的专业知识统计模型

我们的数据库包含了过去由外科专家执行的手术计划数据。为了开拓外科医生的专业技术，我们开发了一个系统，在这个系统中我们可以了解患者的解剖结构和手术计划之间的关系（即：选择假体的大小和位置），并自动生成符合外科专家偏好的新患者计划[16,17]。图 16.5 说明了计划系统的工作流程。图 16.5b 为系统生成的 6 例患者方案。

16.5 结论

本章总结了我们在构建骨科大型医学影像数据库方面所做的努力，该数据库目前包括 CT 图像、X 线片和由外科导航系统记录的手术记录。我们描述了使用该数据库的 3 个示例应用程序场景。我们意识到让所有研究人员都能公开访问数据库的重要性。希望该数据库为讨论法律、技术和社会等方面的隐私问题提供一个新的平台。

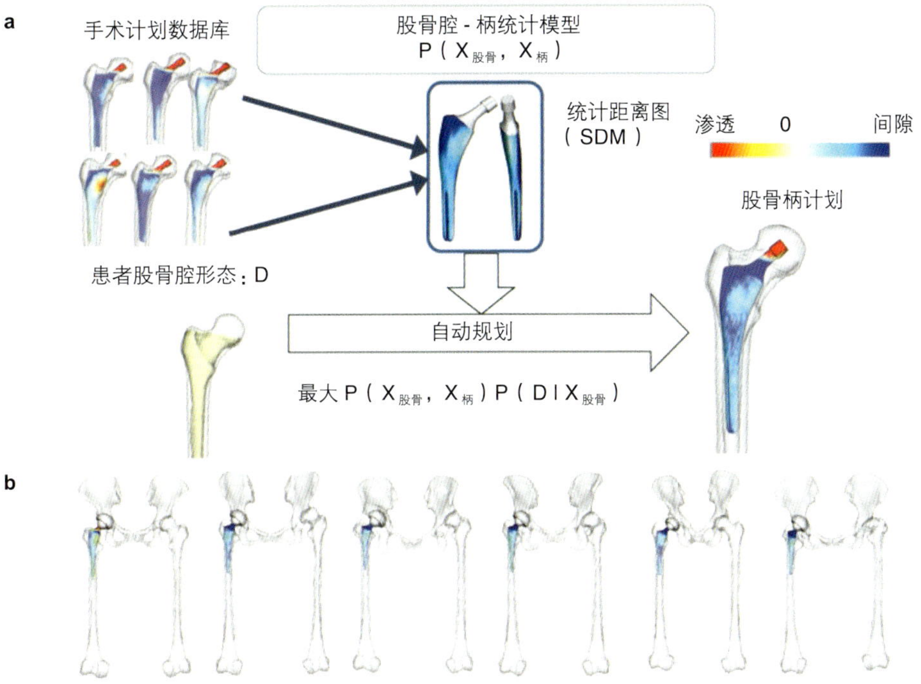

图 16.5　(a) 自动手术计划系统的工作流程。(b) 系统所产生的手术计划的示例。该系统使用外科专家对既往患者的计划数据库作为训练数据集，为新患者生成符合外科专家偏好的计划

(Yoshito Otake, Masaki Takao, Futoshi Yokota, Norio Fukuda, Keisuke Uemura, Nobuhiko Sugano, and Yoshinobu Sato 著　周　歌 译)

参考文献

1. Clark K, et al. The Cancer Imaging Archive (TCIA): maintaining and operating a public information repository. J Digit Imaging. 2013;26(6):1045–57.
2. Alzheimer's Disease Neuroimaging Initiative (ADNI). Available from: adni.loni.usc.edu.
3. The Osteoarthritis Initiative (OAI). Available from: http://www.oai.ucsf.edu/.
4. Yokota F, et al. Automated CT segmentation of diseased hip using hierarchical and conditional statistical shape models. In: Medical Image Computing and Computer-Assisted Intervention – MICCAI 2013: 16th International Conference, Nagoya, Japan, September 22–26, 2013, Proceedings, Part II. Berlin: Springer; 2013.
5. Yokota F, et al. Automated muscle segmentation from 3D CT data of the hip using hierarchical multi-atlas method. In: Proceedings of the 12th Annual Meeting of the International Society for Computer Assisted Orthopaedic Surgery, Seoul. 2012.
6. Tamura S, et al. Does pelvic sagittal inclination in the supine and standing positions change over 10 years of follow-up after total hip arthroplasty? J Arthroplasty. 2017;32(3):877–82.
7. Otake Y, et al. Intraoperative image-based multiview 2D/3D registration for image-guided orthopaedic surgery: incorporation of fiducial-based C-arm tracking and GPU-acceleration. IEEE Trans Med Imaging. 2012;31(4):948–62.
8. Otake Y, et al. 3D–2D registration in mobile radiographs: algorithm development and preliminary clinical evaluation. Phys Med Biol. 2015;60(5):2075.

9. Uemura K, et al. Change in pelvic sagittal inclination from supine to standing position before hip arthroplasty. J Arthroplasty. 2017;32:2568.
10. Lo SF, et al. Automatic localization of target vertebrae in spine surgery: clinical evaluation of the levelcheck registration algorithm. Spine (Phila Pa 1976). 2015;40:E476.
11. Otake Y, et al. Robust patella motion tracking using intensity-based 2D-3D registration on dynamic bi-plane fluoroscopy: toward quantitative assessment in MPFL reconstruction surgery. 2016.
12. Hiasa Y., et al. Constrained piecewise rigid 2D3D registration for patient specific analysis of rib cage motion using X ray video. In: Computer Assisted Radiology and Surgery. 2016.
13. Otake Y, et al. Analysis of muscle fiber structure using clinical CT: preliminary analysis with cadaveric images. Proceedings of the 16th Annual Meeting of the International Society for Computer Assisted Orthopaedic Surgery, Osaka, 2016.
14. Fukuda N, et al. Estimation of attachment regions of hip muscles in CT image using muscle attachment probabilistic atlas constructed from measurements in eight cadavers. Int J Comput Assist Radiol Surg. 2017;12:733–42.
15. Rajagopal A, et al. Full-body musculoskeletal model for muscle-driven simulation of human gait. IEEE Trans Biomed Eng. 2016;63(10):2068–79.
16. Otomaru I, et al. Automated preoperative planning of femoral stem in total hip arthroplasty from 3D CT data: atlas-based approach and comparative study. Med Image Anal. 2012;16(2):415–26.
17. Kagiyama Y, et al. CT-based automated planning of acetabular cup for total hip arthroplasty (THA) based on hybrid use of two statistical atlases. Int J Comput Assist Radiol Surg. 2016;11(12):2253–71.

第 17 章

统计形状模型在计算机辅助骨科手术方面的未来展望：超越统计形状模型，转向大数据

【摘要】 骨表面的统计形状模型（SSM）目前在工业界得到实践，并在临床中得到应用。在这一章中，我们回顾了统计形状模型在临床和科学方面的应用及其相关技术。然后，我们调查了使用统计形状模型和相关建模技术作为其部分核心技术来提供各种服务的领头公司，并讨论了他们提出的三个关键问题：统计形状模型生成方法的范围是什么？生成的统计形状模型是怎样生效的？如何将个别的表面模型和统计形状模型提供给大众？最后，我们考虑了统计形状模型面临的主要挑战以及“大数据”对它们的预期影响。

【关键词】 计算机辅助骨科手术 · 统计形状模型 · 未来评估

17.1 统计形状模型：背景和用途

骨表面的统计形状模型（SSM）目前在工业界得到实践，并在临床中得到应用。统计形状模型最初的概念是从活动轮廓模型开始，于 20 世纪 90 年代中期发展起来，用于数字照片和医学图像中的结构分割 [1, 2]。从那时起，越来越多的医学二维（2D）和三维（3D）形状的新技术被开发出来 [3]。在骨科，统计形状模型及其产生和使用技术是十年前针对骨结构开发的，在过去几年取得了重大进展 [4-7]。特别是针对髋关节和膝关节骨结构开发了特定的统计形状模型 [8-11]。

统计形状模型在骨科有广泛的技术、临床和科学用途（表 17.1）。统计形状模型的主要技术用途包括：

• 从两个或多个二维平片图像重建骨表面。该技术允许根据术前平片图像或术中二维透

表 17.1 骨统计形态模型在骨科的主要技术、临床和科学应用

技术应用	临床应用	科学应用
骨表面重建	计算机辅助诊断	人群研究
术中注册	术前计划	病理学研究
CT/MRI 扫描下的自动分割结构	术中空间可视化及导航	解剖参数识别
先进的生物力学分析	假体的术后和纵向评估	推导植入物的形状、位置
假体和器械的设计和制造	定制假体的设计	植入效果评估
	定制模板的设计和 3D 打印	定量评估方法
	用 X 线成像和统计形状模型代替 CT 扫描	
	培训与教育	

视图像确定的相应骨轮廓，使用三角网格直接三维重建骨表面。缺失的表面信息是从相应的骨统计形状模型中提取出来的。其产物是一个特定于患者的 3D 模型，适用于各种任务，包括规划、导航、操作和机器人表面加工，以及设计定制模板和植入物。在某些情况下，该模型可以免除 CT 扫描的需要，而 CT 扫描的唯一目的是获得骨骼外表面的图像。

- 术中注册，将二维透视图像登记为术前 CT 扫描、从中获得的三维表面骨模型和（或）术前计划（例如，所需的切割夹具位置、假体相对于骨的位置）。该技术用于在手术过程中为术者提供有价值的空间形状和位置信息，从而大大提高了手术操作的准确性，减少了透视的使用（以及相关的时间要求和电离辐射剂量）。
- 自动分割结构（如骨骼、软骨）的 CT 图像和磁共振成像（magnetic resonance imaging, MRI）。统计形状模型为活动和可变形轮廓的分割方法提供了高质量的初始化形状，如快速行进级别设置[12]。这种能力有助于减少分割误差，提高分割结果的准确性和稳定性，用于创建各种技术、临床和研究任务所需的三维表面网格和强度骨模型。
- 先进的生物力学分析，包括膝关节和髋关节的运动学和动力学模拟，骨骼负荷分析，骨折风险分析。这些模拟和分析可以是患者特有的，从患者的 CT 图像中获得信息，也可以是基于人群的统计形状模型和统计强度模型，用于高级生物力学模拟。
- 假体和器械的设计和制造，包括定制的膝关节和髋关节假体、切割工具和基于全人群解剖模型的手术器械。

统计形状模型的主要临床应用包括：

- 计算机辅助诊断，基于从患者的 CT 图像和相应的骨统计形状模型获得的骨表面模型的定性空间可视化和定量比较。通过比较，可以得到与正常解剖学不同的定量测量结果，为临床决策提供依据。
- 术前计划，用于假体的选择和定位、截骨计划和切割夹具的定位，这些都是基于患者特定的三维表面模型，这些模型来自于平片或 CT 图像[13]。在不需要 CT 扫描的情况下，统计形状模型可以避免 CT 扫描。
- 术中空间可视化和导航，基于患者特定的三维模型，这些模型来自于平片或 CT 图像，并在术中登记。模型及其空间位置与跟踪的外科器械一起显示，或覆盖在透视图像或 CT 切片上，从而提供手术位置的实时更新视图。
- 假体的术后和纵向评估，根据平片图像和 CT 扫描对种植假体的空间定位进行术后和纵向评估，由于种植体的金属伪影，很难对其进行定量。新兴的应用包括组织 / 形态变化的纵向量化（例如，胫股骨关节炎、类风湿关节炎、骨质疏松、骨赘、骨折风险分析）。
- 定制模板的设计和 3D 打印，包括基于平片和 CT 影像获取的患者特定 3D 模型的切割和目标模板，从而免去了为了获取骨骼外在表面影像而进行 CT 扫描的必要。
- 用 X 线成像和 SSM 代替 CT 扫描，在术前方案制订和术后追踪过程中降低成本，减少患者暴露在射线中的机会。
- 培训和教育，包括为了术前方案培训和术中操作模拟而进行大量案例的解剖可视化，来学习如何处理罕见案例，为手术做准备。

科研和基础科学方面的应用主要有以下几点：

- 人群研究，基于个体 CT 影像，研究不同年龄、种族、性别人群的解剖多样性特征。
- 病理学研究，研究骨骼变形等病理特征（如膝外翻、内翻畸形，软骨磨损）。
- 解剖参数识别，临床上与特定人群和病理相关（如髋臼方向变异性、对称性等）[14]。
- 按照指示推导植入物的形状、位置 [15]。
- 基于纵向平片影像和由 SSM 建构的泛人群模型进行植入物效果评估。
- 对纵向研究和临床试验进行定量评估。

以上应用说明由 CT 和平片自动生成 3D 骨骼模型和建构 SSM 的作用是广泛而影响深远的，它们将会产生深刻、全面的效果 [16]。

17.2　当前的趋势和存在的问题

17.2.1　趋势

越来越多领先的公司开始将 SSM 和相关的模型技术作为他们的核心技术之一，他们可以提供多种服务，包括植入物设计、测试和评估。例如，Stryker 通过临床 CT 扫描得到的多达 15 000 位患者的骨骼模型研制出 SOMA（Stryker Orthopaedics Modeling Analytics, Stryker 矫形模型分析系统）[17]。其他的还有 ZiBRA（Zimmer's Bone Resection Atlas, Zimmer 骨骼切除解剖图册），一个骨骼研究和分析平台，以及 Mimics（Materialize）。Depuy Synthes 在报道中提到 Attune Knee 系统也是利用 SSM 技术设计的。还有公司研发了研究平台，如 Statismo，一个基于主要结构分析的数据模型生成工具 [18]，又如 1000shapes[19]、ShapeWorks（ShapeWorks 2016）等。依靠 SSM 和模型技术衍生的服务和公司数量呈明显的增长趋势。SSM 和模型技术实现了新的技术和工作流程，实践证明它们增加了自动化的运用，提供了量化的方法。

17.2.2　问题

SSM 和模型技术的涌现带来了三个主要问题：SSM 生成方法学的范围是什么？ SSM 的效果如何验证？如何使个性化表面模型和 SSM 被推广使用？

17.2.2.1　SSM 生成方法学的范围

大多数生成的肌肉骨骼 SSM 假设的前提是可以通过一组线性方程来建立解剖变异性模型，一般通过 PCA 获取。这个假设具有明显的计算优势，因为这样的模型可以很快地生成、修改和更新 [11]。但是这个假设还需要证实，而且可能只适用于不同年龄、种族、性别或者其他的特定人群（如身高、体重或某种病理）。还有其他需要进一步调研的假设，包括对界标点的依赖（手动的或者自动选择的）、基于概率的人群分布模型、高斯算法等。另一个关键的因素是对用于建构 SSM 的训练样本的依赖。下一步需要研究建构一个 SSM 所需要的特定样本的最少量和最多量。

17.2.2.2 SSM 的验证

当基于一些训练样本建构了 SSM，如何确保它能够真正代表目标人群，或者说它代表了哪个类型的人群？当前，SSM 一般都是基于几十个案例建立的，很少能够通过一个单独的检验就能验证。第二个问题是如何量化由于模型的不精确、覆盖范围不足而引发的对后续任务的影响，如定制模板设计、生物力学分析（如载荷分析）？

17.2.2.3 个人表面模型和 SSM 的可用性

制造商每个月都会生成几百个肌肉骨骼解剖的 3D 模型——有健康的或者病态的，有髋的、膝的、骨盆的，也有脊柱骨解剖学的。模型由自动分割生成，一般在使用之前会由工程师或手术医师纠正、验证。这些高质量的模型积累起来很慢但是比较准确。制造商现在收集了大量的这种模型用于特定需求。但是，大学和研究实验室现在还没有渠道获得这些 CT 和表面模型或者 SSM 的数据。而且他们也没有能力生成这些模型。这些高质量模型的储存代表着 SSM 及其技术未来存在进一步发展和改进的机会。

17.3 未来发展

肌肉骨骼结构的形状和强度数据模型，包括骨骼、关节、韧带、肌肉，以及相关的病理学，将在所有的外科手术尤其是膝、髋手术中发挥越来越重要的作用。其面临的中短期挑战主要如下：

1. 大量个人 CT 影像和 MRI 扫描的收集和验证，以及自动生成的对形状和强度的数据模型建构的高质量分割。

2. 数据模型的验证和鉴定。

3. 骨折和骨病数据模型的发展（如骨肿瘤、骨质疏松）。

4. 临床友好型数据模型技术的发展，指不需要技术中介就可以被临床医务人员直接使用的技术。

大数据及相关技术的出现可能是长远发展最重要的方向。大数据在消费、金融和保险行业已经取得长足发展，在改革放射医疗领域方面也蓄势待发[21]。因此，我们预测大数据将给矫形放射医疗和手术的长期发展带来巨大变化。SSM 在实现泛人群数据挖掘、个性化治疗以及临床任务自动化等方面扮演关键的角色。事实上，数据的可获取性和规模会带来范例的变化，这点在其他领域已有共识。当下的范例正在产生，因为 SSM 的生成已经由个别或者几十个模型的基础变为成百上千个模型。将来，几百个模型会变为几千个模型，甚至发展到由特定人群或者特定患病人群而生成特定的 SSM。随着这个趋势在未来的演变，由于重要性的增加，可能会带来新的混乱。可以想象一下通过这些数据和模型，我们在每个阶段将达到的目标。

17.4　结论

未来有很大的机会，可以从现在已建立的上千个数据模型基础上生产出厂商中立的、能被公众使用的 SSM。这些模型的广泛可获取性将极大帮助和促进现在和将来技术、临床和科研的发展。国际非盈利科研组织，如国际计算机辅助骨科手术学会（International Society for Computer Aided Orthopaedic Surgery, CAOS-International）在引领这个趋势中发挥着独特的作用。

（Leo Joskowicz 著　王　程 译）

参考文献

1. Cootes TF, Hill A, Taylor CJ, Haslam J. The use of active shape models for locating structures in medical images. Image Vision Comput. 1994;12(6):355–66.
2. Cootes TF, Cooper D, Taylor CJ, Graham J. Active shape models - their training and application. Comput Vision Image Understand. 1995;61(1):38–59.
3. Heimann T, Meinzer HP. Statistical shape models for 3D medical image segmentation: a review. Med Image Anal. 2009;13:543–63.
4. Albrecht T, Lüthi M, Gerig T, Vetter T. Posterior shape models. Med Image Anal. 2013;17:959–73.
5. Blanc R, Seiler C, Székely G, Nolte LP, Reyes M. Statistical model based shape prediction from a combination of direct observations and various surrogates: application to orthopaedic research. Med Image Anal. 2012;16:1156–66.
6. Kozic N, Gonzalez Ballester MA, Buchler M, Reimers N, Nolte LP, Linguraru MG, Reyes M. Population-specific evaluation of implant bone fitting using PCA shape space and level sets. In: Proc. IEEE Int. Symp. on Biomedical Imaging. Washington, DC: IEEE; 2009. p. 883–6.
7. Sarkalkan N, Weinans H, Zadpoor AA. Statistical shape and appearance models of bones. Bone. 2014;60:129–40.
8. Baldwin MA, Langenderfer JE, Rullkoetter JA, Laz PL. Development of subject-specific and statistical shape models of the knee using an efficient segmentation and mesh-morphing approach. Comput Methods Programs Biomed. 2010;9(7):232–40.
9. Bryan R, Mohan PS, Hopkins A, Galloway F, Taylor M, Nair PB. Statistical modelling of the whole human femur incorporating geometric and material properties. Med Eng Phys. 2010;32:57–65.
10. Smoger L, Fitzpatrick CK, Clary CW, Cyr AJ, Maletsky LP, Rullkoetter PJ, Laz PJ. Statistical modeling to characterize relationships between knee anatomy and kinematics. J Orthop Res. 2015;33:1620.
11. Zheng G, Li S. Computational radiology for orthopaedic interventions. Lecture notes in computational vision and biomechanics. New York: Springer; 2016.
12. Sethian JR. Level set methods and fast marching methods evolving interfaces in computational geometry, fluid mechanics, computer vision, and materials science. Cambridge monograph on Applied and computational mathematics. Cambridge: Cambridge University Press; 1999.
13. Kovler I, Joskowicz L, Kronman A, Weill Y, Salavarrieta J. Haptic computer-assisted patient specific preoperative planning for orthopaedic fracture surgery. Int J Comput Aid Radiol Surg. 2015;10(10):1535–46.
14. Lubovsky O, Peleg E, Joskowicz L, Liebergall M, Khoury A. Acetabular orientation variability

and symmetry based on CT scans of adults. Int J Comput Aid Radiol Surg. 2010;5(5):449–54.
15. Takao M, Nishii T, Sakai T, Sugano N. What is the optimal pelvic coordinate system as a reference of cup alignment? Bone Joint J. 2016;98(Supp. 4):47.
16. Joskowicz L, Hazan E. Computer aided orthopaedic surgery: incremental shift or paradigm change? Med Image Anal. 2016;33:84–90.
17. Banerjee S, Faizan A, Nevelos J, Kreuzer S, Burgkart R, Harwin SF, Mont MA. Innovations in hip arthroplasty three-dimensional modeling and analytical technology (SOMA). Surgical Technology International. Orthopaed Surg. 2013;24:280–94.
18. Lüthi M, Blanc R, Albrecht T, Gass T, Goksel O, Buchler P, Kistler M, Bousleiman H, Reyes M, Cattin PC, Vetter T. Statismo - a framework for PCA based statistical models. Insight Journal. 2012. http://hdl.handle.net/10380/3371. Accessed Dec 10, 2016.
19. Lamecker H, Zachow S. Statistical shape modeling of musculoskeletal structures and its applications. 2015. https://www.1000shapes.com/. Accessed Dec 10, 2016.
20. Zhang M, Golland P. Statistical shape analysis: from landmarks to diffeomorphisms. Med Image Anal. 2016;33:155–8.
21. Kansagra AP, Yu JP, Chatterjee AR, Lenchik L, Chow DS, Prater AB, Yeh J, Doshi AM, Hawkins CM, Heilbrun ME, Smith SE, Oselkin M, Gupta P, Ali S. Big Data and the future of radiology informatics. Acad Radiol. 2016;23(1):30–42.

Websitdes

1000shapes. https://www.1000shapes.com/. Accessed Dec 10, 2016.
CAOS International. International Society for Computer Aided Orthopaedic Surgery. http://www.caos-international.org/. Accessed Dec 10, 2016.
Depuy Synthes. https://www.depuysynthes.com/hcp/knee/products/qs/ATTUNE-Knee-System. Accessed Dec 10, 2016.
Imorphics. http://imorphics.com/. Accessed Dec 10, 2016.
Materialize. http://biomedical.materialise.com/anatomical-models Accessed Dec 10, 2016.
ShapeWorks. https://www.sci.utah.edu/software/shapeworks.html Accessed Dec 10, 2016.